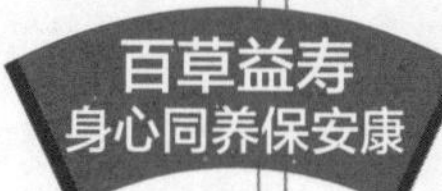

边学边用

中医汤头歌诀

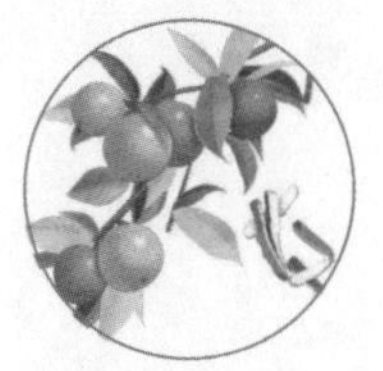

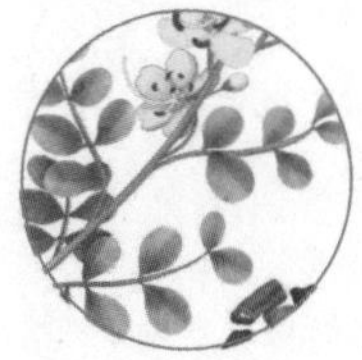

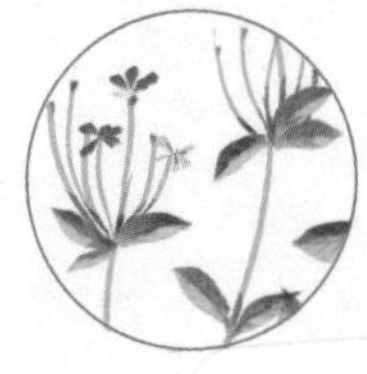

刘柏安◎主编

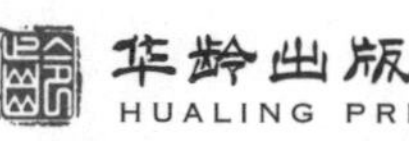

责任编辑：林欣雨
责任印制：李未圻

图书在版编目（CIP）数据

边学边用中医汤头歌诀 /刘柏安主编 .-- 北京:
华龄出版社, 2021.4
ISBN 978-7-5169-1890-6

Ⅰ. ①边… Ⅱ. ①刘… Ⅲ. ①方歌—汇编 Ⅳ.
① R289.4

中国版本图书馆 CIP 数据核字(2021)第 008322 号

书　　名：边学边用中医汤头歌诀
作　　者：刘柏安 主编

出版发行：华龄出版社
地　　址：北京市东城区安定门外大街甲 57 号　邮　　编：100011
电　　话：010-58122255　传　　真：010-84049572
网　　址：http://www.hualingpress.com

印　　刷：天津泰宇印务有限公司
版　　次：2022 年 1 月第 1 版　2022 年 1 月第 1 次印刷
开　　本：710mm×1000mm　1/16　印　　张：20
字　　数：338 千字
定　　价：58.00 元

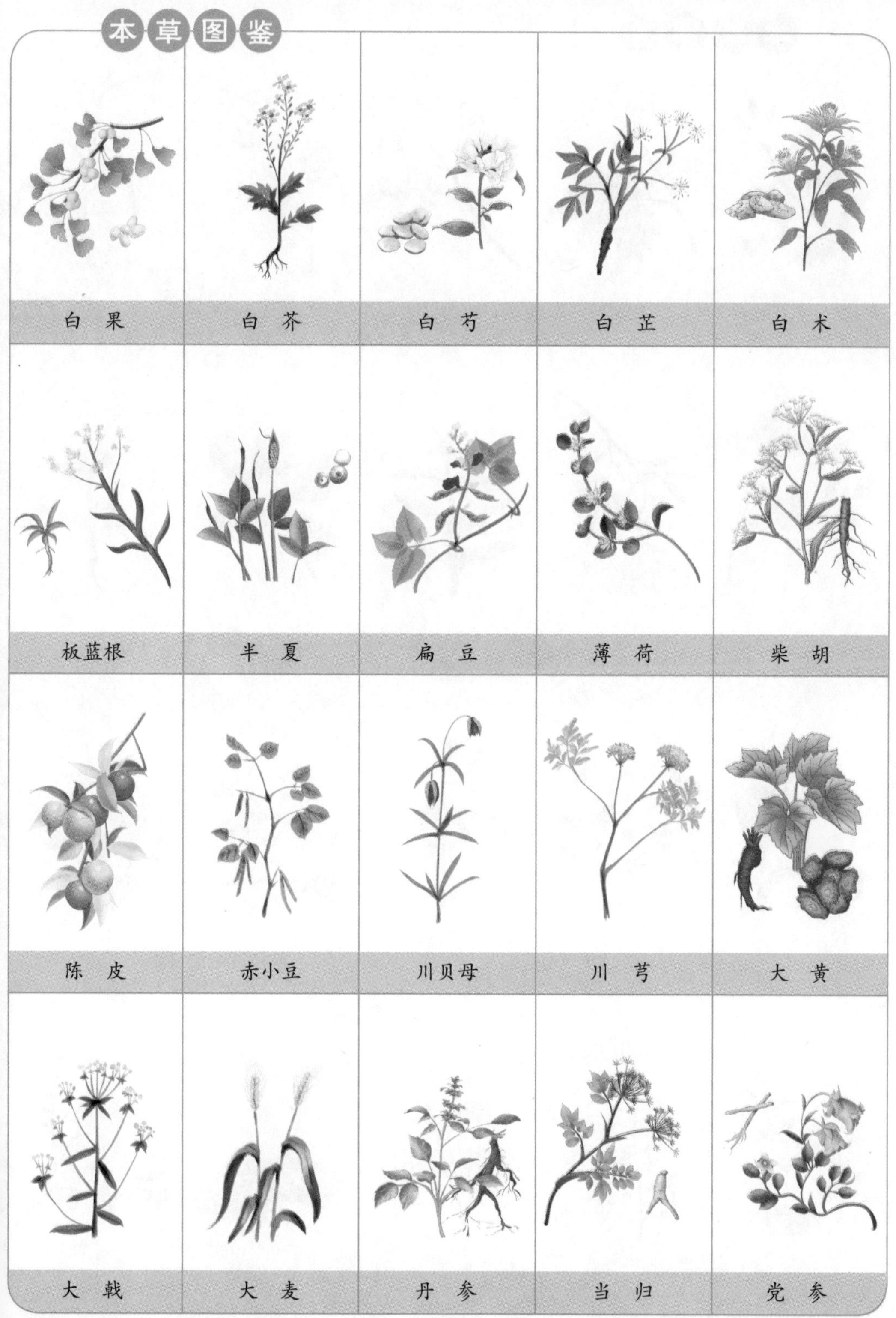
本草图鉴
白果
白芥
白芍
白芷
白术
板蓝根
半夏
扁豆
薄荷
柴胡
陈皮
赤小豆
川贝母
川芎
大黄
大戟
大麦
丹参
当归
党参

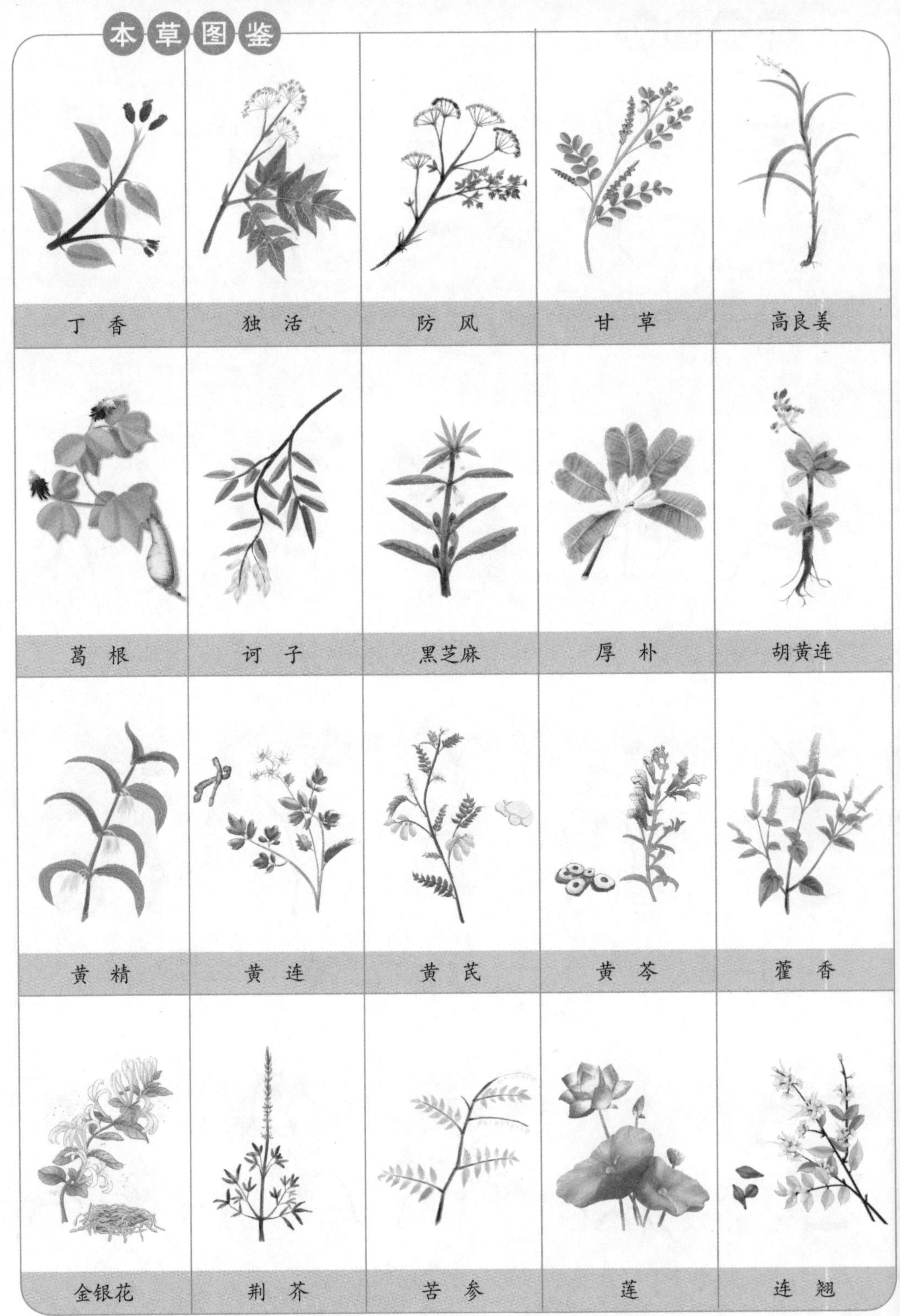
本草图鉴
丁 香
独 活
防 风
甘 草
高良姜
葛 根
诃 子
黑芝麻
厚 朴
胡黄连
黄 精
黄 连
黄 芪
黄 芩
藿 香
金银花
荆 芥
苦 参
莲
连 翘

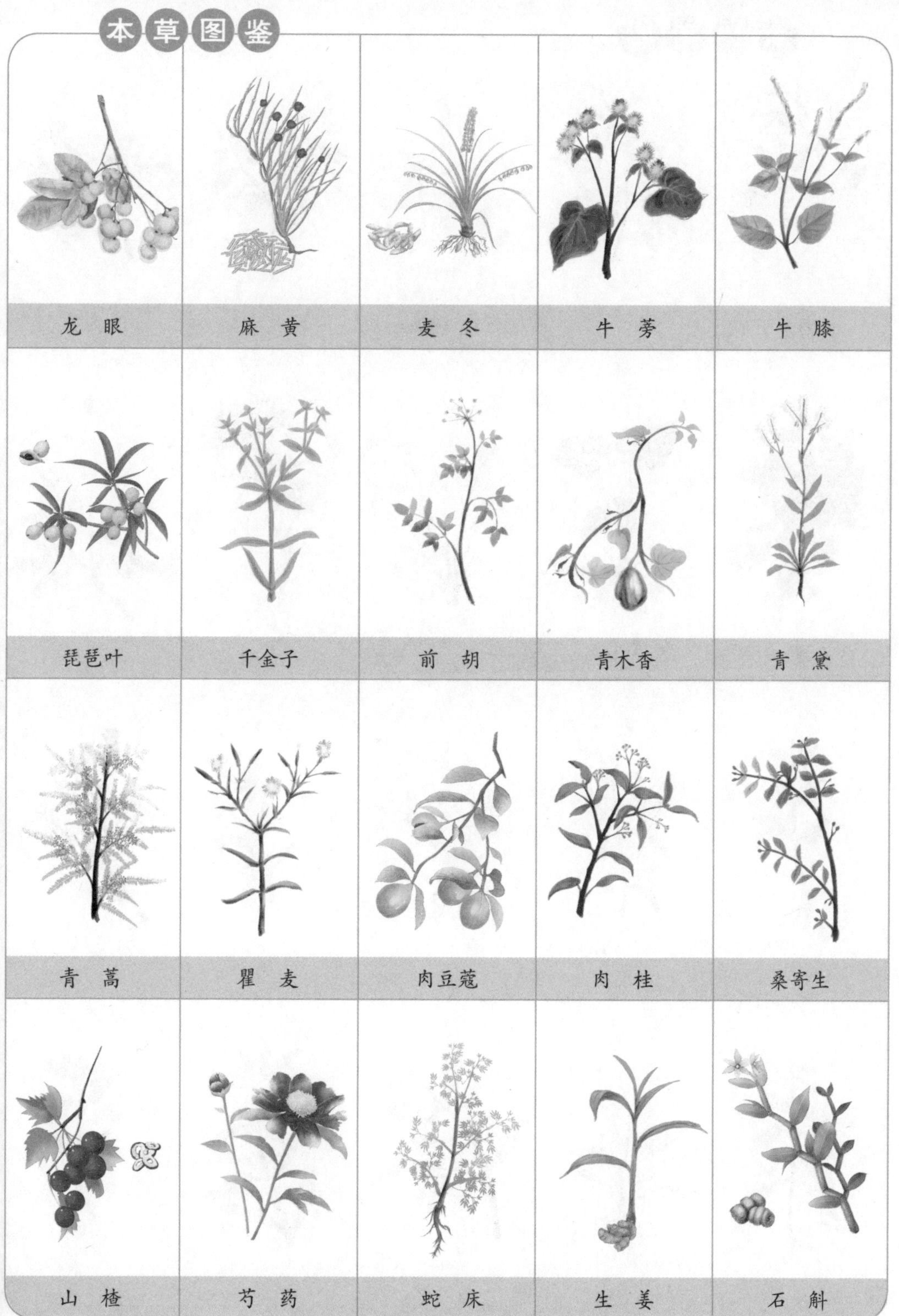
本草图鉴
龙眼
麻黄
麦冬
牛蒡
牛膝
琵琶叶
千金子
前胡
青木香
青黛
青蒿
瞿麦
肉豆蔻
肉桂
桑寄生
山楂
芍药
蛇床
生姜
石斛

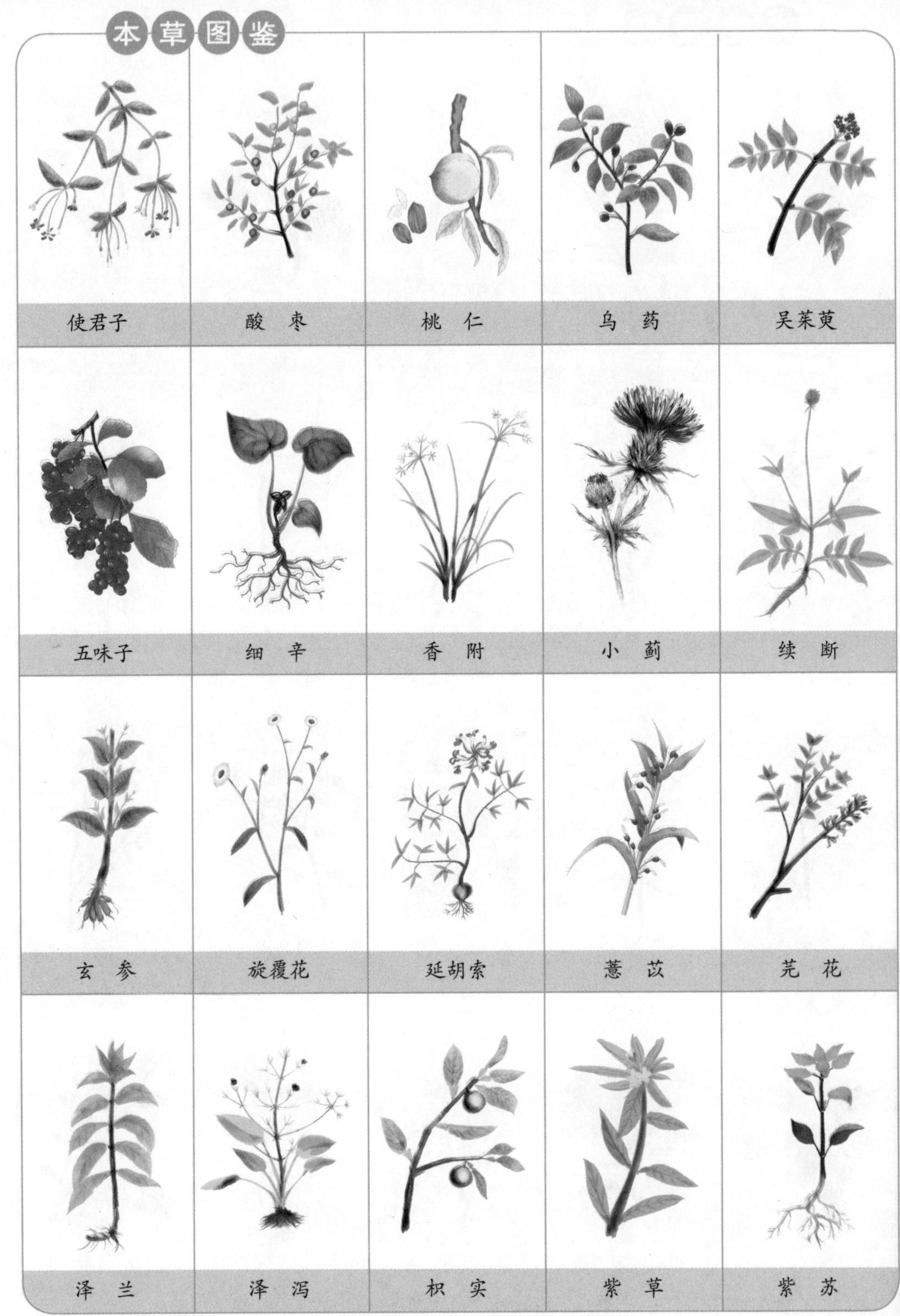
本草图鉴
使君子
酸　枣
桃　仁
乌　药
吴茱萸
五味子
细　辛
香　附
小　蓟
续　断
玄　参
旋覆花
延胡索
薏　苡
芫　花
泽　兰
泽　泻
枳　实
紫　草
紫　苏

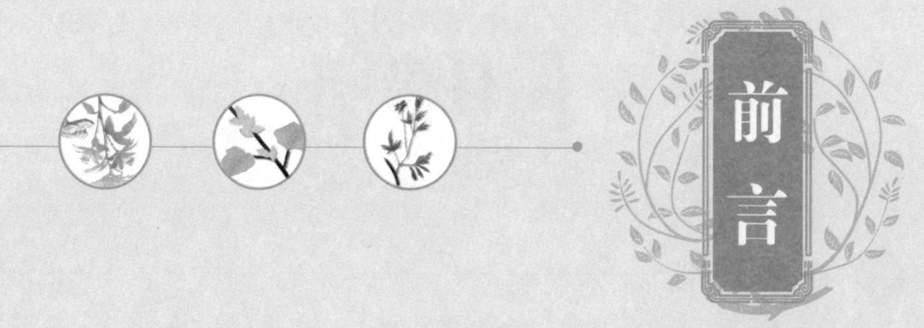

前言

古人治病，最重方剂。所谓方剂，即药方。甄选药材，煎煮成汤液，这就是最早的方剂，又名汤剂。中医传承千年，所记方剂甚多，如张仲景的《伤寒论》《金匮要略》、孙思邈的《千金要方》、李东垣的《脾胃论》《兰室秘藏》，等等，这些书中都收录了很多行之有效的方剂。到明末，已有方剂上万种，中医学的博大精深，可见一斑。

汪昂，明末清初人，一生专研古代医学名著，行医救人，著书立说，并总结整理了流传至今的《汤头歌诀》。汤头，原为汤剂的俗称，是方剂的代名词。汤头歌诀即是用诗歌体编写的方剂书籍。《汤头歌诀》中包含了汤剂名称、用药、适应证等内容，一应俱全，而且音韵工整，朗朗上口，方便了人们的识记，所以一经问世，便深受欢迎，广为流传。后来，名医严云（苍山）先生，结合临床实践，在原书的基础上，增补了一部分常用方剂，编成《汤头歌诀正续集》一书，其内容更加丰富，为广大中医初学者提供了方便，为中医的传承做出了突出的贡献。

本书《边学边用中医汤头歌诀》以汪昂《汤头歌诀》及严苍山《汤头歌诀正续集》为蓝本，并参考其他版本，对每首方剂均说明来源、组成、用法、功效、主治，而且为了便于读者深入理解歌诀的深意，还专门设置了方解板块，白话释义，简单明晰，一读就懂。此外，本书还精选了上百幅精美的手绘草药图，并针对一些常见的中药材作了图注，详细说明了植物的根、茎、叶、花、种子等部位的功效。需说明的是，书中所列药名由于年代久远，各地品种繁杂，有同药异名或异药同名和药名不一的现象，使用时请核对。另外，为了遵循原著，方剂成分中涉及的被国家明令禁止捕杀的保护动物，如穿山甲、犀角等本书，仍予以保留，但在现实生活中可用其他药物替代，最后，使用本书方药时一定要因人而异，临床仍须辨证施治，务必遵医嘱应用。

鉴于编者学识浅薄，时间仓促，不足或错谬之处，希望广大读者提出批评意见，以便再版时加以改正。

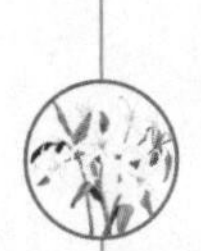
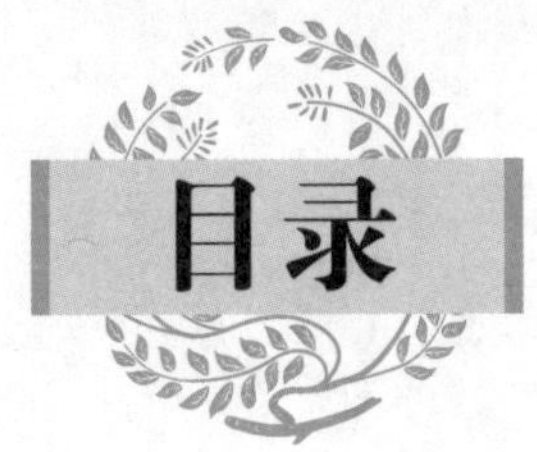

目录

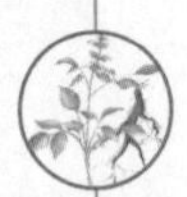
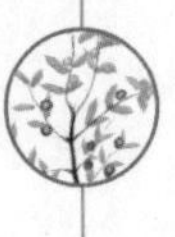

一 补益之剂

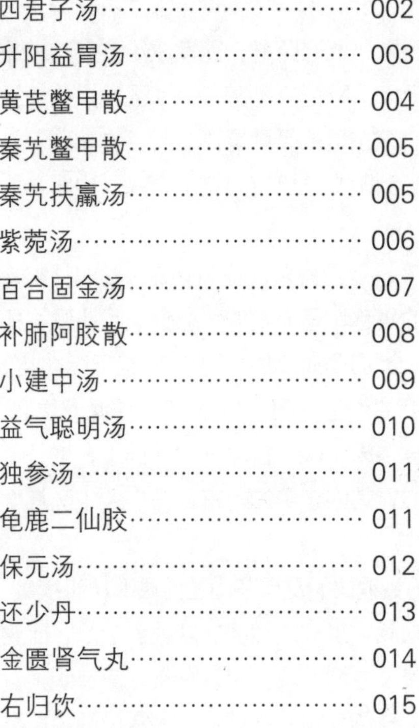

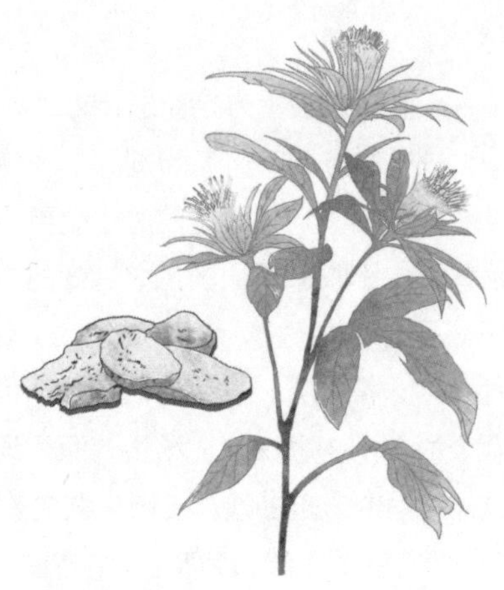

二 发表之剂

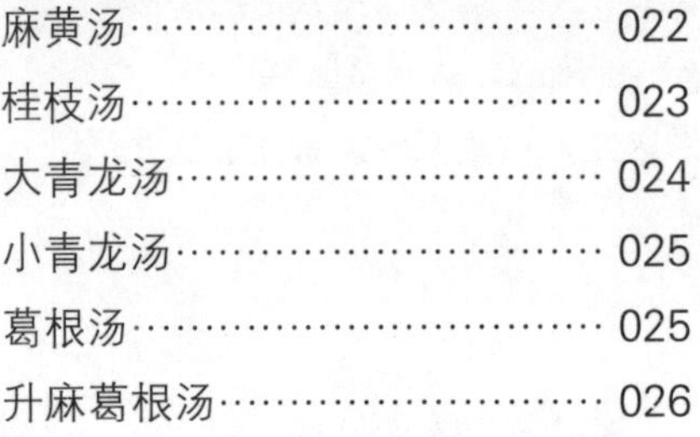

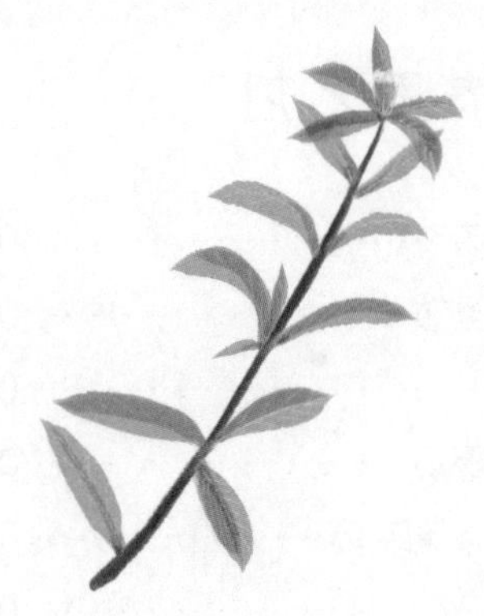

三 攻里之剂

四 涌吐之剂

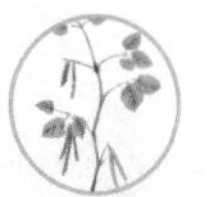

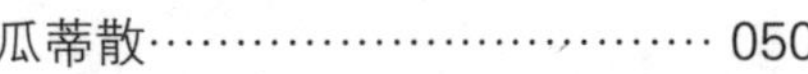

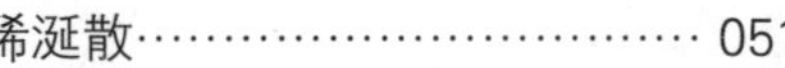

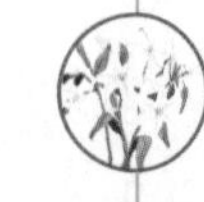

五 和解之剂

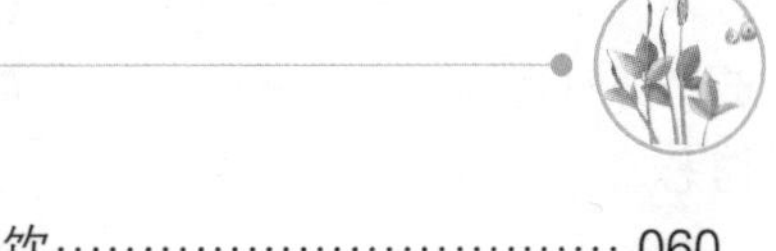

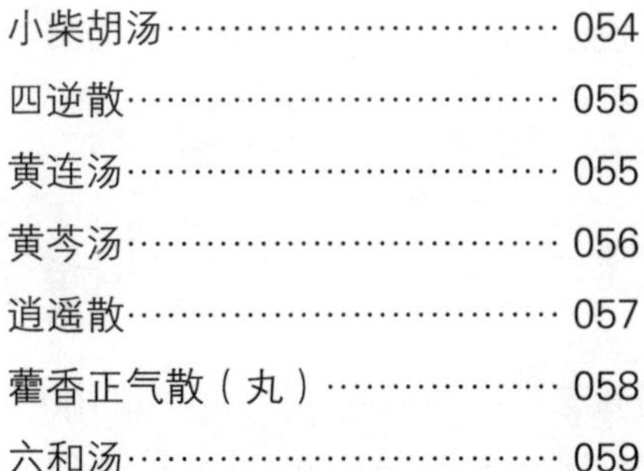

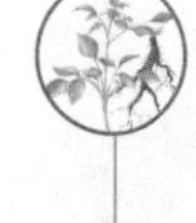

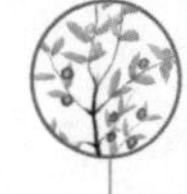

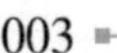

六 表里之剂

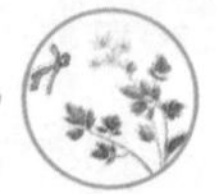

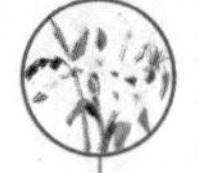

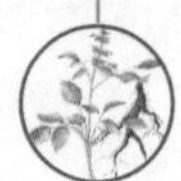

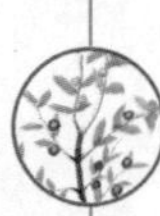

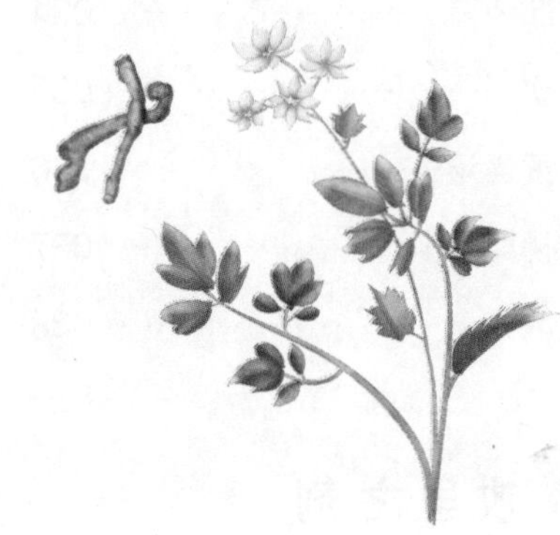

七 消补之剂

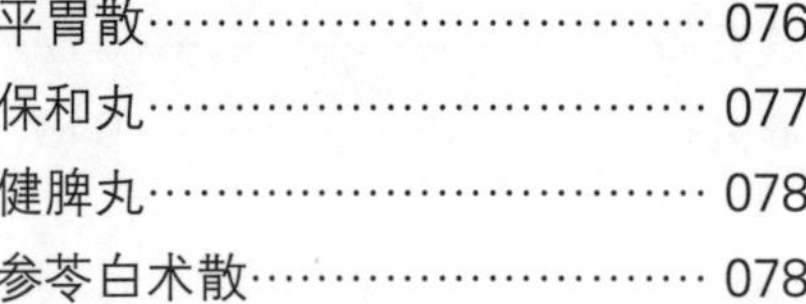

八 理气之剂

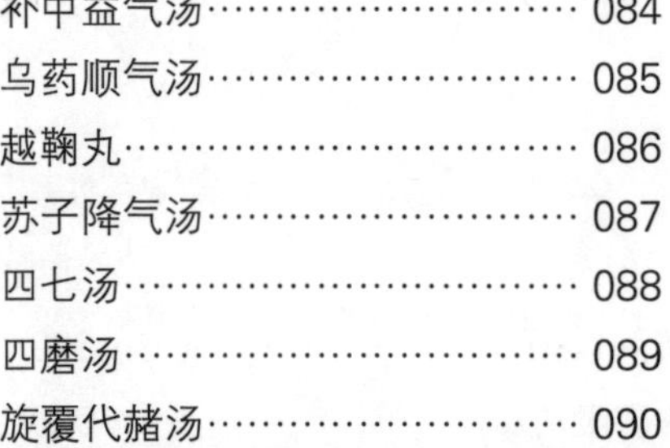

九 理血之剂

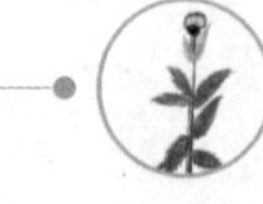

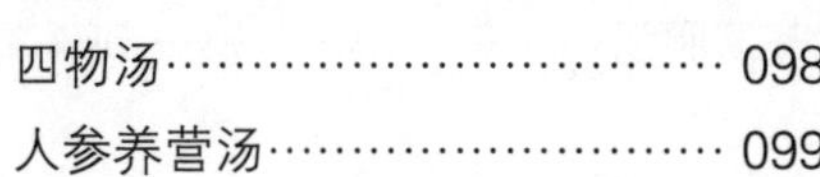

十 祛风之剂

十一 祛寒之剂

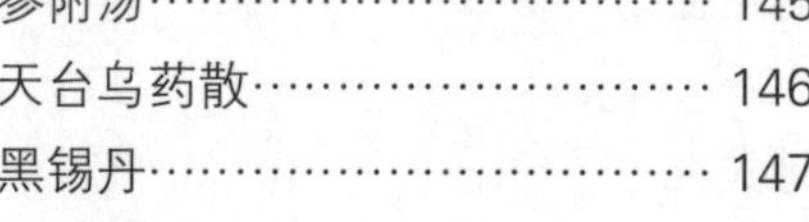
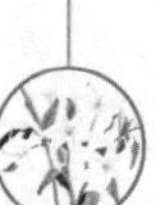
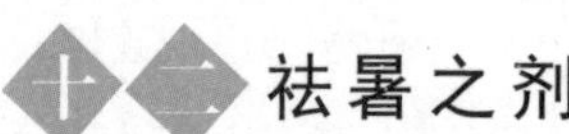

十二 祛暑之剂

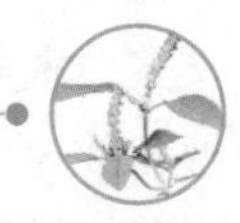
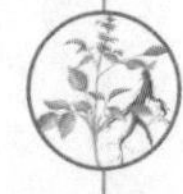

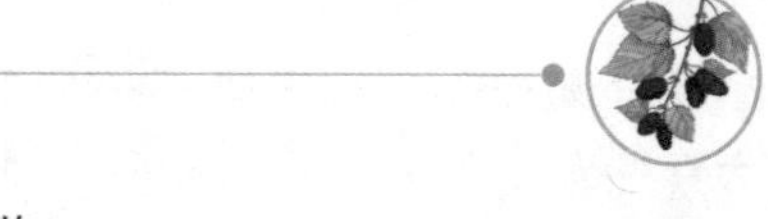

十三 利湿之剂

十四 润燥之剂

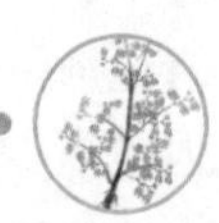

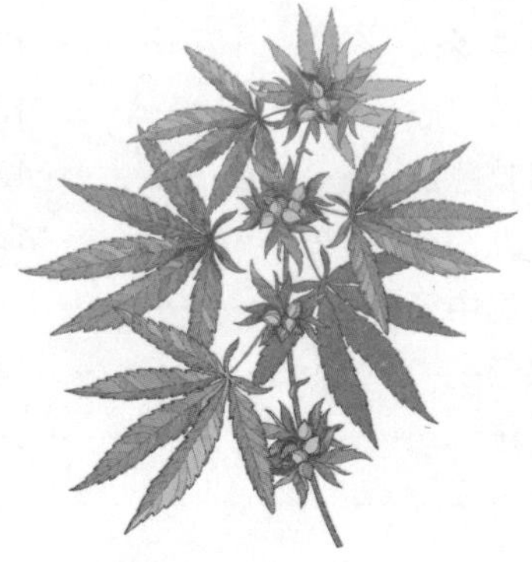

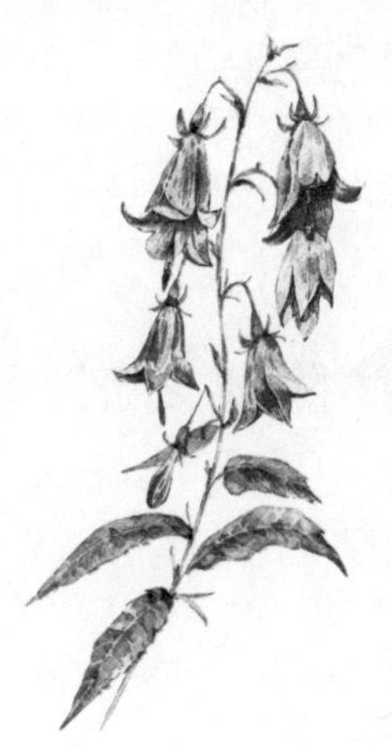

十五 泻火之剂

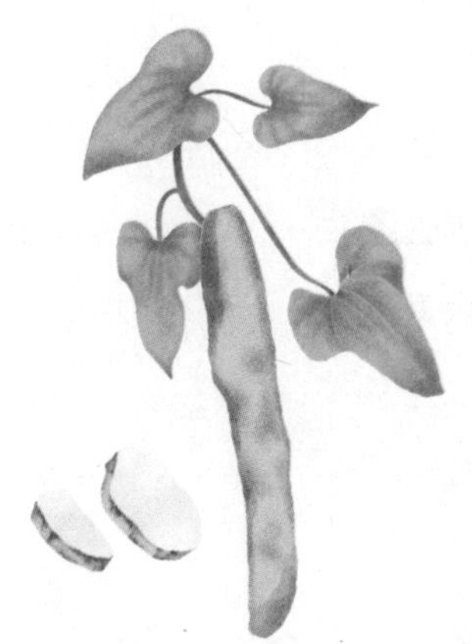

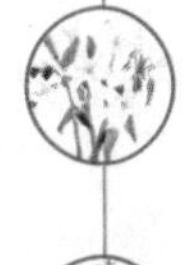

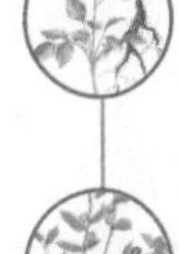

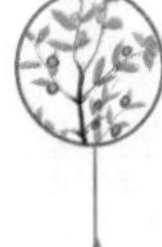

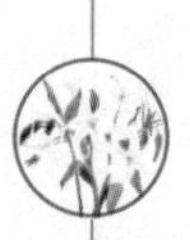

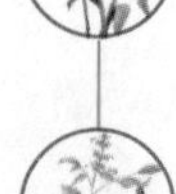

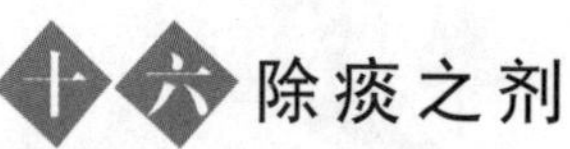

十六 除痰之剂

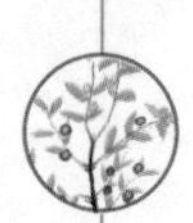

十七 收涩之剂

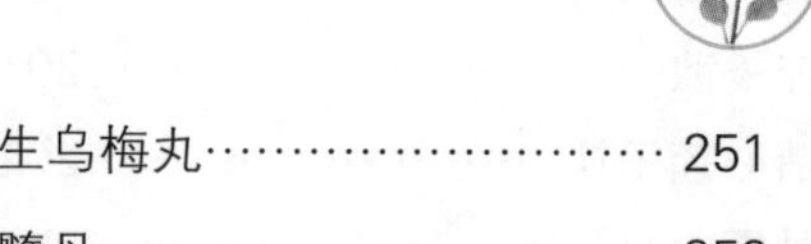

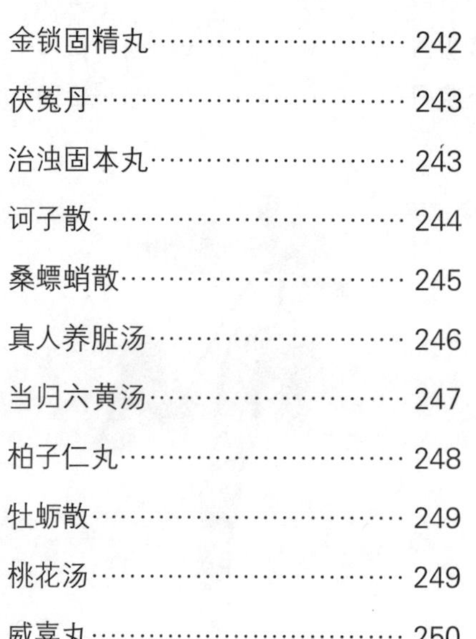

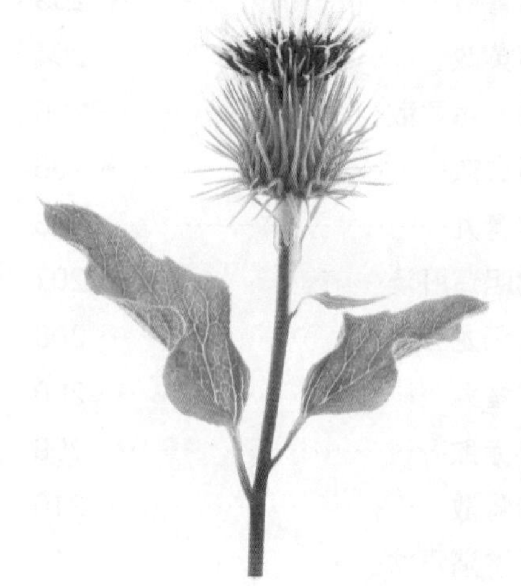

十八 杀虫之剂

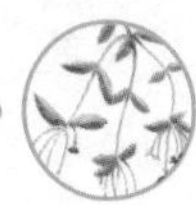

十九 痈疡之剂

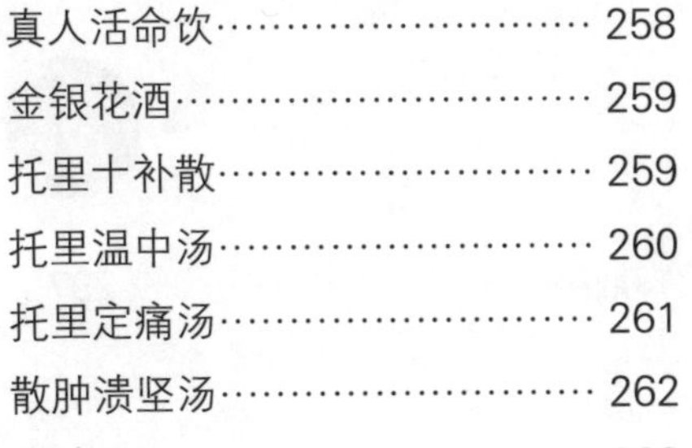

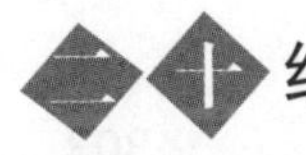

二十 经产之剂

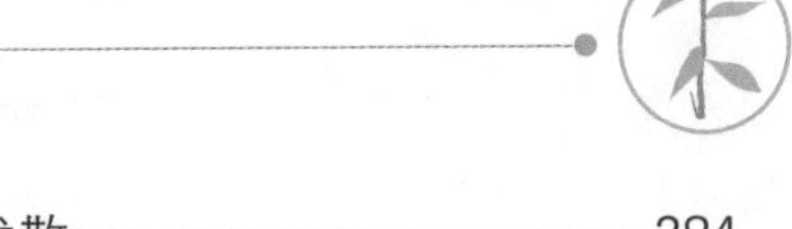

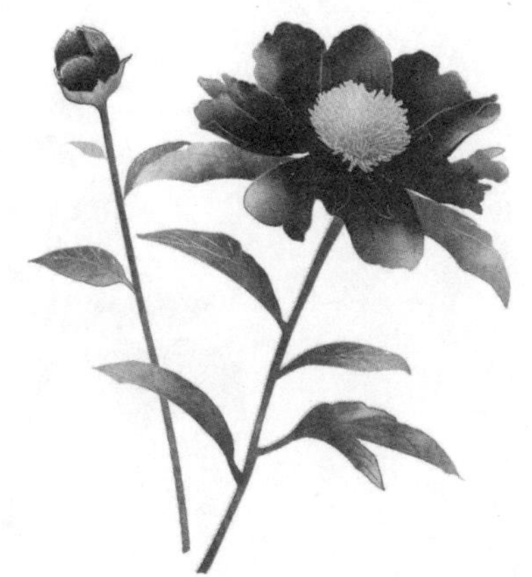

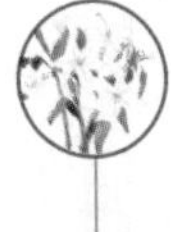

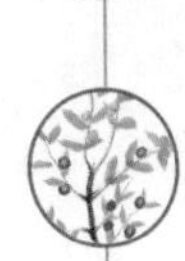

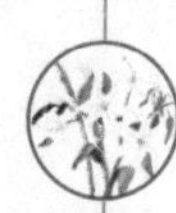
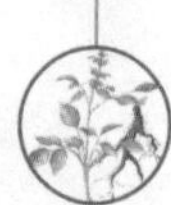
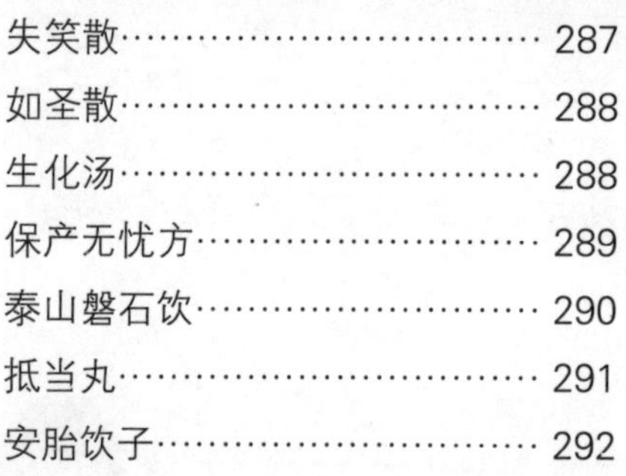

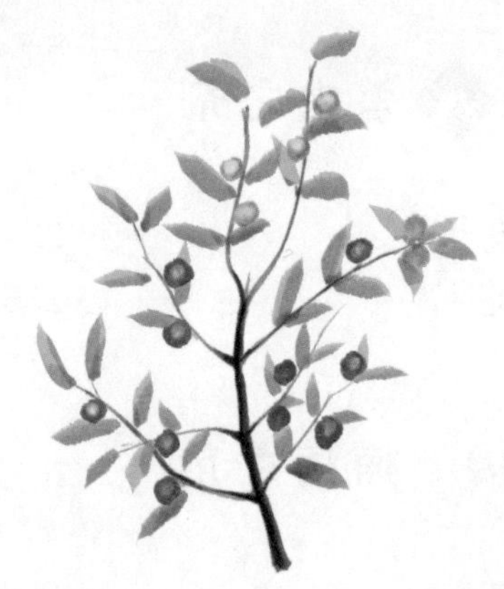

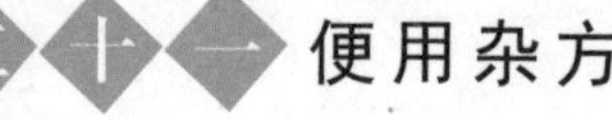

二十一 便用杂方

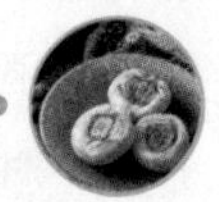

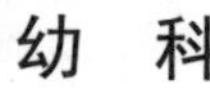

二十二 幼　科

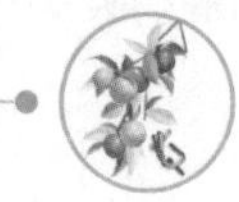

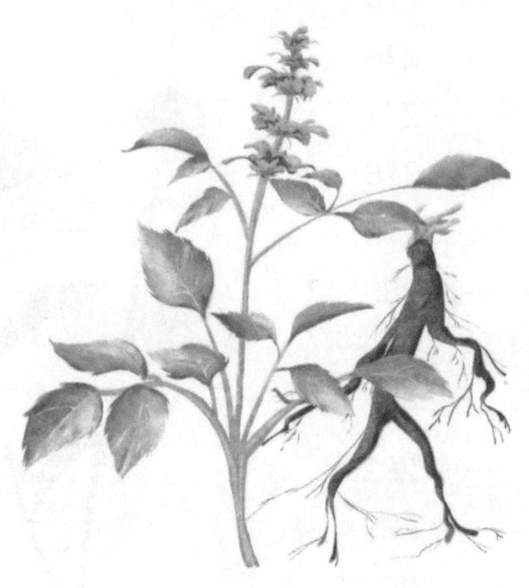

一 补益之剂

补就是补充，益就是增加。用滋补强壮的药物，以补充和增加人体的气血阴阳，治疗因气血阴阳不足而发生的一切病症的方剂，就叫补益之剂。

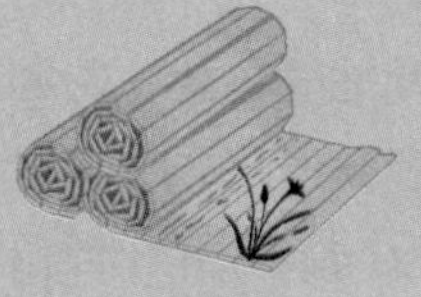

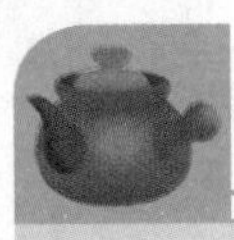

四君子汤

本方出自《太平惠民和剂局方》

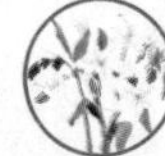

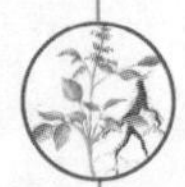

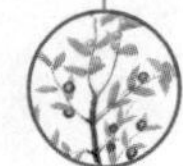

歌诀

四君子汤中和义　参术茯苓甘草比
益以夏陈名六君　祛痰补气阳虚饵
除却半夏名异功　或加香砂胃寒使

组成

人参、白术、茯苓、炙甘草各等份。

用法

研成细末，每次二钱，水煎温服。

功效

助阳补气。

主治

脾胃气虚证。症见阳虚气弱，脾虚肺损，面色萎白，言语轻微，四肢无力，脉象虚弱等。

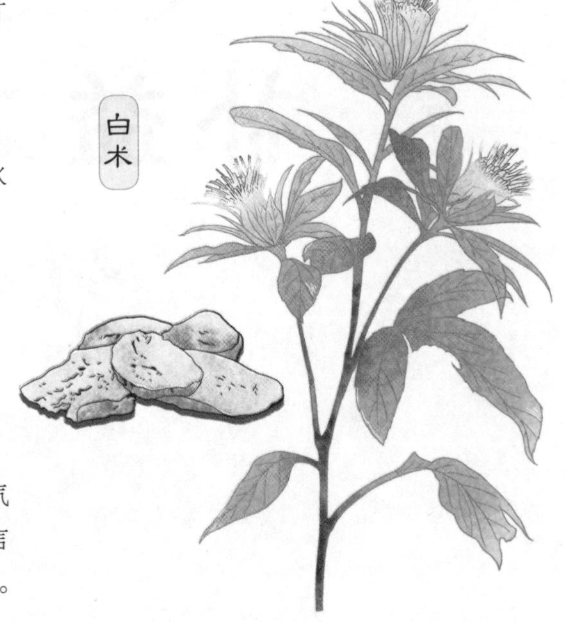

方解

本方的主证为脾胃气虚、运化乏力。脾胃是气血生化的源泉，脾胃气虚，则饮食减少；脾胃气虚、运化乏力又易生湿邪，进而导致诸症四起。方中人参为君药，甘温益气，可补脾胃之气。白术为臣药，可健脾燥湿，加强益气助运之力。茯苓为佐药，甘淡渗利，性平兼补。炙甘草为使药，甘温益气，可以调和诸药。

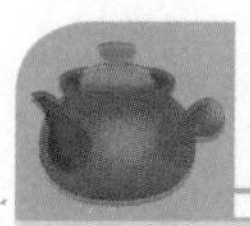

升阳益胃汤

本方出自《脾胃论》

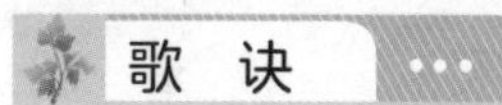

歌诀

升阳益胃参术芪　黄连半夏草陈皮
苓泻防风羌独活　柴胡白芍姜枣随

组成

黄芪二两，人参、半夏、炙甘草各一两，羌活、独活、防风、白芍各五钱，陈皮四钱，白术、茯苓、泽泻、柴胡各三钱，黄连二钱。

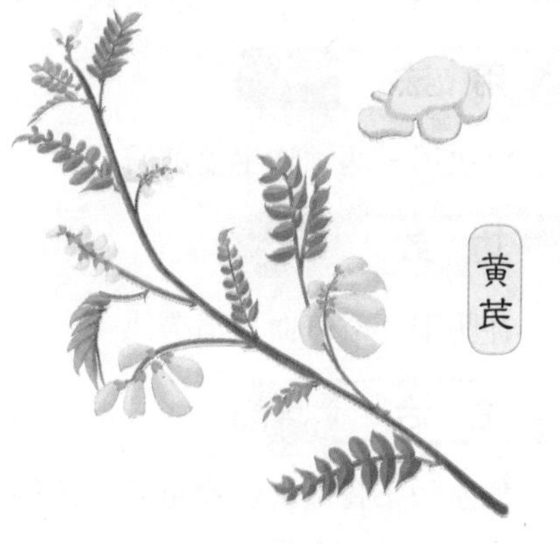

用法

研为粗末，每服三钱，加生姜五片，大枣二枚，水煎服。

功效

升发阳气，健脾益气。

主治

脾胃虚弱证。症见身体酸重，肢节疼痛，口苦舌干，饮食无味，大便不调，小便频数，恶寒等。

方解

脾胃衰弱的人，消化大多不良，食物中的营养成分也就不能完全被吸收，所以用六君子（参、术、苓、草、夏、陈）助阳气，强脾胃，消除因为消化不良而产生的湿痰。同时还重用黄芪补肺气以固卫阳，和敛脾阴、调营血的白芍配合，使阴阳气血都受到补益，营卫也得到调和。

脾胃虚弱的人还容易停湿，阴阳气血不足的人抵抗力差，容易被外邪侵入，所以又用升阳散风的柴胡、防风、羌活、独活和利湿的泽泻来配合治疗。同时加入少量黄连清热泻火，防止升散太过。所以本方是一张发中有收、补中有散、扶正祛邪的良方。小便通利的去泽泻，口不渴的再去茯苓。

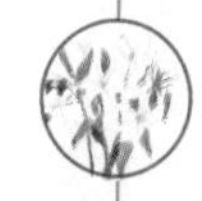

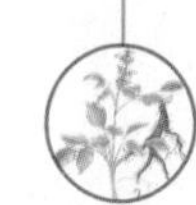

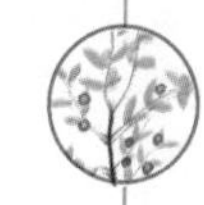

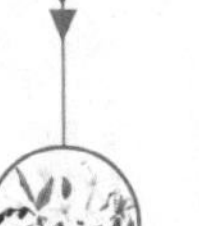
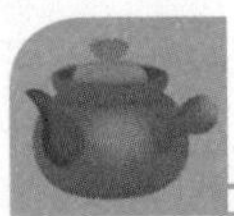

黄芪鳖甲散

本方出自《卫生宝鉴》

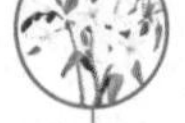
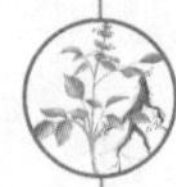

歌诀

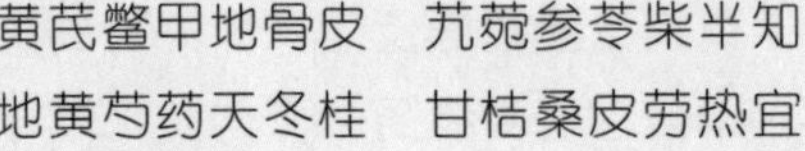

黄芪鳖甲地骨皮　艽菀参苓柴半知
地黄芍药天冬桂　甘桔桑皮劳热宜

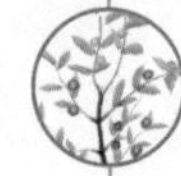

组成

黄芪、鳖甲、天冬各五钱，地骨皮、秦艽、茯苓、柴胡各三钱，紫菀、半夏、知母、生地、白芍、桑白皮、炙甘草各三钱半，人参、桔梗、肉桂各一钱半。

用法

每次用一两，加生姜煎服。

功效

补阴阳，益气血，清劳热。

主治

气血阴阳皆虚证。症见五心（即心窝、手心与足心）烦热，四肢无力，咳嗽咽干，骨蒸，自汗或盗汗（睡着了就出汗，一醒来汗就止），饮食减少，日晡（下午四五点钟）发潮热等。

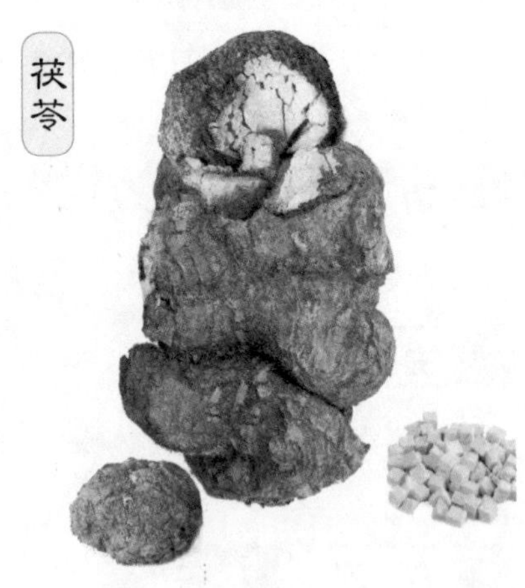
茯苓

方解

鳖甲、天冬、白芍、生地、知母，滋阴补肾，泻肝肺之火。黄芪、人参、肉桂、茯苓、炙甘草，益气固卫，补脾肺之虚。桑白皮、桔梗，泻肺中之热。半夏、紫菀，祛痰止嗽。秦艽、地骨皮，清虚热，除骨蒸。柴胡解肌热，升清阳。所以本方是一张治疗虚劳烦热的良方。

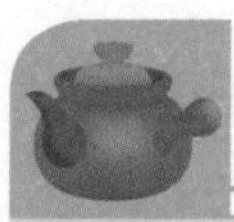

秦艽鳖甲散

本方出自《卫生宝鉴》

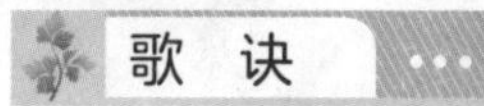

歌诀

秦艽鳖甲治风劳　地骨柴胡及青蒿
当归知母乌梅合　止嗽除蒸敛汗高

组成

鳖甲、地骨皮、柴胡各一两，秦艽、当归、知母各半两。

用法

上六味药研成粗末，每次用五钱，加青蒿五叶、乌梅一个同煎，每日早饭前与临睡时各煎服一次。

功效

滋阴养血，清热除蒸。

主治

风劳病证。症见骨蒸盗汗，肌肉消瘦，唇红颊赤，午后壮热，咳嗽困倦，脉细数等。

方解

风劳是感受风邪之后，没有及时治疗，以致风邪传里，变生内热，消气血，日久成劳。鳖甲、知母滋阴。当归补血和血。配地骨皮除骨蒸，止盗汗。病属风邪入里，所以用秦艽、柴胡祛风外出。

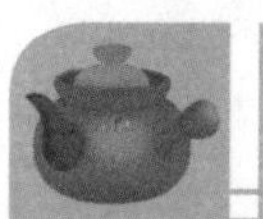

秦艽扶羸汤

本方出自《兰台轨范》引《直指方》

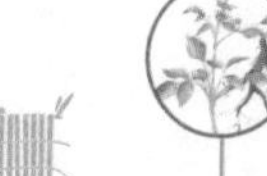

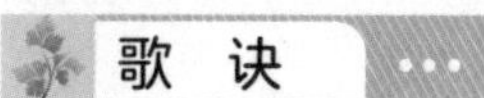

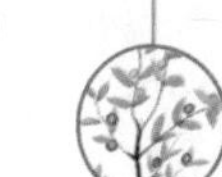

歌诀

秦艽扶羸鳖甲柴　地骨当归紫菀偕
半夏人参兼炙草　肺劳蒸嗽服之谐

组 成

柴胡二钱，秦艽、人参、当归、炙鳖甲各一钱半，地骨皮、紫菀、半夏、炙甘草各一钱。

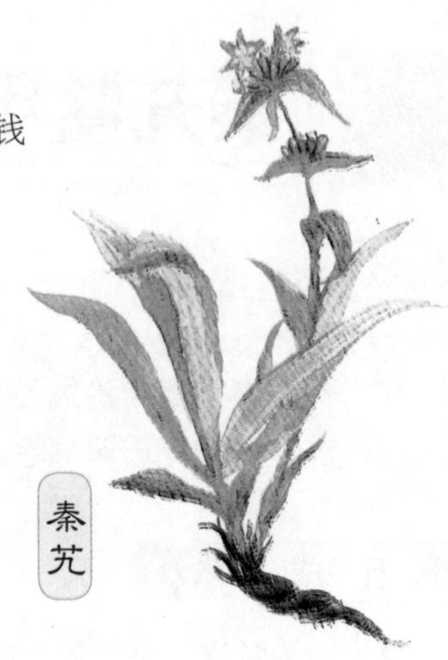
秦艽

用 法

加生姜、大枣，水煎服。

功 效

滋阴益气，止咳化痰。

主 治

肺劳证。症见骨蒸体瘦，潮热（即每日一定时间就发热。虚劳潮热多见于下午），自汗，咳嗽，声音嘶哑，四肢倦怠等。

方 解

肺劳由忧思气损，或火热伤肺，或肺虚气寒造成。柴胡解肌热。秦艽清骨蒸。鳖甲、地骨皮滋补阴血而退骨蒸。人参、甘草补气。当归和血补血。紫菀、半夏除痰止嗽而治嘶哑。再加姜、枣调和营卫。由此可知这是一张治疗骨蒸劳嗽、身体日渐羸瘦的良方。

紫菀汤

本方出自《医方集解》

歌 诀

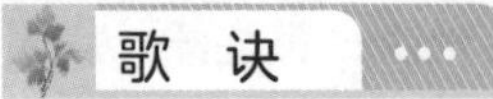

紫菀汤中知贝母　参苓五味阿胶偶
再加甘桔治肺伤　咳血吐痰劳热久

组 成

紫菀、阿胶、知母、贝母各二钱，桔梗、人参、茯苓、甘草各五分，五味子十二粒。

用法

水煎服。一方加莲肉。

紫菀

功效

清热润肺，止咳化痰。

主治

肺伤气损，阴虚火旺证。症见久咳不止，咳吐涎沫，或痰中夹有血丝。若不及时治疗，肺热愈盛，肺阴愈伤，变成肺痈，而见口中干燥，咳吐腥臭浊痰，咳时胸中隐隐作痛等。

方解

肺痿是因为肺中热极，肺阴受伤，总的原因是肺伤气损，阴虚有热。紫菀、阿胶，润肺补肺，消痰止嗽。五味子补肾水，敛肺气。知母、贝母，清肺化痰，止血镇咳。人参、茯苓、甘草，补脾益气以保肺。再加桔梗引诸药入肺，增强补肺清热、止嗽化痰的功用。所以本方治疗肺气大伤、阴虚火旺、肺中热甚所致的久嗽不止、咳血吐痰、少气懒言、胸胁逆满，以及由肺痿变成的肺痈，都很有效。

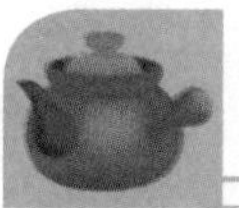

百合固金汤

本方出自《医方集解》引赵蕺庵方

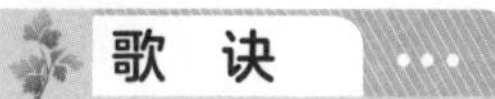

歌诀

百合固金二地黄　玄参贝母桔甘藏
麦冬芍药当归配　喘咳痰血肺家伤

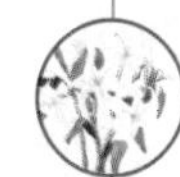

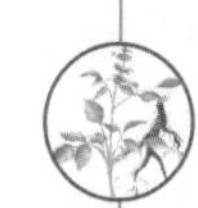

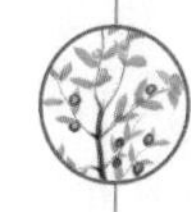

组成

生地黄二钱，熟地黄三钱，麦冬钱半，百合、芍药、当归、贝母、生甘草各一钱，元参、桔梗各八分。

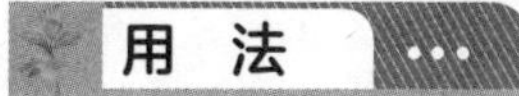

用法

水煎服。

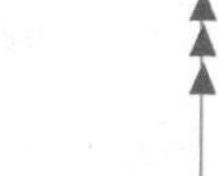

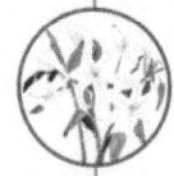
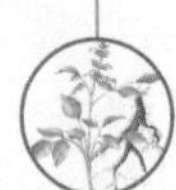
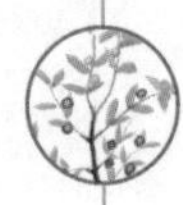

功 效

养阴清热，润肺化痰。

主 治

肺阴不足，肾水也虚，虚火上炎证。症见咽干喘嗽，痰中有血，头晕目眩，午后潮热等。

方 解

百合味甘性平，保肺止嗽。生地、熟地，滋养肾水，补阴清热。麦冬味甘性寒，清热润肺。元参助二地滋肾壮水。贝母润痰化痰。当归、芍药，养血平肝。甘草、桔梗，清肺利咽。方中重用甘寒一类的药物，肺肾双补，使真阴受益，虚火自平，因虚炎而造成的症状也就自然消失，这是从根本着手的一张良方。

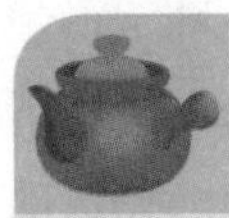

补肺阿胶散

本方出自《小儿药证直诀》

歌 诀

补肺阿胶马兜铃　鼠粘甘草杏糯停
肺虚火盛人当服　顺气生津嗽哽宁

组 成

阿胶一两半，鼠粘子（牛蒡子）、甘草各二钱五分，马兜铃五钱，杏仁七个，糯米一两。

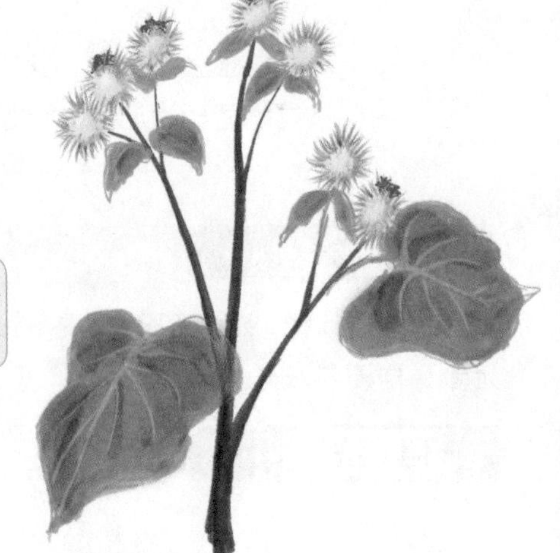
牛蒡

用 法

研为细末，水煎服。

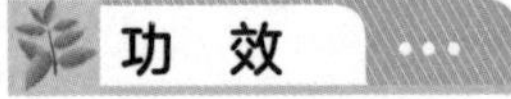

功 效

补肺养阴，清热止咳。

主 治

小儿咳喘之肺虚有热证。症见咳嗽痰燥，不易咳出，咽中气哽等。

方 解

阿胶滋肾水，清肺火，补阴益血。马兜铃清热降火。鼠粘子润肺化痰。杏仁润肺化痰，降气止咳。甘草、糯米，补益脾胃而保肺。于是能清热顺气、生津润肺燥，使咳嗽和气哽都得以安宁。

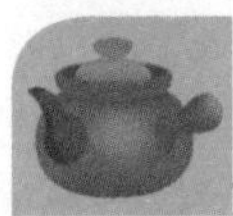

小建中汤 本方出自《伤寒论》

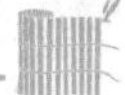

歌 诀

小建中汤芍药多　桂姜甘草大枣和
更加饴糖补中脏　虚劳腹冷服之瘥
增入黄芪名亦尔　表虚身痛效无过
又有建中十四味　阴斑劳损起沉疴
十全大补加附子　麦夏苁蓉仔细哦

组 成

芍药六两，桂枝、生姜各三两，炙甘草二两，大枣十二枚，饴糖一升。

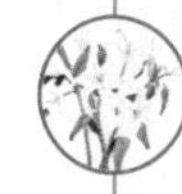

用 法

除饴糖外，其余药物水煎，去渣，溶化饴糖。

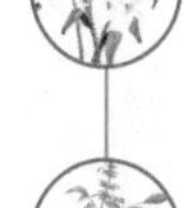

功 效

温中补虚，和里缓急。

主 治

虚劳里急证。症见腹中急痛，喜温喜按，或虚劳而心中悸动，或咽喉干燥等。

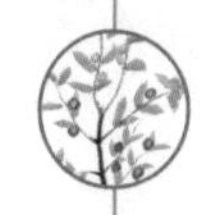

方 解

本方由桂枝汤加重芍药的用量，再加饴糖组成，有补虚散寒，温建中脏（脾胃）的作用，所以叫建中。饴糖甘温，是温补脾胃、止虚寒腹痛的药物。炙甘草、大枣，助饴糖补脾胃之虚。桂枝、生姜，温中通阳，散里寒。芍药敛阴和营，以治阴阳气血都虚、里有虚寒而致的腹中急痛，也适用于虚劳病人感受风寒而不能用发表剂的证候。但本方甘味太重，有呕吐症状的病人不宜服。

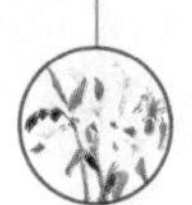

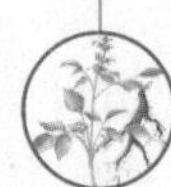

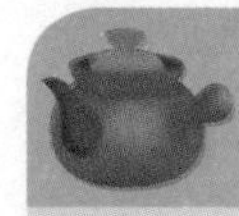

益气聪明汤

本方出自《东垣试效方》

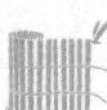

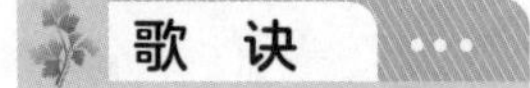

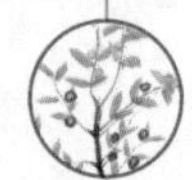

歌诀

益气聪明汤蔓荆　升葛参芪黄柏并
再加芍药炙甘草　耳聋目障服之清

组成

黄芪、人参各五钱，葛根、蔓荆子各三钱，白芍、黄柏各二钱，升麻一钱半，炙甘草一钱。

用法

研成粗末，在临睡和清晨各用四钱药末煎服一次。

功效

补中益气，聪明耳目。

主治

目疾之中气不足，清阳不升证。症见目生内障，视物昏花，耳鸣耳聋等。

方解

本方所治是由于饮食劳倦损伤了脾胃，以致心火太盛引起的病证。人参、黄芪、炙甘草，甘温补脾胃。葛根、升麻、蔓荆子，鼓舞胃中清阳之气上行于头目。白芍敛阴和血以平肝。黄柏降火以补肾。于是中气得到补益，清阳上升，肝肾受益，耳聋目障的病证都能清除，所以方名叫益气聪明汤。

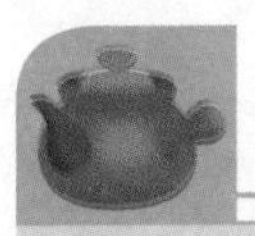

独参汤

本方出自《伤寒大全》。

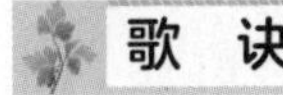

歌诀

独参功擅得嘉名　血脱脉微可返生
一味人参浓取汁　应知专任力方宏

组成

人参。

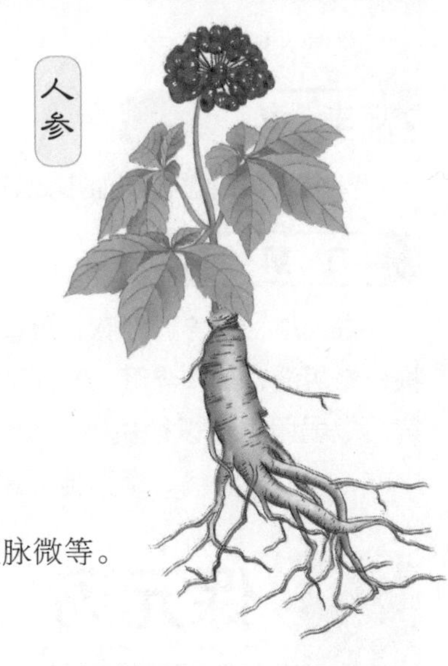

用法

浓煎取汁。

功效

大补元气。

主治

元气大亏证。症见出血不止，面色白，气短脉微等。

方解

在大量出血，阳气欲脱的时候，必须用大补元气的药物，才能抢救危证。人参性味甘寒，可大补元气。且必须大量专用，才能显出其效力来。

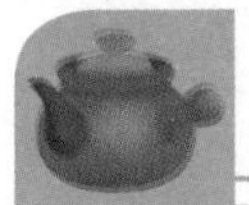

龟鹿二仙胶

本方出自《证治准绳》

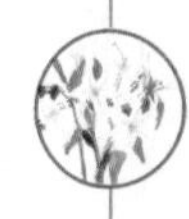

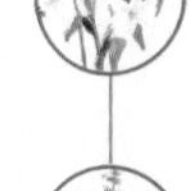

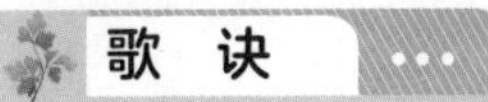

歌诀

龟鹿二仙最守真　补人三宝气精神
人参枸杞和龟鹿　益寿延年实可珍

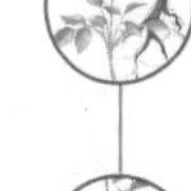

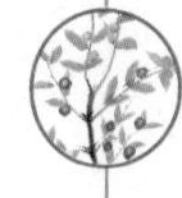

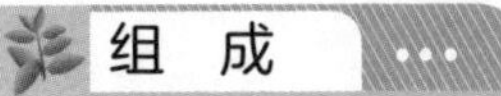

组成

龟板，鹿角十斤，枸杞子二十两，人参十五两。

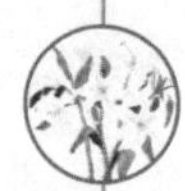

用　法

先将龟板、鹿角漂泡后，用水冲洗，放在锅中分次水煎，取煎出的胶液，煎至胶质尽，去渣。枸杞子、人参分别用水分次煎，取煎出液，煎至味尽，去渣。然后将上项煎出液合在一起，用小火缓煎，防止焦枯，等煎至稠膏状时，倾入凝胶槽内，待其自然冷凝，取出切成小块，阴干即成。每块重约一钱五分，用酒化服，初服一钱五分，渐加至三钱，每日空心服下。

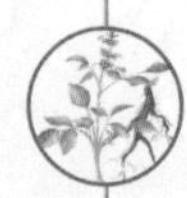

功　效

益气壮阳。

主　治

肾中阴阳两虚，精血不足证。症见全身瘦削，遗精阳痿，精神虚弱等。

方　解

古人说，鹿善通督脉，龟善通任脉，二味最能补人真气。再加人参补中气，枸杞滋阴液，四味合用，气血双补，性味平和，对人的精、气、神都有补益之功，病后虚弱服之可以很快恢复元气，体弱服之可以增强体力。但本方为平和补养之方，治大病急病，须与他方配合。

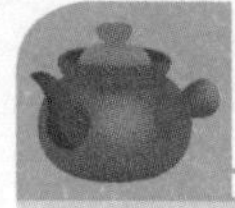

保元汤

本方出自《博爱心鉴》

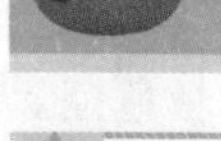

歌　诀

保元补益总偏温　桂草参芪四味存
男妇虚劳幼科痘　持纲三气妙难言

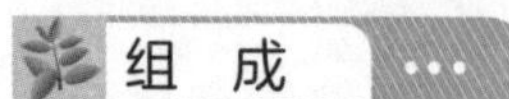

组　成

肉桂五分至七分，甘草（炙）、人参各一钱，黄芪三钱。

用　法

水煎温服。

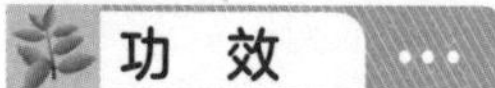

功　效

温补阳气。

主 治

虚劳损怯，元气不足证。症见倦怠乏力，少气畏寒，及小儿出痘，阳气不足，痘难胀起，或浆清稀，皮薄发痒，难灌浆，难收敛等。

方 解

本方是温补阳气的方剂。人身元气，藏在肾中，即是肾气。胃气由脾胃受水谷生化而出。肺司呼吸，受天地之气，即是肺气。此三气是人身之本。人参补肺气，甘草补胃气。黄芪、肉桂，温肾气补命门。于是内外上下之气皆得到补益，自然能使因气虚而致的诸证康复。

肉桂

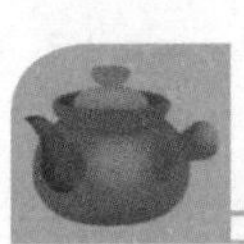

还少丹

本方出自《杨氏家藏方》

歌 诀

还少温调脾肾寒　茱怀苓地杜牛餐
苁蓉楮实茴巴枸　远志菖蒲味枣丸

组 成

山茱萸、怀山药、茯苓、熟地、杜仲、牛膝、肉苁蓉、楮实、小茴香、巴戟天、枸杞、远志、石菖蒲、五味子各二两，红枣一百枚。

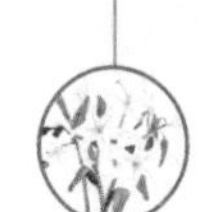

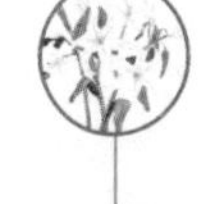

用 法

红枣加姜煮熟，去皮核用肉，炼蜜和丸如梧桐子大，每日服二次，每服三钱，淡盐汤送下。

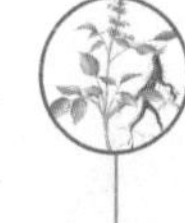

功 效

温肾暖脾。

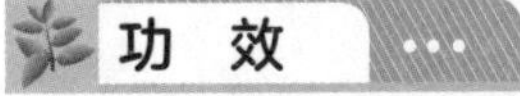

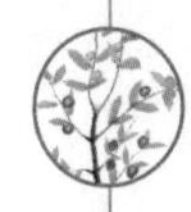

主 治

脾肾虚寒证。症见身体瘦弱，腰膝酸软，神疲无力，饮食无味，健忘怔忡，或遗精白浊，阳痿早泄等。

方　解

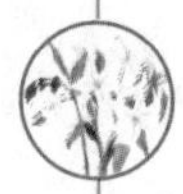

肉苁蓉、巴戟天、楮实、小茴香温补肾阳。熟地、枸杞滋补肾阴，阴阳并补，使肾阳不致上亢。又配合杜仲、牛膝，补肾以强腰膝。怀山药、茯苓、红枣，健脾以助运化。山茱萸、五味子，涩精以固肾。石菖蒲、远志，通心肾以安神。所以，本方有温肾暖脾、涩精止遗的作用，对因肾阳虚衰导致脾阳不足的一系列脾肾虚寒、精亏气少的证候，有较好的疗效。服药后影响食欲的，可加砂仁、木香、陈皮，理气健胃，促进消化吸收，使药力发挥得更好。

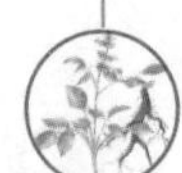

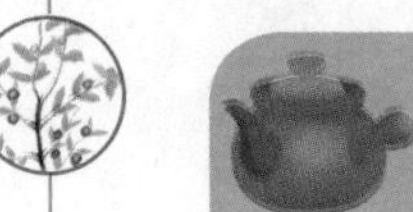

金匮肾气丸

本方出自《金匮要略》

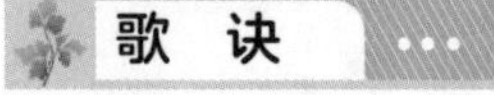

歌　诀

金匮肾气治肾虚　熟地怀药及山萸
丹皮苓泽加附桂　引火归原热下趋
济生加入车牛膝　二便通调肿胀除
钱氏六味去附桂　专治阴虚火有余
六味再加五味麦　八仙都气治相殊
更有知柏与杞菊　归芍参麦各分途

组　成

干地黄八两，山茱萸、山药各四两，牡丹皮、茯苓、泽泻各三两，附子、桂枝各一两。

用　法

共研细末，和蜜做丸，如梧桐子大，每服十五丸，加至二十五丸，酒送下，每日二次。

功　效

温补肾阳。

主　治

肾阳不足证。症见腰痛脚弱，下半身常有冷感，小腹拘急，小便不利，或小便反多，以及阳痿精冷，脐腹疼痛等。

方 解

干地黄、山茱萸补益肾阴而摄精气。山药、茯苓健脾渗湿，泽泻泄肾中水邪。牡丹皮清肝胆相火。桂枝、附子补命门真火，引火归原。于是肾中真阴真阳皆得补益，然后阳蒸阴化，肾气充盈，而诸证自消。

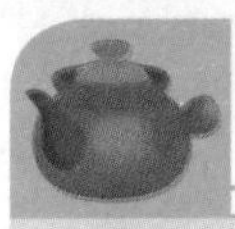

右归饮

本方出自《景岳全书》

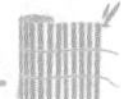

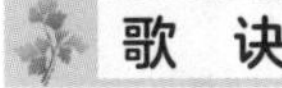

歌 诀

右归饮治命门衰　附桂山萸杜仲施
地草怀山枸杞子　便溏阳痿服之宜
左归饮主真阴弱　附桂当除易麦龟

组 成

熟地黄二三钱，炒山药、枸杞子、杜仲各二钱，山茱萸一钱，肉桂、炙甘草各一二钱，制附子一二三钱。

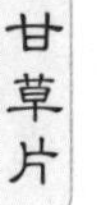

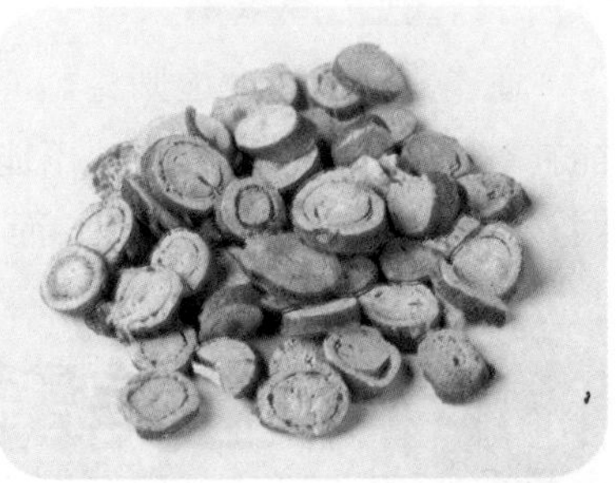

用 法

水煎服。

功 效

温补肾阳，填补精血。

主 治

肾阳虚损证。症见气怯神疲，饮食减少，腹痛腰酸，大便溏薄，阳痿等。

方 解

本方为肾气丸去茯苓、丹皮、泽泻这几味治水之药，加入枸杞、杜仲、甘草等扶阳之品，使水火平补之方变为专门补火之剂，所以用于因命门火衰所引起的一切病证都有良好的效果。

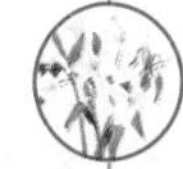

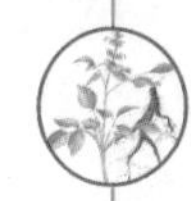

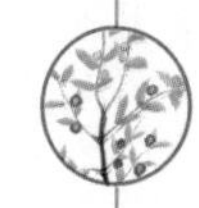

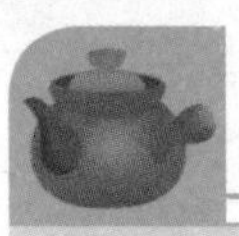

当归补血汤

本方出自《内外伤辨惑论》

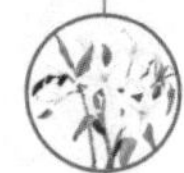

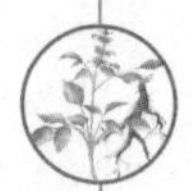

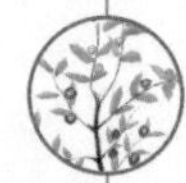

歌诀

当归补血有奇功　归少芪多力最雄
更有芪防同白术　别名止汗玉屏风

组成

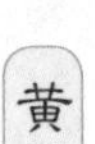

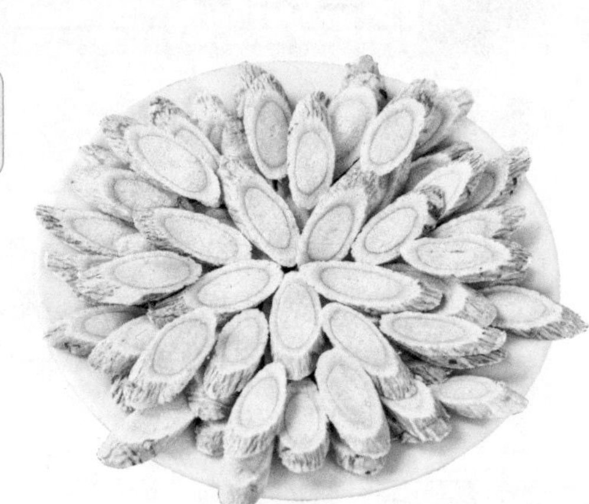

黄芪

当归二钱，黄芪一两。

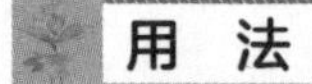

用法

水煎服。

功效

补气生血。

主治

血虚发热证。症见肌热面赤，脉大而虚等。

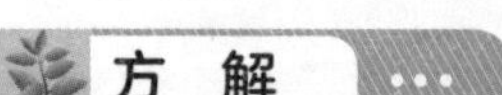

方解

血实则身凉，血虚则身热。当归味甘而厚，能滋阴养血。黄芪味甘而薄，能补益阳气。然而有形之血不能自生，必须得阳气温煦后才能生，即所谓阳生阴长。本方黄芪五倍于当归，而补血的功效很强，就是这个道理。

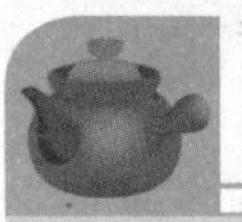

七宝美髯丹

本方出自《医方集解》引邵应节方

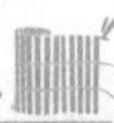

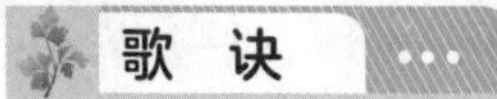

歌诀

七宝美髯何首乌　菟丝牛膝茯苓俱
骨脂枸杞当归合　专益肾肝精血虚

组 成

何首乌大者赤白各一斤，菟丝子、牛膝、当归、枸杞子、茯苓各半斤，补骨脂四两。

用 法

共研细末，蜜和做丸，如梧桐子大，每服三钱，用淡盐汤或酒送下。

功 效

补肾益肝。

主 治

肝肾阴亏，气血不足证。症见消渴，小便淋漓，遗精，崩带，以及羸弱，身体痿痹等。

方 解

何首乌涩精固气，补肝坚肾。茯苓补心气而渗湿。牛膝补肝肾而强筋骨，当归、枸杞子养血补肝。菟丝子、补骨脂助阳益肾。所以本方是专门补益肝肾、滋养精血的良方。精血足则须发美，故有美髯之名。

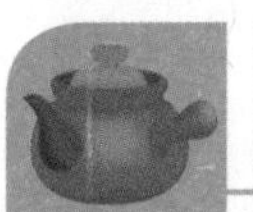

天王补心丹

本方出自《道藏》

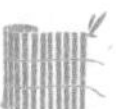

歌 诀

天王补心柏枣仁　二冬生地与归身
三参桔梗朱砂味　远志茯苓共养神
或以菖蒲更五味　劳心思虑过耗真

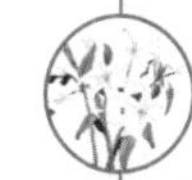

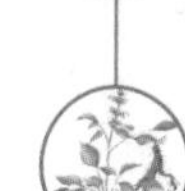

组 成

柏子仁、酸枣仁（炒）、天冬、麦冬、当归、五味子各一两，生地四两，人参、玄参、丹参、桔梗、远志、茯苓各五钱。

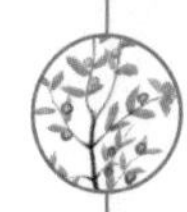

用 法

共研细末，蜜和为丸，弹子大（每丸重三钱），朱砂为衣，临卧用灯芯汤送下一丸。

功效

滋阴养血，补心安神。

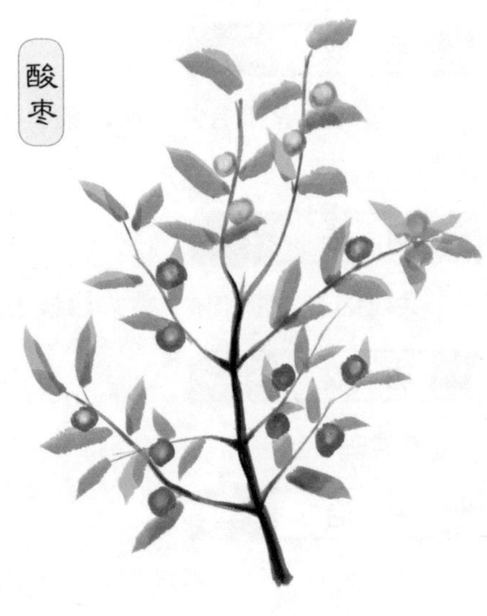

主治

心血不足之神志不安证。症见怔忡健忘，心悸失眠，大便不利，心烦不寐，口舌生疮等。

方解

心血不足则心火亢炎。生地、玄参补水以制火。丹参、当归补心血。人参、茯苓补心气。天冬、麦冬清上炎之火。五味子收敛心气，远志、柏子仁、酸枣仁，清心养神，朱砂入心泻火安神。桔梗载药上行。于是心血渐足，虚火平息，自然神志安宁，怔忡健忘均除，而能熟睡。

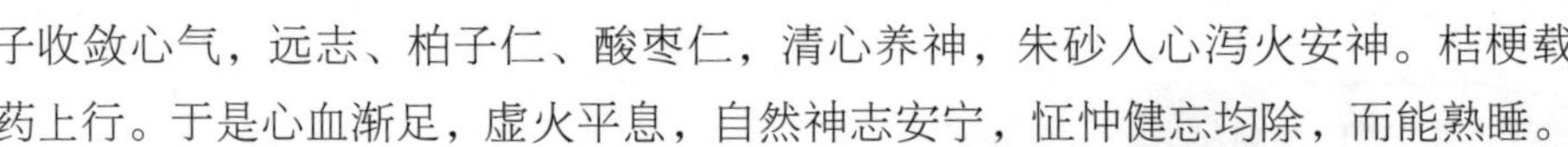

若用菖蒲去五味子，取菖蒲的通心气，同远志配合还能交通心肾，宜于健忘甚而不能入寐的证候。

本方治疗心血虚而有热的心悸、健忘、失眠等有良好的效果，是比较常用的成药，临床也可作为汤剂用。

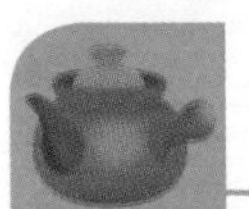

虎潜丸

本方出自《丹溪心法》

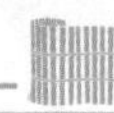

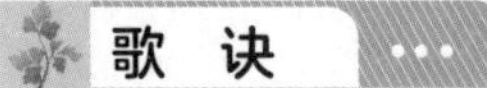

歌诀

虎潜脚痿是神方　虎胫膝陈地锁阳
龟甲姜归知柏芍　再加羊肉捣丸尝

组成

虎胫、干姜（春夏秋不用）各一两，牛膝、陈皮、白芍各二两，锁阳、当归各一两半，知母、黄柏、熟地各三两，龟甲四两。

用法

共研细末，把羯羊（被阉的公羊）肉煮烂，捣和药末做丸，如梧桐子大，每服五六十丸，淡盐汤送下。

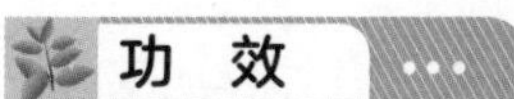

功效

滋阴降火，强壮筋骨。

主治

肝肾不足，阴虚火旺证。症见脚膝痿弱，不耐步履等。

方解

脚痿是因肝肾阳虚，精血不足筋骨不强。知母、黄柏、熟地、龟甲，滋阴壮水而泻火。当归、白芍、牛膝养血补肝而强筋。虎胫健骨，锁阳益精润燥，陈皮利气，干姜通阳，羊肉大补精血。于是精血受益，肝肾得补，而筋骨自然强健，脚痿也就恢复了。

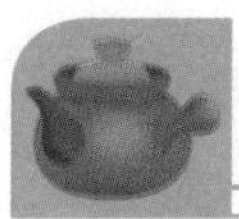

河车大造丸

本方出自《诸证辨疑》

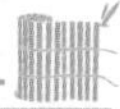

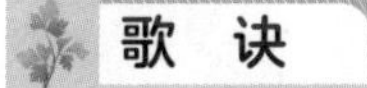

歌诀

河车大造膝苁蓉　二地天冬杜柏从
五味锁阳归杞子　真元虚弱此方宗

组成

紫河车一具，牛膝、淡苁蓉、天门冬、黄柏、五味子、锁阳、当归各七钱，熟地黄二两，生地黄、枸杞子各一两五钱，杜仲一两。

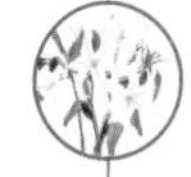

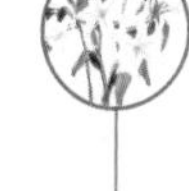

用法

共研细末，做丸如梧桐子大，每服三钱，温开水送下。

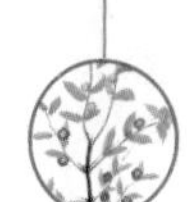

功效

补气养血。

主治

真元虚弱证。症见精血衰少，虚损劳伤等。

方解

紫河车为大补气血之品，配合生地、熟地、当归、牛膝、杜仲、淡苁蓉、枸杞子等，补益精血。天门冬、五味子，补肺益肾。黄柏清相火，锁阳温命门。因此本方不寒不热，阴阳双补，是大补真元的方剂。常服能使精血日增，所以对虚损劳伤有益。

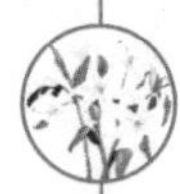

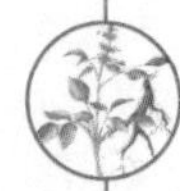

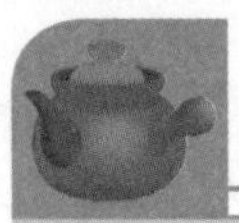

斑龙丸

本方出自《医统》

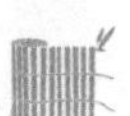

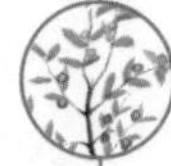

歌诀

斑龙丸用鹿胶霜　苓柏菟脂熟地黄
等分为丸酒化服　玉龙关下补元阳

组成

鹿角胶、鹿角霜、茯苓、柏子仁、菟丝子、补骨脂、熟地黄各等份。

用法

用酒将鹿角胶溶化，其余六味研成细末，和药做丸，如梧桐子大，每服六七十丸，用温酒送下。

功效

温补肾阳。

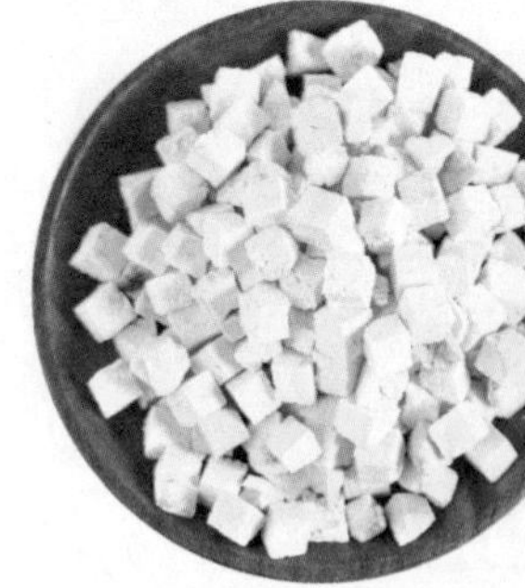

白茯苓

主治

阳痿之元阳衰惫证。症见阳痿早泄，腰膝疼痛，体倦心烦，时常畏寒等。

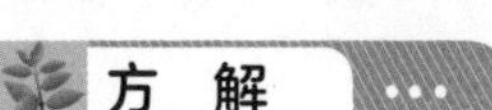

方解

鹿又名斑龙，其角制成霜、胶后最能补精生血而益元阳。菟丝子、补骨脂，助肾阳，熟地补肾阴，柏子仁养心脾。茯苓益心气而渗湿，使补而不壅。常服则元阳充盛，精神倍增。但阴虚有火者忌服。

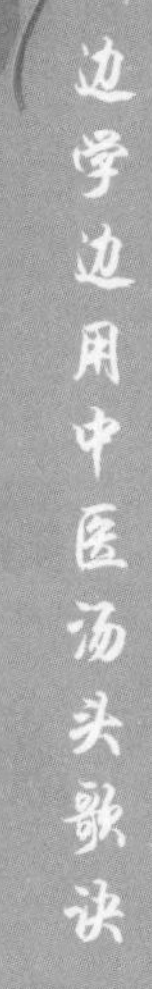

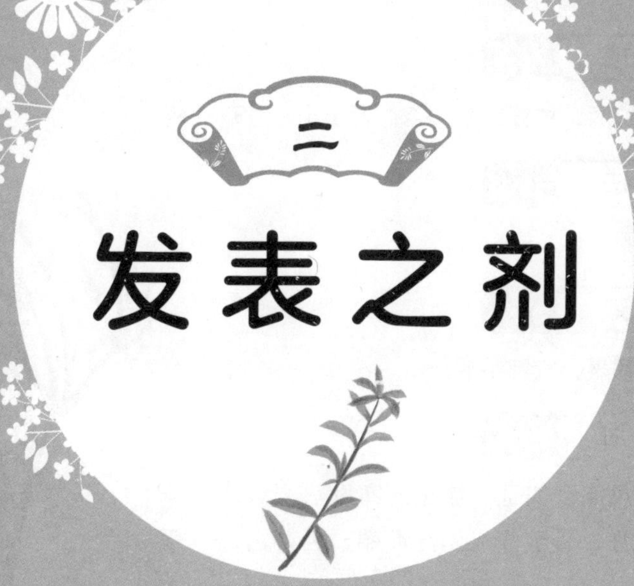

二 发表之剂

发就是发散，表就是肌表。利用具有发散作用的药物，使停留在肌表的外邪能从皮而出的方剂，就叫发表之剂。由于表证有表寒、表热两种，所以发表之剂也分辛温、辛凉两种。又因为人的体质有虚有实，所以发表之剂有时在发散中还需加入适当的补益药。

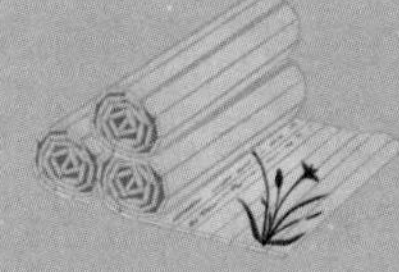

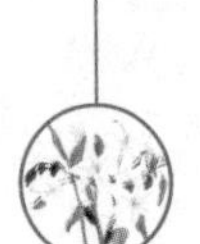

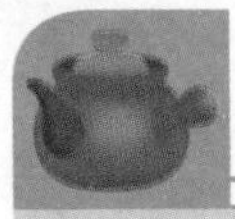

麻黄汤

本方出自《伤寒论》

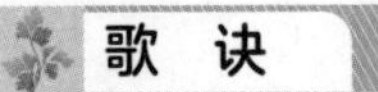

歌诀

麻黄汤中用桂枝　杏仁甘草四般施
发热恶寒头项痛　伤寒服此汗淋漓

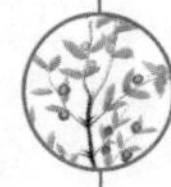

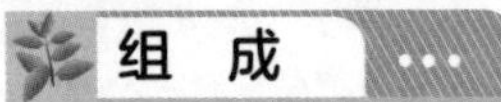

组成

麻黄三两，桂枝二两，杏仁七十个，甘草一两。

用法

水煎服。

功效

发汗解表，宣肺平喘。

主治

外感风寒表实证。症见恶寒发热，头痛身痛，腰痛，骨节痛，无汗而喘，舌苔白，脉浮紧等。

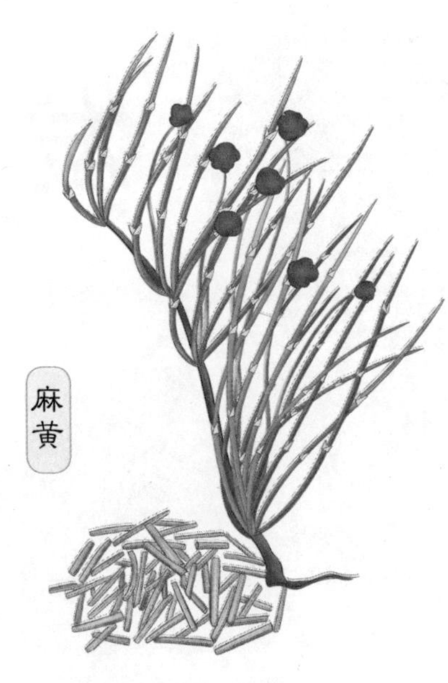
麻黄

方解

麻黄辛温，有发汗散寒邪的作用，是本方的主药，所以用它做方名。桂枝也是辛温药，能引营分的寒邪，使之透出肌表，随汗而解。杏仁苦温，有降气平喘和润肺解表的作用。甘草甘温，益气和中，还有轻微的解表作用。所以四药配合在一起，就能通过发汗祛除在肌表的寒邪。但是，汗是人体津液所化，倘若过分大汗反会伤人。所以《伤寒论》服麻黄汤后有复取微似汗的规定，又有汗多亡阳的告诫。因此，歌诀所说“伤寒服此汗淋漓”的“淋漓”是为了顺口，不应当认为是服麻黄汤后的正常现象。

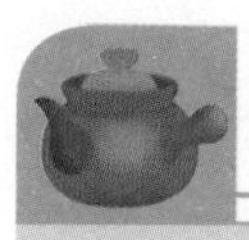

桂枝汤

本方出自《伤寒论》

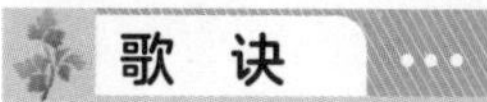

歌诀

桂枝汤治太阳风　芍药甘草姜枣同
桂麻相合名各半　太阳如疟此为功

组成

桂枝、芍药、生姜各三两，炙甘草二两，大枣十二枚。

用法

水煎服。

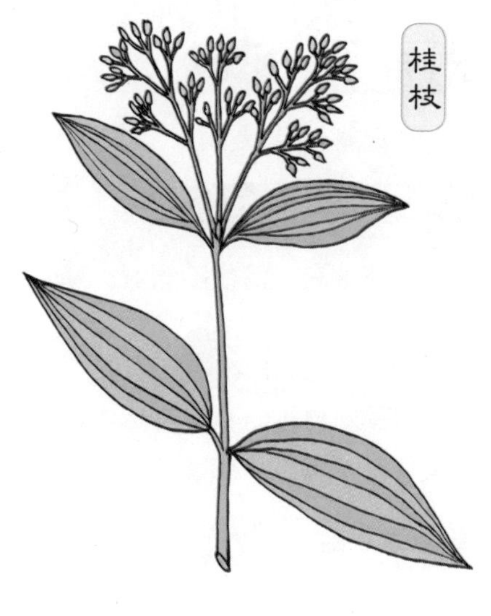

功效

解肌发表，调和营卫。

主治

外感风寒表虚证。症见发热，头项强痛，恶风自汗，或恶寒，鼻鸣干呕等。

方解

本方是《伤寒论》中治太阳中风的方剂。太阳中风，就是通常所说的外感风邪在表的证候，因自汗是表虚，故不用麻黄。

本方以解肌发表、助卫和营为主。解肌发表就是用发汗力轻的方法来解除肌表之邪，所以用桂枝解肌散风以调卫气，芍药敛阴以调和营血，再加炙甘草和中益气，生姜散寒止呕，大枣养脾益阴，于是营卫和、风邪去，发热、恶风、自汗等证候也就消除了。桂枝汤与麻黄汤在治疗上主要的区别是病人有汗与无汗。古人曾说“有汗不得用麻黄，无汗不得用桂枝”，就是就桂枝汤与麻黄汤两张方剂而言的。

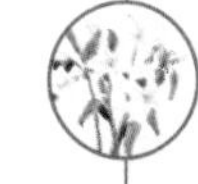

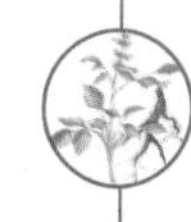

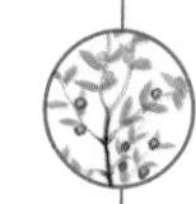

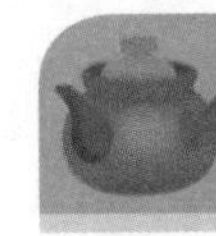

大青龙汤

本方出自《伤寒论》

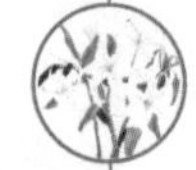

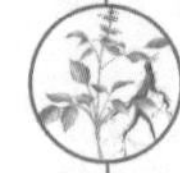

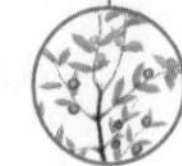

歌诀

大青龙汤桂麻黄　杏草石膏姜枣藏
太阳无汗兼烦躁　风寒两解此为良

组成

麻黄六两，桂枝、炙甘草各二两，石膏如鸡子大，杏仁四十粒，生姜三两，大枣十二枚。

用法

水煎服。

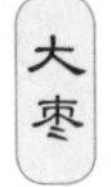

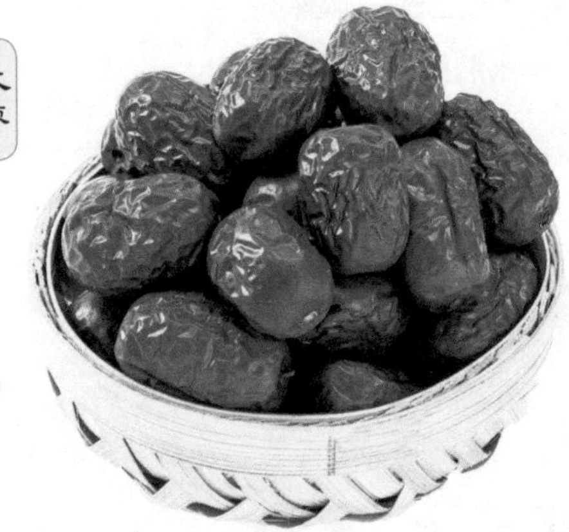

大枣

功效

发汗解表，清热除烦。

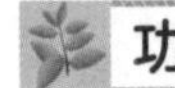

主治

外感风寒证。症见身体疼痛，发热恶寒，汗不得出，烦躁等。

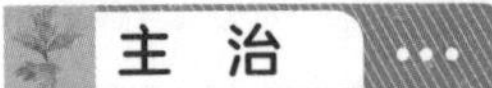

方解

这是一张发汗力量很强的方剂。麻黄、桂枝，发汗解表，配合杏仁宣肺解表。甘草和中益气，姜枣调和营卫。由于有因汗不得出、郁热在里而发生的烦躁症状，所以再加辛甘而寒的石膏，清热解肌而除烦躁。

本方特点是重用麻黄与石膏相配，原因就在于风寒太重，肌表被困，毛孔闭塞，非用大力不能发汗解表。而郁热在里，已见烦躁，单纯用辛温发汗，容易造成发汗太过而伤正气，或者是亢热太甚，汗仍旧不得出的副作用，所以麻黄、桂枝合用，再配石膏。假如有汗，虽见烦躁也不可误用。

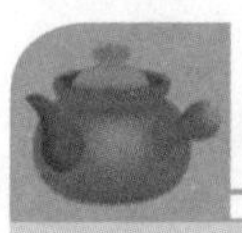

小青龙汤

本方出自《伤寒论》

歌诀

小青龙汤治水气　喘咳呕哕渴利慰
姜桂麻黄芍药甘　细辛半夏兼五味

组成

麻黄、芍药、细辛、干姜、炙甘草、桂枝各三两，五味子、半夏各半升。

用法

水煎服。

功效

发汗解表，温肺化饮。

主治

外寒内饮证。症见发热恶寒，无汗，头痛身痛，喘咳痰多，痰多而稀，有泡沫，或渴或哕或呕吐，或大便不利，或小便不利等。

方解

本方治疗既有外感风寒的表证，而又有水饮停在心下的里证。麻黄、桂枝，发汗解表，细辛、干姜，温里行水，半夏去水饮而平逆气。再配芍药、五味子，收敛肺气，使风寒与水饮皆除，而肺气不伤。炙甘草益气和中，调和诸药。诸药合用，组成除饮解表的良方。

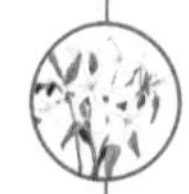

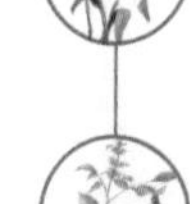

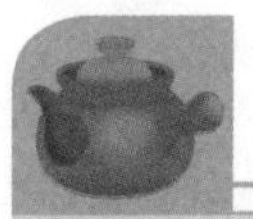

葛根汤

本方出自《伤寒论》

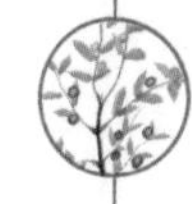

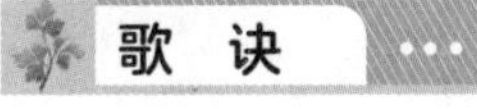

歌诀

葛根汤内麻黄襄　二味加入桂枝汤
轻可去实因无汗　有汗加葛无麻黄

组成

葛根四两，麻黄、生姜各三两，桂枝、炙甘草、芍药各二两，大枣十二枚。

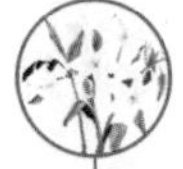

用法

水煎服。

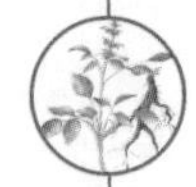

功效

解肌发汗。

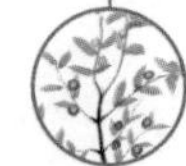

主治

外感风寒证。症见恶寒发热，项背强急，无汗，脉浮紧等。

方解

葛根、麻黄等轻扬发散的药物，可以祛除在表的实邪。这里是因为风寒已伤了筋脉中的津液，而出现项背强急不能舒展的症状，所以在桂枝汤的基础上，加入甘辛而平的葛根鼓舞胃气、生津解肌，既发挥桂枝汤解表邪的作用，又恢复了津液，可见葛根是为解除项背强急而用的。至于加入麻黄，是因为无汗的表证须发汗才会解除，所以用麻黄来增强本方发汗的力量。假使见到恶风发热、项背强急、有汗、脉浮缓，那就只是用桂枝汤加葛根，不用麻黄，叫作桂枝加葛根汤，也是《伤寒论》里的方剂。

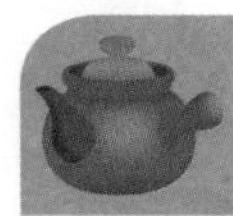

升麻葛根汤

本方出自《小儿药证直诀》

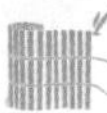

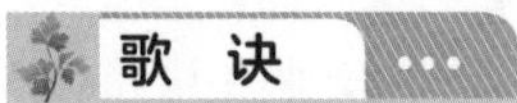

歌诀

升麻葛根汤钱氏　再加芍药甘草是
阳明发热与头痛　无汗恶寒均堪倚
亦治时疫与阳斑　痘疹已出慎勿使

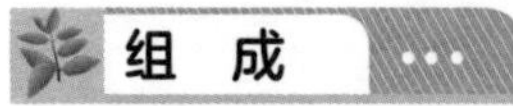

组成

升麻、葛根、芍药、甘草各等份。

用法

研为粗末，每服四钱，水煎温服。

葛根

功效

升阳散邪，解肌透疹。

主治

麻疹初起。症见麻疹未发或发而不透，发热恶寒，头痛身疼，无汗口渴，目痛鼻干，以及阳证发斑和时疫等。

方解

升麻、葛根可以升散阳明经的表邪。甘草益气安中，调和卫气，芍药酸敛益阴，调和营血。而升麻、甘草还有解毒作用。所以本方适用于病邪在足阳明胃经而出现的表证。

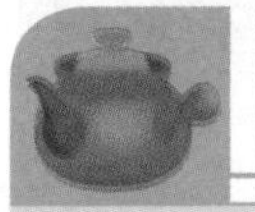

九味羌活汤

本方出自《此事难知》引张元素方

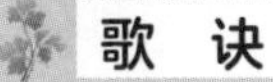

歌诀

九味羌活用防风　细辛苍芷与川芎
黄芩生地同甘草　三阳解表益姜葱
阴虚气弱人禁用　加减临时再变通

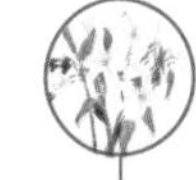

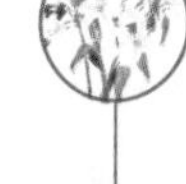

组成

羌活、防风、苍术各一钱半，细辛五分，川芎、白芷、黄芩、生地、甘草各一钱。

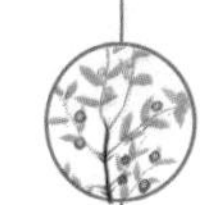

用法

水煎服。

功效

发汗祛湿，兼清里热。

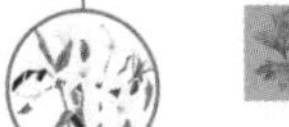

主治

外感风寒湿邪，里有蕴热证。症见憎寒壮热，头痛身痛，项痛脊强，呕吐口渴，无汗等。

方解

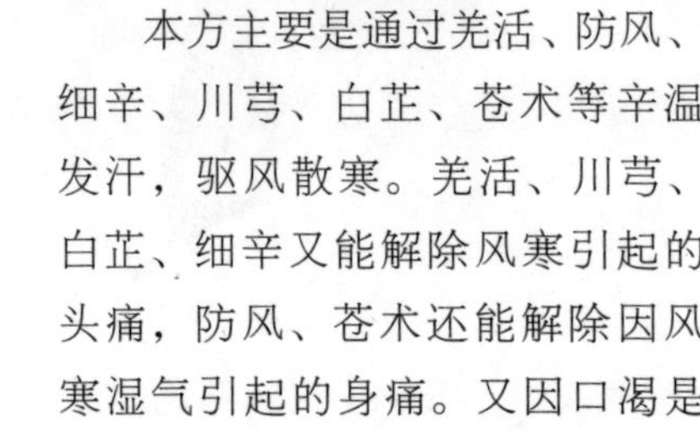

本方主要是通过羌活、防风、细辛、川芎、白芷、苍术等辛温发汗，驱风散寒。羌活、川芎、白芷、细辛又能解除风寒引起的头痛，防风、苍术还能解除因风寒湿气引起的身痛。又因口渴是肺中有热，所以用黄芩清气分之热，生地清血分之热。甘草在这里起调和诸药的作用。因为本方辛温发散的力量较强，虽有少量苦寒的黄芩和甘寒的生地协助清热，缓解辛燥的烈性，但对阴虚气弱的病人是不适宜的。同时在具体应用时，必须根据病情进行适当的加减变化。

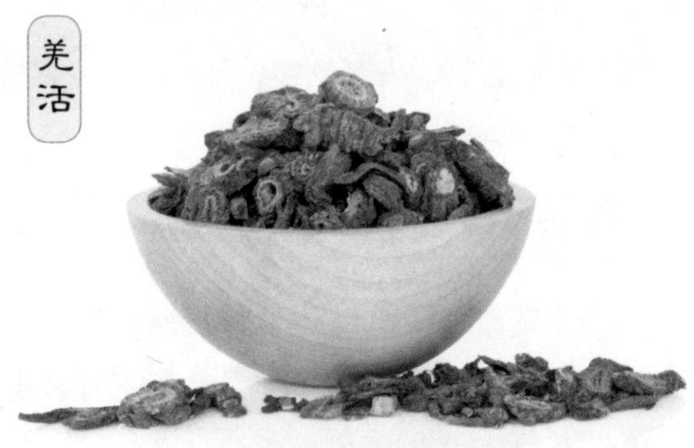
羌活

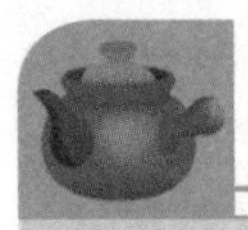

神术散

本方出自《太平惠民和剂局方》

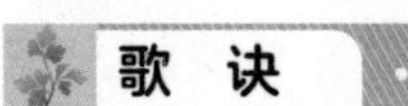

歌诀

神术散用甘草苍　细辛藁本芎芷羌
各走一经祛风湿　风寒泄泻总堪尝
太无神术即平胃　加入菖蒲与藿香
海藏神术苍防草　太阳无汗代麻黄
若以白术易苍术　太阳有汗此方良

组 成

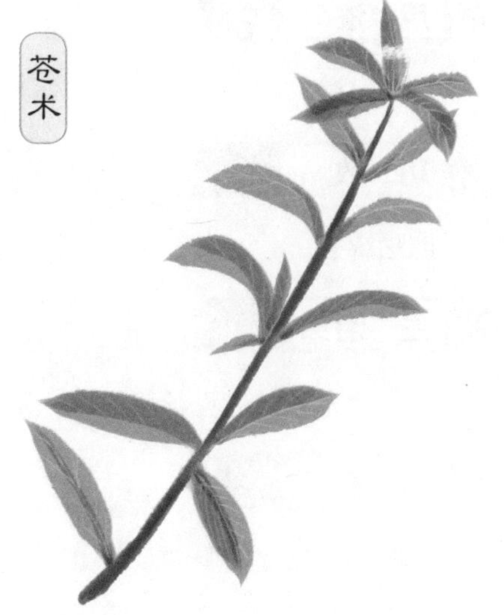

苍术二两，川芎、白芷、羌活、藁本、细辛、炙甘草各一两。

用 法

研成细末，每次用三钱，加生姜三片、葱白三寸同煎温服。

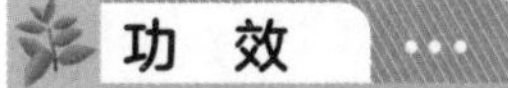

功 效

散寒祛湿。

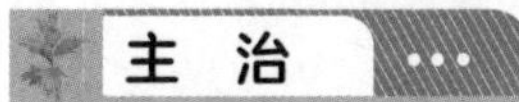

主 治

感冒风寒湿邪证。症见头痛无汗，发热恶寒，鼻塞声重，身体疼痛，咳嗽头昏，以及大便泄泻等。

方 解

苍术入足太阴脾经，细辛入足少阴肾经，川芎入足少阳胆经和足厥阴肝经，羌活、藁本入足太阳膀胱经，白芷入足阳明胃经。以上诸药都是辛温发散、祛风胜湿的药物，加上甘草温益中气，姜葱通阳解表，合起来就是一个发汗解表的方剂。

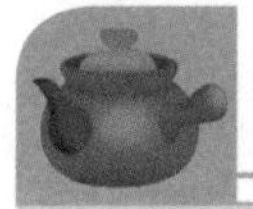

麻黄附子细辛汤

本方出自《伤寒论》

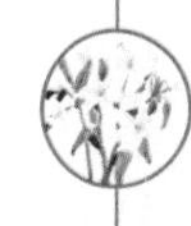

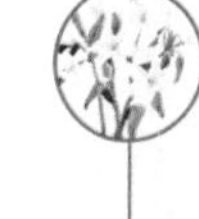

歌 诀

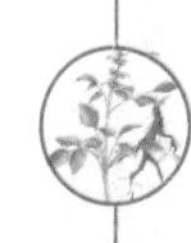

麻黄附子细辛汤　发表温经两法彰
若非表里相兼治　少阴反热曷能康

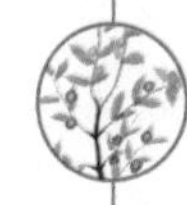

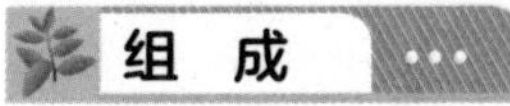

组 成

麻黄、细辛各二两，附子一枚。

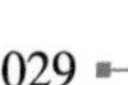

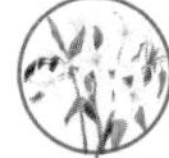

用法

水煎温服。

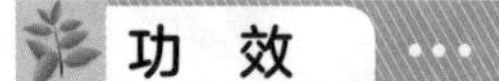

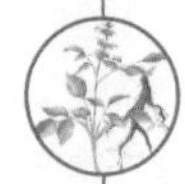

功效

助阳解表。

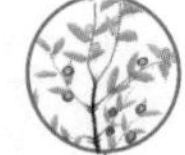

主治

少阴病初起。症见神疲倦怠，发热轻，身痛，脉沉等。

方解

少阴病，就是“脉微细，但欲寐”（即精神不振，想睡觉而睡不着）。这是病人平素肾阳虚，又被寒邪侵袭所致。但少阴病不发热，现在有发热的表证，表证应该脉浮，而现在是脉沉。这就说明了既有太阳的表寒，又有少阴的里寒，非用表里兼治的方法，不能恢复健康。因此用麻黄发汗解表，细辛温散少阴的里寒，再加附子助阳温肾，通散表里之寒。这种发表和温经并用的方法，可以协调诸药药性，是治疗少阴病而有发热表证的方法。

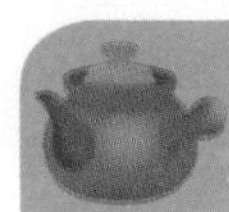

人参败毒散

本方出自《小儿药证直诀》

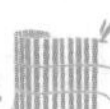

歌诀

人参败毒茯苓草　枳桔柴前羌独芎
薄荷少许姜三片　四时感冒有奇功
去参名为败毒散　加入消风治亦同

组成

人参、羌活、独活、柴胡、前胡、川芎、枳壳、桔梗、茯苓各一两，甘草五钱。

用法

研成粗末，每服二钱，加生姜三片、薄荷少许同煎，温服。

功效

益气发汗，扶正败毒。

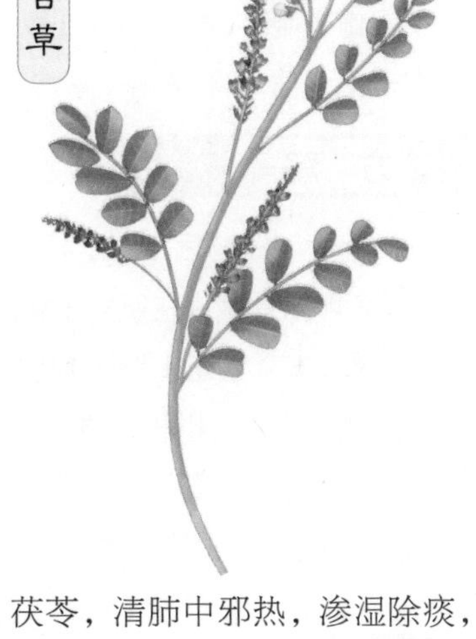

主治

外感风寒湿邪为主证。症见恶寒发热，头痛项强，鼻塞声重，肢体酸痛，咳嗽有痰，无汗等。如果患疟疾、痢疾、疮疡而兼有表证的，也可用本方治疗。

方解

羌活、独活、柴胡、川芎，发汗解肌，除风寒，祛湿邪。前胡、枳壳，降气行痰，桔梗、茯苓，清肺中邪热，渗湿除痰，甘草和中解表，人参扶正祛邪，生姜、薄荷帮助解表发汗。所以此方治疗四时感冒有非常好的功效。

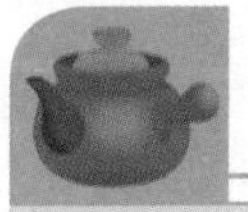

再造散

本方出自《伤寒六书》

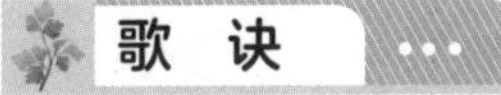

歌诀

再造散用参芪甘　桂附羌防芎芍参
细辛加枣煨姜煎　阳虚无汗法当谙

组成

黄芪二钱，人参、桂枝、炒芍药、羌活、防风、川芎、熟附子、细辛、煨生姜各一钱，甘草五分，大枣一枚。

用法

水煎服。

功效

解表散寒，助阳益气。

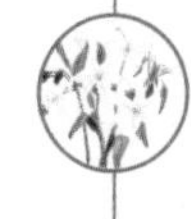
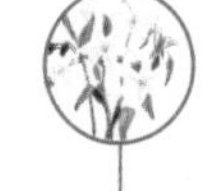
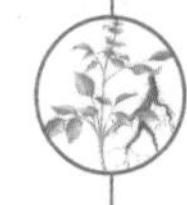
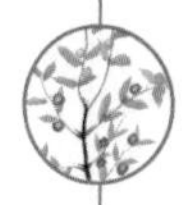

主 治

阳虚外感风寒证。症见头痛项强，发热恶寒，无汗，虽服辛温发汗的药而汗不得出，表证不解等。

方 解

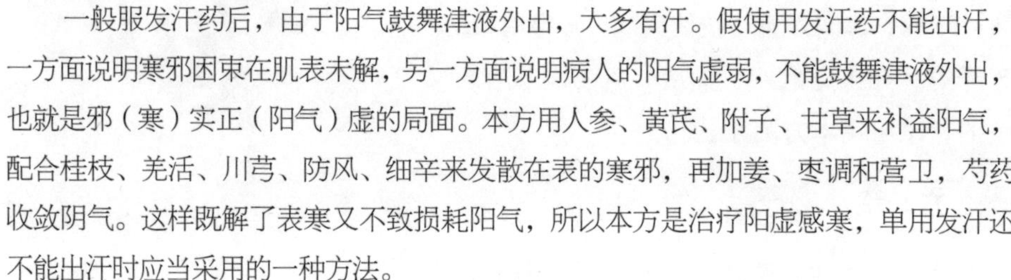

一般服发汗药后，由于阳气鼓舞津液外出，大多有汗。假使用发汗药不能出汗，一方面说明寒邪困束在肌表未解，另一方面说明病人的阳气虚弱，不能鼓舞津液外出，也就是邪（寒）实正（阳气）虚的局面。本方用人参、黄芪、附子、甘草来补益阳气，配合桂枝、羌活、川芎、防风、细辛来发散在表的寒邪，再加姜、枣调和营卫，芍药收敛阴气。这样既解了表寒又不致损耗阳气，所以本方是治疗阳虚感寒，单用发汗还不能出汗时应当采用的一种方法。

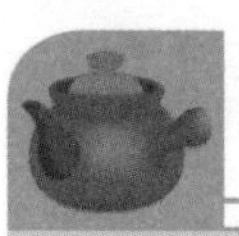

麻黄人参芍药汤

本方出自《脾胃论》

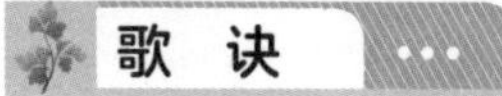

歌 诀

麻黄人参芍药汤　桂枝五味麦冬襄
归芪甘草汗兼补　虚人外感服之康

组 成

人参、麦冬各三分，桂枝五分，黄芪、当归、麻黄、炙甘草、白芍各一钱，五味子五粒。

用 法

水煎温服。

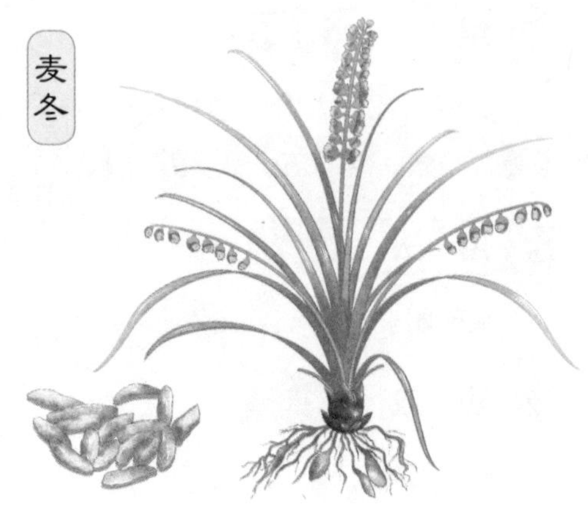

功 效

散寒解表，补中益气。

主 治

脾胃虚弱，外感风寒证。症见恶寒发热，形体消瘦，无汗，心烦，面

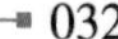

色苍白或吐血等。

方　解

治疗平素脾胃虚弱、中气不足的人，感受外寒后，里有郁热不得外透，因而发生吐血的证候。麻黄、桂枝，发汗解表。人参、黄芪、炙甘草，补脾肺，益气固表，当归、白芍，补血敛阴，麦冬、五味子，保护肺气。互相配合后，使得汗出不致太过，而表解热清，吐血也止。所以虚人且外感的服后能恢复健康。

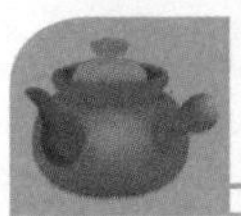

神白散

本方出自《卫生家宝方》

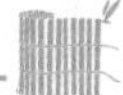

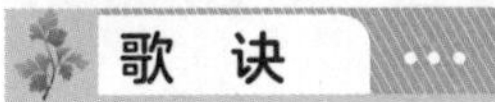

歌　诀

神白散用白芷甘　姜葱淡豉与相参
一切风寒皆可服　妇人鸡犬忌窥探
肘后单煎葱白豉　两方均能散风寒

组　成

白芷一两，甘草五钱，淡豆豉五十粒，生姜三片，葱白三寸。

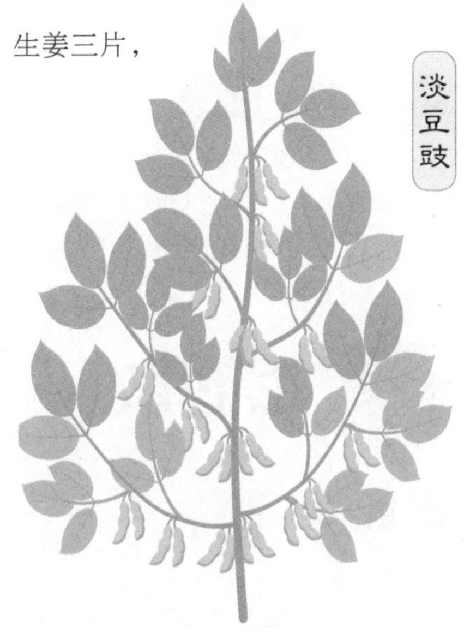

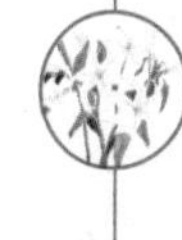

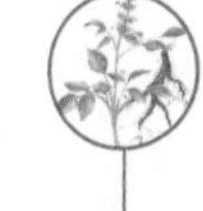

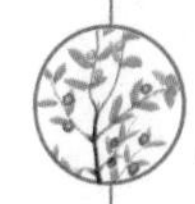

用　法

水煎温服。

功　效

散寒解表。

主　治

外感风寒轻证。症见恶寒发热，头痛无汗等。

方　解

淡豆豉与葱白合用有发汗解表的作用。白芷、生姜，辛温散寒，甘草和中解表。凡是外感风寒初起，而有恶寒发热、头痛无汗等表证时都可服用。

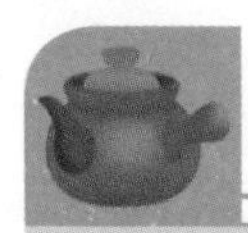

十神汤

本方出自《太平惠民和剂局方》

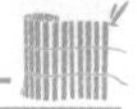

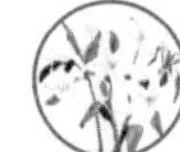

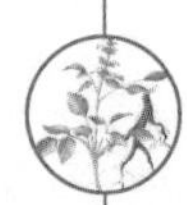

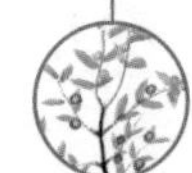

歌诀

十神汤里葛升麻　陈草芎苏白芷加
麻黄赤芍兼香附　时邪感冒效堪夸

组成

葛根十四两，升麻、陈皮、炙甘草、川芎、紫苏叶、白芷、麻黄、赤芍药、香附各四两。

用法

共研细末，每次用三钱，加生姜五片，连须葱白三茎，煎汁温服。

功效

发表清瘟，理气和中。

主治

外感风寒，郁而化热证。症见头痛发热，恶寒无汗，咳嗽鼻塞等。

方解

麻黄、川芎、白芷、紫苏叶辛温发散，葛根、升麻升散解肌，香附、陈皮理气解表。姜、葱通阳解表。再加炙甘草和中益气，赤芍药敛阴和营，就可以在发散表邪的同时，起到和气血、调阴阳的作用，使发汗不致太过，祛邪不致伤正，治疗感冒时邪有效。

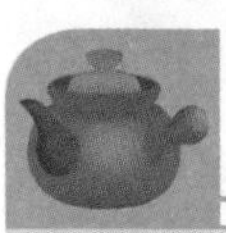

银翘散

本方出自《温病条辨》

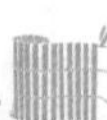

歌诀

银翘散主上焦医　竹叶荆牛薄荷豉
甘桔芦根凉解法　风温初感此方宜
咳加杏贝渴花粉　热甚栀芩次第施

组 成

金银花、连翘各一两，竹叶、荆芥穗各四钱，牛蒡子、薄荷、苦桔梗各六钱，淡豆豉、甘草各五钱。

用 法

共研粗末，每服六钱，用鲜芦根汤煎服。

功 效

辛凉解表，清热解毒。

芦根

主 治

外感风热表证。症见发热口渴，微恶风寒，咳嗽，咽痛等。

方 解

金银花、连翘清热解毒。薄荷、荆芥穗、淡豆豉发汗解表，清泄外邪。桔梗、牛蒡子开利肺气，祛风除痰。甘草、竹叶、芦根清上焦风热，兼养胃阴。本方对风温初起，病在上焦的，有辛凉透表、清热解毒的功能。若肺热痰多，气逆咳嗽，可加杏仁降肺气，贝母化痰。口渴甚，津液已伤者，可加天花粉清热生津。发热甚者，可加栀子、黄芩清气泻热。这些方法的加减施用，全在临证时灵活运用。

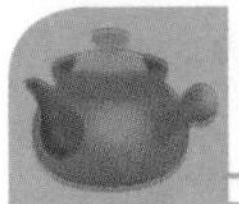

桑菊饮

本方出自《温病条辨》

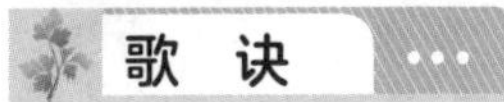

歌 诀

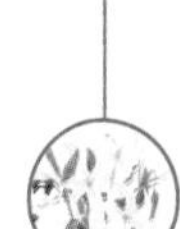

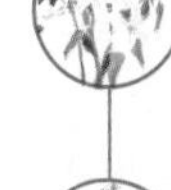

桑菊饮中桔梗翘　杏仁甘草薄荷饶

芦根为引轻清剂　热盛阳明入母膏

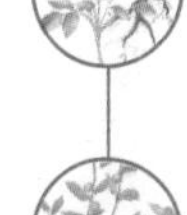

组 成

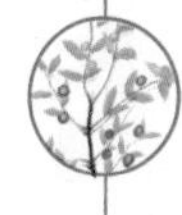

桑叶二钱半，菊花一钱，桔梗、杏仁、芦根各二钱，连翘一钱五分，生甘草、薄荷各八分。

用 法

水煎服。

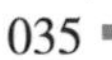

功 效

清泻风热，宣肺止咳。

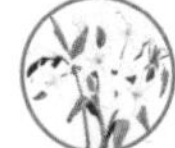

主 治

外感风温轻证。症见身热不甚，咳嗽，口微渴等。

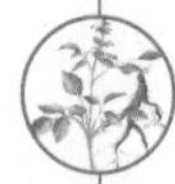

方 解

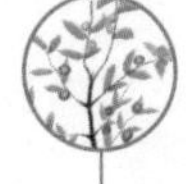

桑叶宣通肺络，清泻风热，薄荷疏风热。菊花清降肺气，杏仁、桔梗，理肺气。连翘、芦根，清上焦诸热。芦根与桔梗还能引药上行，生甘草助桔梗利咽化痰，并调和诸药，于是合成清热宣肺的辛凉轻剂。若见咳嗽气粗，肺胃热盛，可再加知母、石膏，以清阳明之热。

防风解毒汤

本方出自《痘疹全书》

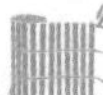

歌 诀

防风解毒荆薄荷　大力石膏竹叶和
甘桔连翘知木枳　风温痧疹肺经多

组 成

防风、荆芥、薄荷、大力子（牛蒡子）、生石膏、竹叶、甘草、桔梗、连翘、知母、木通、枳实。

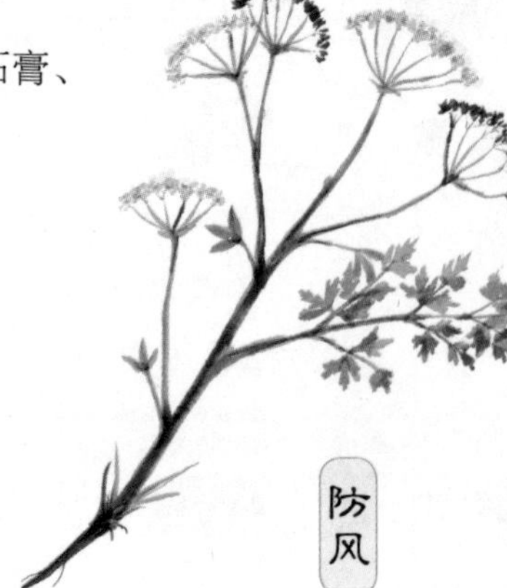

用 法

水煎服。

功 效

透疹清热。

主 治

大人、小儿风温痧疹初起表证重者。症见麻疹初起，发热咳嗽，乍冷乍热等。

方 解

本方是由治疗上焦肺经的药，并配伍清心、胃的药所组成。防风（恶寒轻者，可改用蝉衣、豆豉）、荆芥、薄荷疏表解毒。石膏、知母（内热未盛不用或少用）清解胃热。风温初起，首先犯肺，牛蒡子、桔梗、甘草、竹叶、连翘、枳实、木通，清热解热，宣肺透疹，并可防其逆传心包。

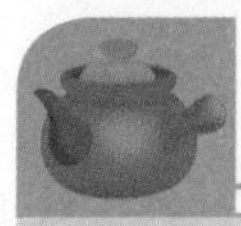

竹叶柳蒡汤

本方出自《先醒斋医学广笔记》

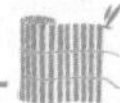

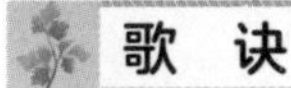

歌诀

竹叶柳蒡干葛知　蝉衣荆芥薄荷司
石膏粳米参甘麦　初起风痧此可施

组成

西河柳五钱，荆芥穗、干葛、牛蒡子各一钱五分，蝉蜕、薄荷、知母、甘草各一钱，玄参二钱，麦冬三钱，淡竹叶三十片（甚者加石膏五钱、粳米一撮）。

用法

水煎服。

功效

透疹解表，清热生津。

主治

痧疹不透证。症见痧疹透发不出，喘嗽，鼻流清涕，眼睑赤浮，泪水汪汪，恶寒发热等。

方解

麻疹由外感时行不正之气，而脾胃又蕴热所致，所治法当以解表药疏泄腠理，使疹点外透。本方用竹叶、西河柳、荆芥、牛蒡子、蝉蜕、薄荷等清泻风热，透达肌腠。以葛根清解肌表，使疹点易于外出。再用石膏、知母、麦冬、玄参等清脾胃蕴热，兼以生津。甘草、粳米，解毒和中而养胃气。这是一个肺胃并治、正邪兼顾的方剂。若初起热不盛，可去石膏，以免过于寒凉而遏伏疹点不使外透。若口不渴而舌上苔白，知母、麦冬亦当减去，以免滋腻留邪。临证时，宜根据病情加减，不可拘泥成方。

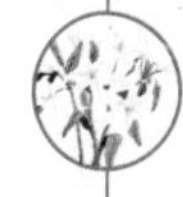

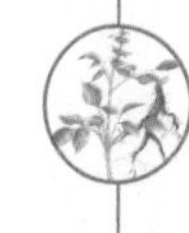

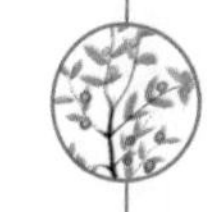

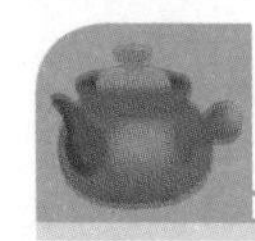

华盖散

本方出自《太平惠民和剂局方》

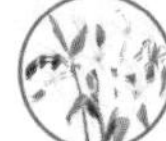
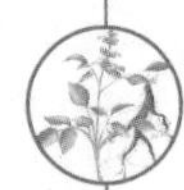
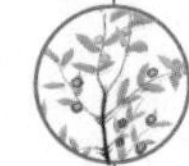

歌诀

华盖麻黄杏橘红　桑皮苓草紫苏供
三拗只用麻甘杏　表散风寒力最雄

组成

麻黄、杏仁、陈皮、桑白皮、赤茯苓、紫苏子各一两，炙甘草半两。

用法

共研细末，每服二钱，水煎服。

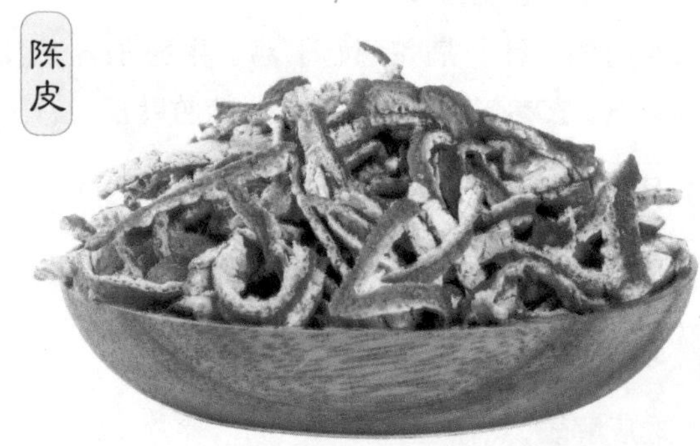
陈皮

功效

宣肺解表。

主治

肺感风寒证。症见哮喘，上气喘促，喘咳痰多，不得睡卧等。

方解

麻黄宣肺解表，平喘逆，驱肺经风寒。杏仁、陈皮、紫苏子宣肺化痰，降气平喘。桑白皮泻肺止哮，赤茯苓渗湿化痰，甘草和中，兼缓麻黄、桑白皮峻烈之性，本方是治疗风寒哮喘的效方。因为肺为诸脏的华盖，所以叫华盖散。

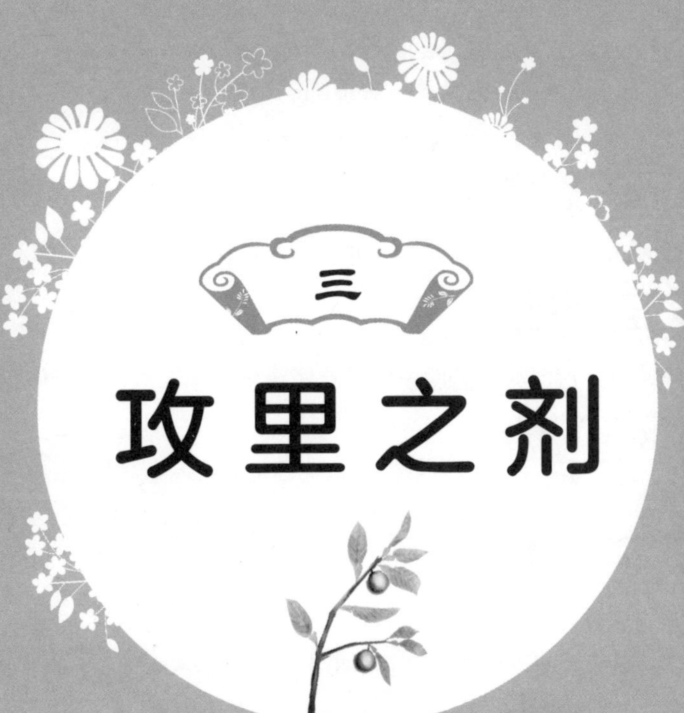

三 攻里之剂

攻就是攻逐，也叫攻下，里就是胃腑。利用攻逐通利的药物，使停留在胃腑（包括肠）里的有形的实邪从肛门排出体外的方剂，叫作攻里之剂。但是在里的实邪程度上有轻重，性质上有寒热，所以攻里之剂也就有峻有缓，有寒有温。

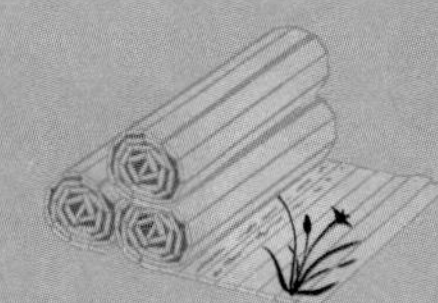

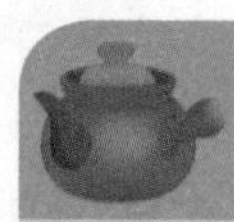

大承气汤

本方出自《伤寒论》

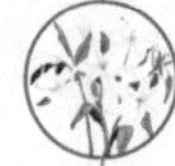

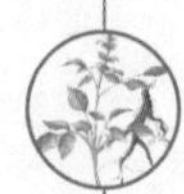

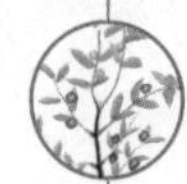

歌 诀

大承气汤用芒硝　枳实厚朴大黄饶
救阴泻热功偏擅　急下阳明有数条

组 成

大黄四两，芒硝三合，厚朴八两，枳实五枚。

用 法

水煎，分二次温服。若服一次就有了大便，第二次的药就停止服用。

功 效

峻下热结。

主 治

阳明腑实证。症见谵语（由胃中热盛所致），痞（心下痞塞不通），满（胸腹膨胀），燥（大便干燥），实（腹部痛而拒按，不大便），坚（腹部坚硬）等。

方 解

胃腑实邪积热，致上中下三焦俱盛，阴液受伤，大便秘结不通。本方用咸寒的芒硝以润燥软坚，配合苦寒的大黄，泻实滞，清结热。再加枳实、厚朴，下气破结而除痞满，就能泻胃腑三焦的实热，救护已伤的阴液。急下救阴是大承气的主要作用，《伤寒论》里有好几处都是专讲大承气汤急下救阴的用法的。

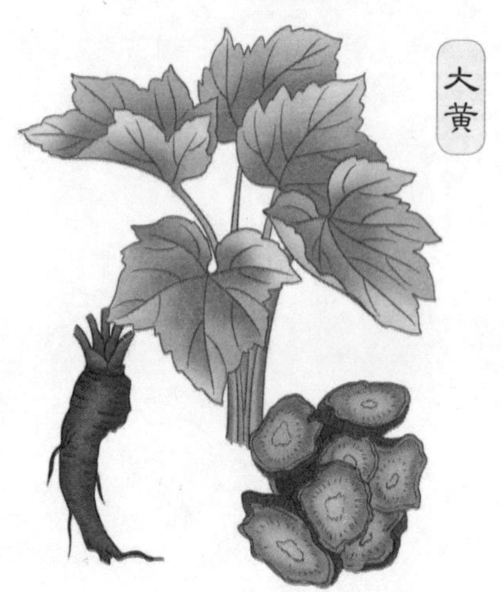

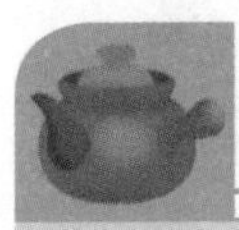

小承气汤

本方出自《伤寒论》

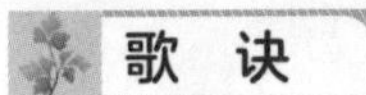

歌诀

小承气汤朴实黄　谵狂痞硬上焦强
益以羌活名三化　中风闭实可消详

组成

大黄四两，厚朴二两，枳实（大者）三枚。

用法

水煎，分两次服。假如服一次后大便已通就停服第二次药。

功效

轻下热结。

主治

阳明腑实轻证。症见腹中胀痛，大便酸臭，秘泄不调，或呕吐肠痛等。

方解

本方也是攻里泻实的方剂，但力量不如大承气汤猛烈，所以叫小承气汤。本方治疗的证候除身热汗出、不恶寒和谵语外，仅有胸腹痞满而硬、大便不通，但无燥坚现象，这说明实热盛于上中二焦，不如大承气汤所治之证，痞满燥实坚俱全，所以不用润燥软坚的芒硝，恐咸寒之性损伤下焦肝肾的阴血。

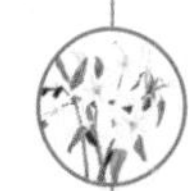

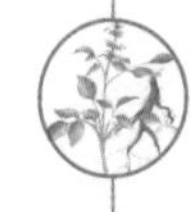

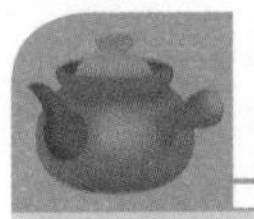

调胃承气汤

本方出自《伤寒论》

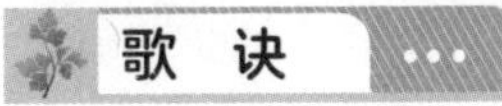

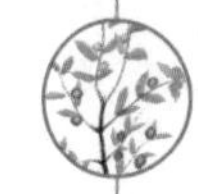

歌诀

调胃承气硝黄草　甘缓微和将胃保
不用朴实伤上焦　中焦燥实服之好

组成

大黄四两，芒硝半升，炙甘草二两。

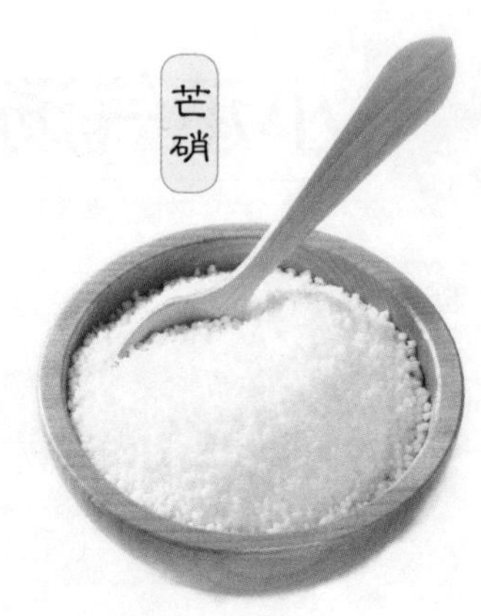

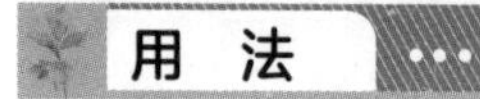

用法

水煎，冲服芒硝。

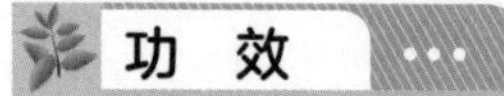

功效

缓下热结。

主治

阳明腑实缓证。症见身热汗出，不恶寒，谵语，大便不通等。

方解

本方是缓攻的方剂。其功效和大、小承气汤相同，但是不见痞满现象，仅见燥实不大便，所以去掉枳实、厚朴，免伤上焦阳气。又因证势较轻，不需猛攻，加入炙甘草以缓药性，并用甘草的甘温来保护胃气，所以名为调胃承气汤。一切燥实在中焦的证候，服用此方，效果都很好。

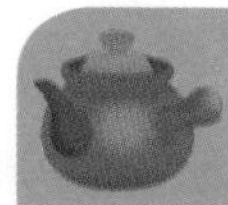

木香槟榔丸

本方出自《儒门事亲》

歌诀

木香槟榔青陈皮　枳壳柏连莪术随
大黄黑丑兼香附　芒硝水丸量服之
一切实积能推荡　泻痢食疟用咸宜

组成

木香、槟榔、青皮、陈皮、枳壳、黄连、广茂（莪术）各一两，黄柏、大黄各三两，香附子、牵牛各四两。

用法

研成细末，用芒硝水制成丸药。根据病人体质和证候轻重决定用量。一般用梧桐子大的丸药五十粒为一次量，约二钱，食后生姜汤送下。

功 效

行积滞，通大便，推荡实积。

主 治

湿热积食证。症见食滞内停，腹中胀痛，二便不通，或泄泻、痢疾而有腹痛，肛门重坠，胸部痞满等。

方 解

木香、香附子，通利三焦，行气解郁。陈皮理上焦肺气，青皮舒下焦肝气，枳壳行气宽肠，槟榔、牵牛，下气通利。诸药互相配合，就能解除因积滞阻塞，气结不行而致的胸痞腹满和肛门重坠。再加黄连、黄柏，燥湿清热，莪术行气破血。大黄、芒硝清血分之热，除肠胃积滞。本方是一张行气化滞的效方，对一切实积都能推荡，如泻痢、食疟等，用此方治疗，都很相宜。

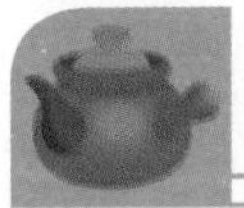

枳实导滞丸

本方出自《内外伤辨惑论》

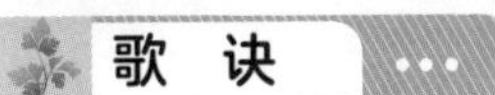

歌 诀

枳实导滞首大黄　芩连曲术茯苓襄
泽泻蒸饼糊丸服　湿热积滞力能攘
若还后重兼气滞　木香导滞加槟榔

组 成

大黄一两，枳实、神曲各五钱，茯苓、黄芩、黄连、白术各三钱，泽泻二钱。

用 法

研为细末，用蒸饼泡成糊，和药末做成梧桐子大的丸药，每次服五十到七十丸（二三钱），温水送下。

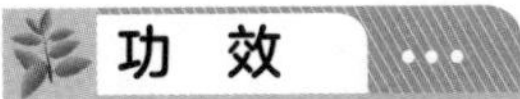

功 效

清泻湿热，排除积滞。

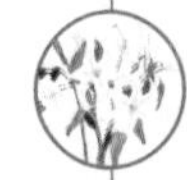

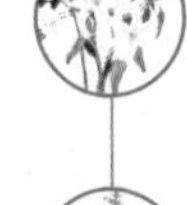

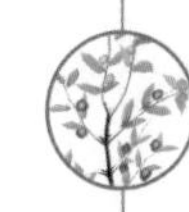

入药部位
植物的果实。
性味与归经
味苦、辛、酸，微寒。
功效
破气消积，化痰散痞。
主治
积滞内停，痞满胀痛，大便不通，痰滞气阻，胸痹。
枳实

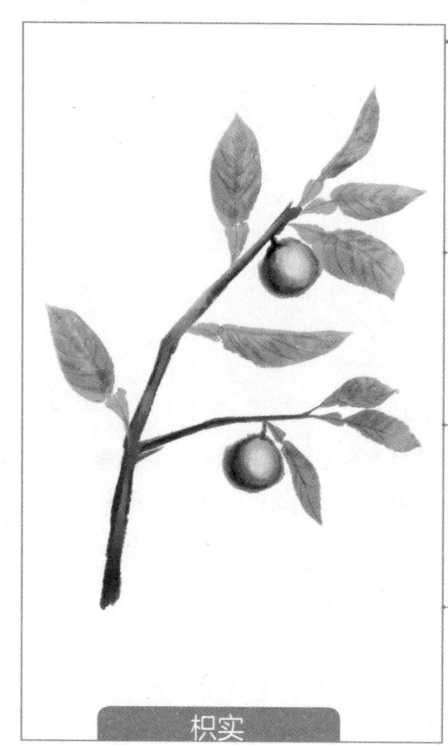

主 治

湿热积滞。症见脾胃所伤，饮食停积，胸脘痞闷，腹中胀痛，不思饮食，大便不畅等。

方 解

大黄、枳实，攻逐积滞，黄芩、黄连，清热燥湿，神曲消食滞。白术健脾胃，茯苓、泽泻利湿健脾。

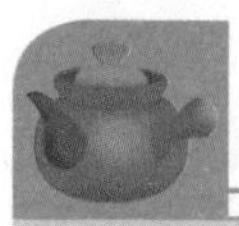

温脾汤

本方出自《备急千金要方》

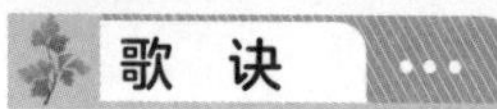

歌 诀

温脾参附与干姜　甘草当归硝大黄
寒热并行治寒积　脐腹绞结痛非常

组成

大黄五两，当归、干姜各三两，附子、人参、芒硝、甘草各二两。

用法

水煎，后下大黄。

功效

攻下冷积，温阳补脾。

主治

冷积内停证。症见腹部绞痛，大便不通等。

方解

本方中一方面用大黄、芒硝攻逐积滞，另一方面用干姜、附子祛除里寒。配合人参、甘草补气健脾，当归补血润肠。这是因为里寒非温不散，实积非攻不除，所以必须寒热并用，才能消除寒实，去积止痛。

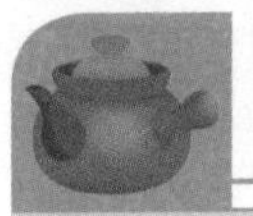

蜜煎导法

本方出自《伤寒论》

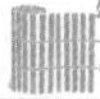

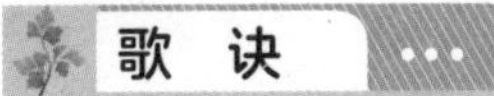

歌诀

蜜煎导法通大便　或将猪胆灌肛中
不欲苦寒伤胃腑　阳明无热勿轻攻

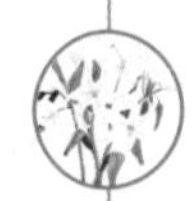

组成

蜂蜜七合。

用法

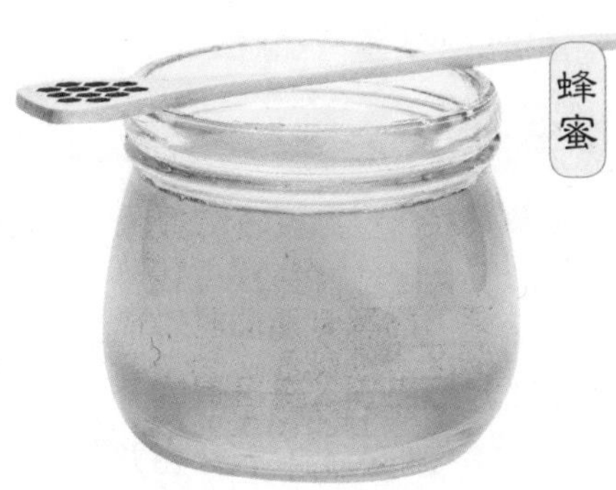

将蜂蜜放在铜器内，用微火煎，时时搅和，不使发焦。等煎到可以用手捻锭时取下，等一会儿，就乘热做成粗如手指、两头尖、长二寸左右的锭状物。用时塞入肛门中，可以通大便。

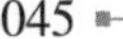

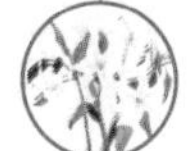

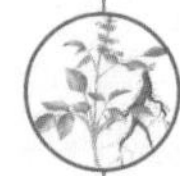

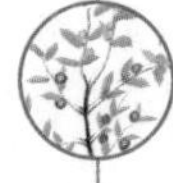

功 效

润肠通便。

主 治

津亏便秘证。症见汗多津液不足，大便燥结不通，身热谵语，痞满等。

方 解

蜂蜜甘补润缓，善益气生津而润滑大便。因内无热邪，不必用苦寒泻下的药物攻里，以免损伤胃气。

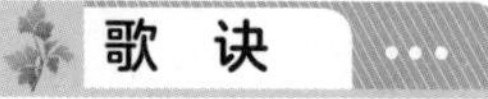

芍药汤

本方出自《素问病机气宜保命集》

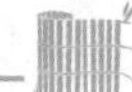

歌 诀

芍药芩连与锦纹　桂甘槟木及归身
别名导气除甘桂　枳壳加之效若神

组 成

芍药一两，当归、黄连、黄芩各半两，大黄三钱，木香、槟榔、甘草各二钱，官桂一钱半。

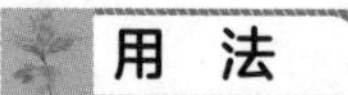

用 法

水煎服。

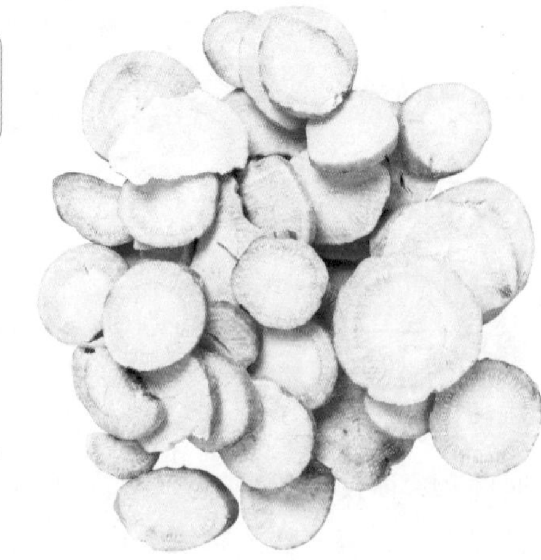

白芍

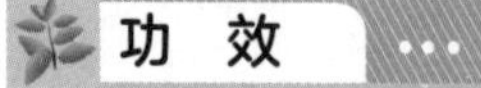

功 效

散热解毒，调气和血。

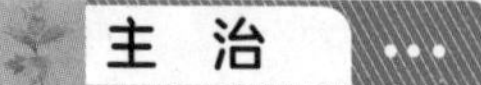

主 治

湿热痢疾。症见腹痛便血，小便短赤，下痢赤白，苔腻微黄等。

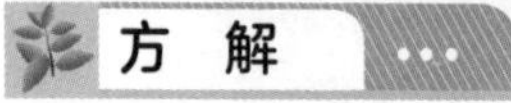

方 解

本方治疗痢疾初起，红白兼有，里急后重。痢疾主要由湿热不解，腐血成脓所致。当归、芍药调血行血，槟榔、木香调气理气，黄芩、黄连性寒长于清热，味苦兼能燥湿，大黄泻热祛积，清肠除瘀，甘草专能调胃和中，湿解热除，中气得和。行血则下痢脓血自愈，调气则里急后重可除。方中官桂是热药，在寒凉剂中反佐少许热药，能起到诱导的作用。本方是治疗痢疾很常用的方子，效果很好。

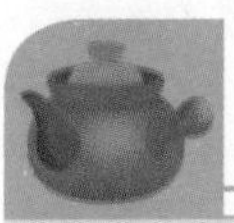

香连丸

本方出自《证类本草》引《兵部手集方》

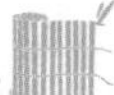

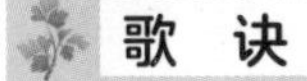

歌诀

香连治痢习为常　初起宜通勿遽尝
别有白头翁可恃　秦皮连柏苦寒方

组成

黄连（用吴茱萸同炒令赤，去吴茱萸不用）二十两，木香四两八钱八分。

用法

研细末，醋糊为丸，如梧桐子大，每服二十丸，空腹时用米汤送下。

功效

清热化湿，行气化滞。

主治

湿热成痢证。症见大便脓血，发热腹痛等。

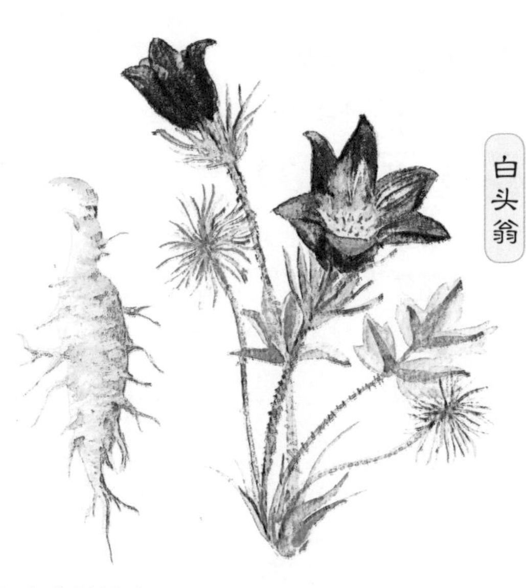

方解

黄连苦寒，燥湿清肠而止痢，木香行气止痛，温调脾胃。恐黄连苦寒伤胃，所以用吴茱萸同炒，更用醋的酸敛，使止痢的功效益强。但热痢初起之时，宜用下剂通利去邪，不可急于服本丸，可用白头翁汤治疗。

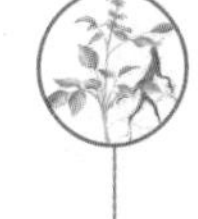

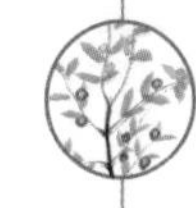

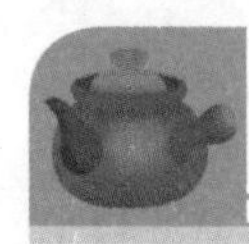

更衣丸

本方出自《先醒斋医学广笔记》

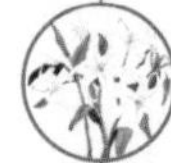

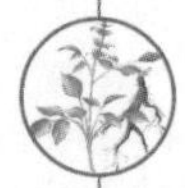

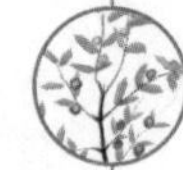

歌诀

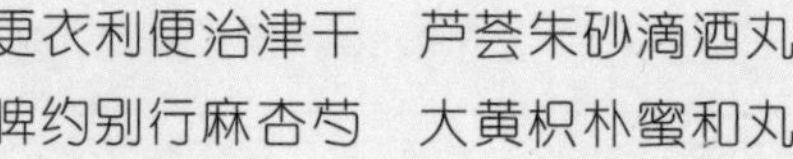

更衣利便治津干　芦荟朱砂滴酒丸
脾约别行麻杏芍　大黄枳朴蜜和丸

组成

芦荟七钱，朱砂五钱。

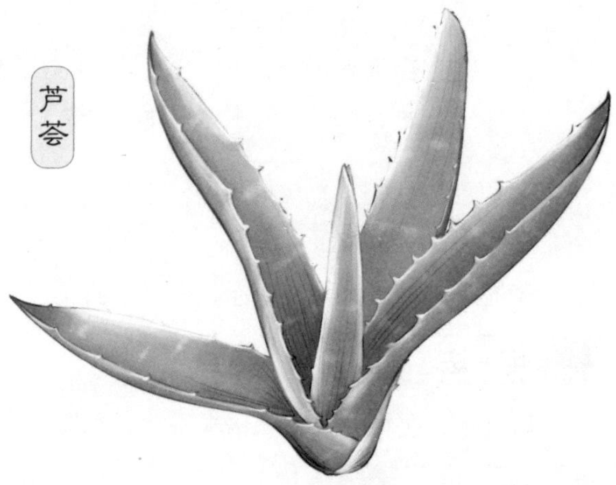

用法

芦荟研细，朱砂水飞过，再滴好酒少许为丸，如梧桐子大，每服一二钱，用好酒或开水送下。

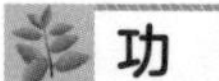

功效

泻火通便。

主治

津枯便秘证。症见津液不足，肠干便秘等。

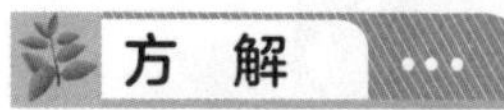

方解

芦荟苦寒，润下通便，朱砂甘寒，生津下达。本方通利大便的功效可靠。但芦荟气极秽恶，故用好酒少许来辟秽和胃。

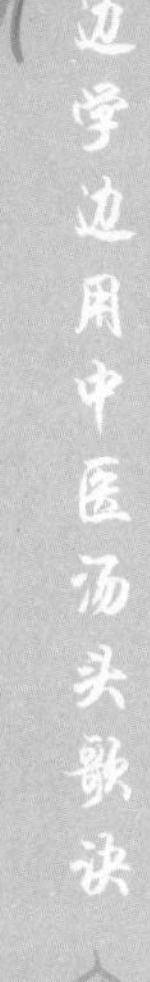

四

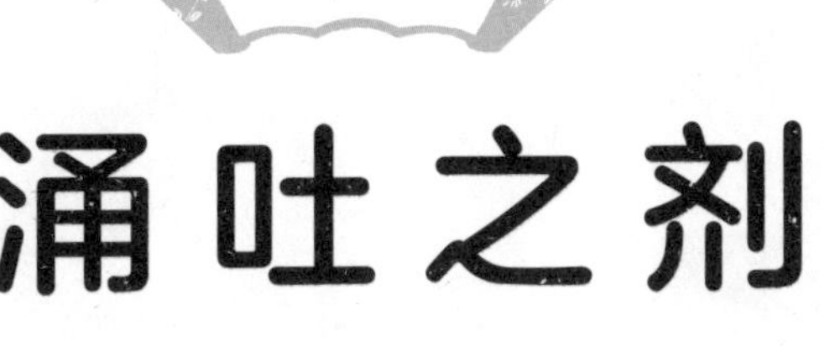

涌吐之剂

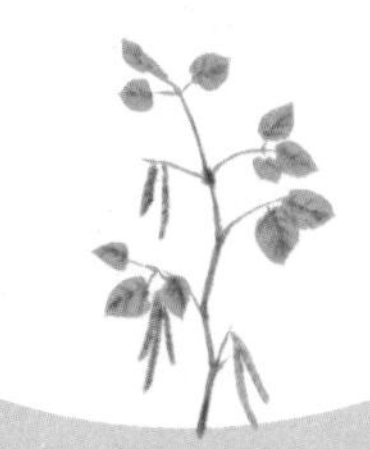

涌就是向上涌，吐就是有物从口中出。利用有催吐作用的药物，促使郁结在咽喉之间或胸膈以上的有形实邪（如痰、食等）从口中吐出的方剂，就叫涌吐之剂。但是，体质虚弱的病人应谨慎使用。

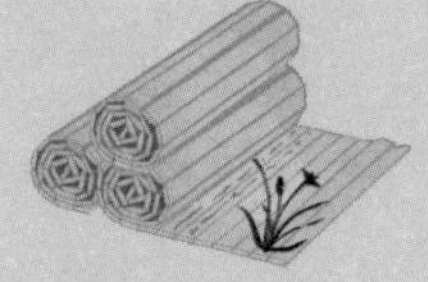

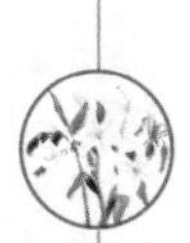

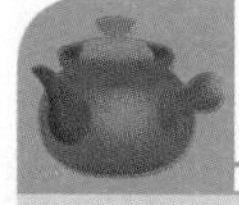

瓜蒂散

本方出自《伤寒论》

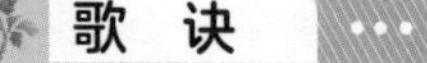

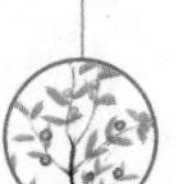

歌诀

瓜蒂散中赤小豆　或入藜芦郁金凑
此吐实热与风痰　虚者参芦一味勾
若吐虚烦栀豉汤　剧痰乌附尖方透
古人尚有烧盐方　一切积滞功能奏

组成

瓜蒂、赤小豆各一分。

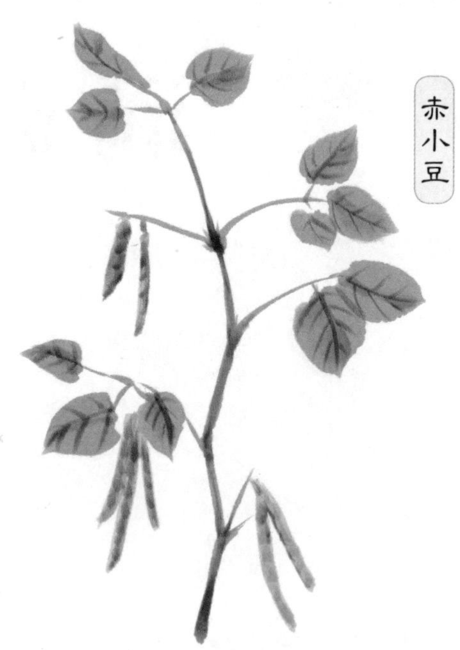

用法

将瓜蒂和赤小豆研成细末，用香豆豉一合同煎。

功效

涌吐痰食。

主治

痰涎宿食证。症见风寒，虚烦不得眠，心中懊恼等。

方解

本方主证为痰涎、宿食。瓜蒂味苦，善吐痰涎宿食，故为君药。赤小豆味酸，甘凉清解，祛湿除烦，故为臣药。豆豉煎汤调服，宣解胸中邪气，并可和胃。

假如是老年人或者体质虚弱的人，必须要用涌吐之剂时，可用人参芦一二钱研末，开水调服催吐。

附方

乌附尖方治疗寒痰积实，壅塞在上焦，虽用瓜蒂、藜芦、苦参、栀子等药，吐而不尽。用乌附尖（即乌头）和地浆水（在地上掘一坑，将水倒入，搅拌后澄清，取上层清水即得，有解毒作用）煎服，吐出大量胶黏的稠痰即愈。但乌附尖有大毒，不可轻易使用，以免发生中毒。

烧盐方是《备急千金要方》里的一种催吐法。用食盐在锅内炒赤后，和热汤调服，可以治疗宿食积滞，也可治疗霍乱想吐吐不出，腹中痛等证。但力量较弱，服后往往还要用手指探吐，以帮助药力。

三圣散用瓜蒂、防风各三两，藜芦一两，研成细末，每次用热水煎服五钱左右取吐。还有一方是瓜蒂、郁金共研细末，用韭菜汁调服后，再用鹅翎探喉间催吐。

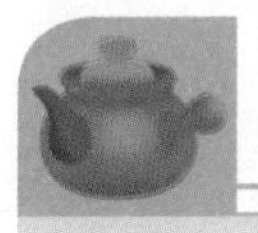

稀涎散

本方出自《济生方》

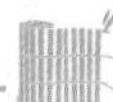

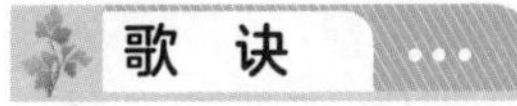

歌诀

稀涎皂角白矾班　或益藜芦微吐间
风中痰升人眩仆　当先服此通其关
通关散用细辛皂　吹鼻得嚏保生还

组成

猪牙皂角四挺，白矾一两。

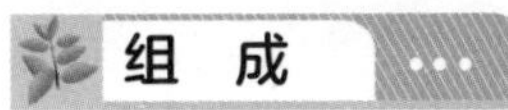

用法

共研细末，每次用五分，温水送服。

功效

催吐之功。

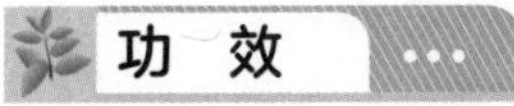

主治

中风闭证。症见气闭不通，四肢不收，心神瞀闷等。

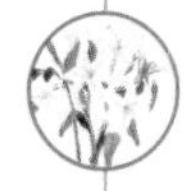

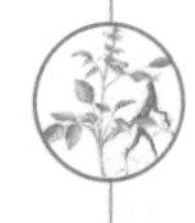

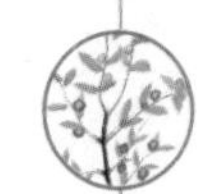

方 解

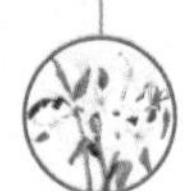

本方主证为中风痰厥。因为皂角能祛痰开窍，白矾能吐风痰，所以服后可使痰涎吐出。病人苏醒，然后再用他药调治。本方是救急方（也可加入藜芦，增强吐风痰的力量）。

附 方

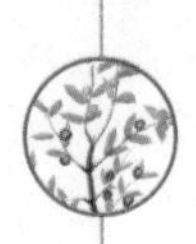

通关散是用皂角、细辛共研细末，吹入鼻中，主治突然昏倒、气闭不通的实证。

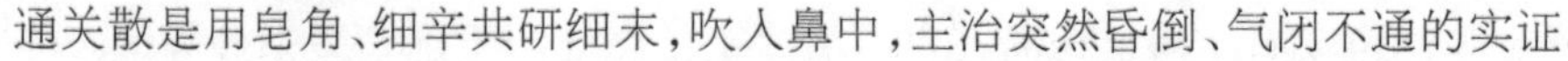

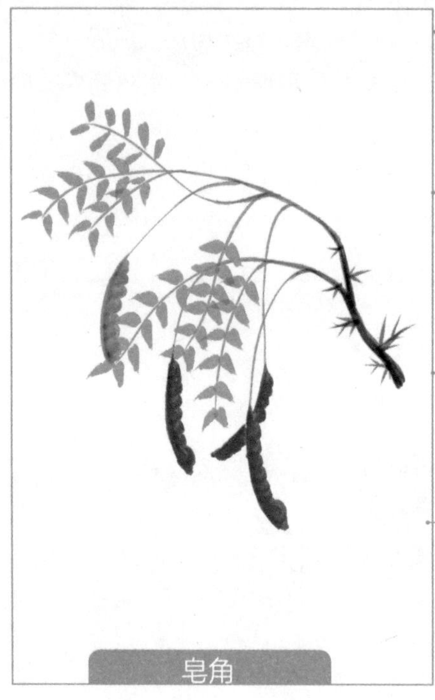

皂角

入药部位

植物的果实。

性味与归经

味辛、咸，性温。归肺、肝、胃、大肠经。

功效

祛痰止咳，开窍通闭，杀虫散结。

主治

痰咳喘满，中风口噤，喉痹，二便不通，痈肿疥癣。

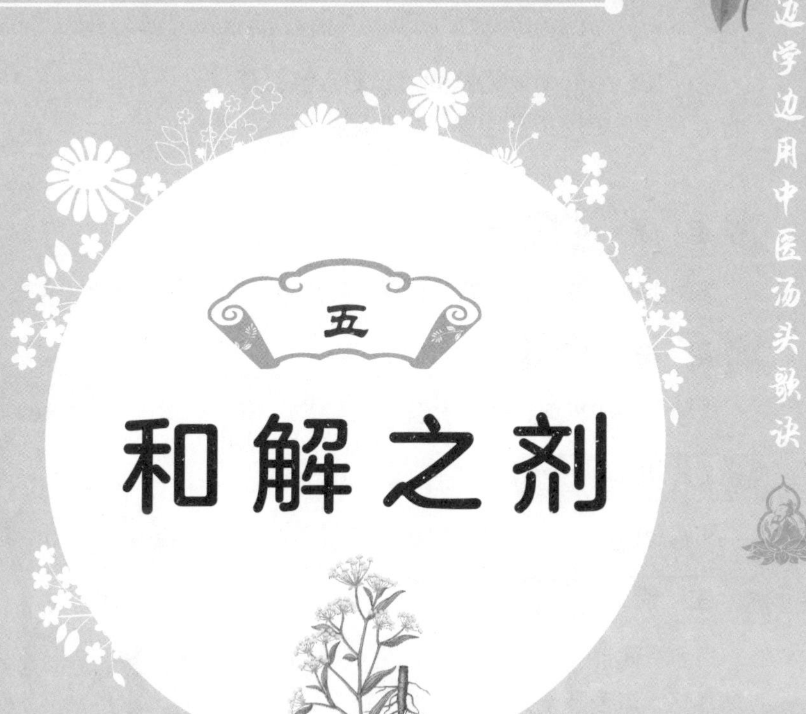

五 和解之剂

病邪在半表半里，既不可发表，也不可攻里、涌吐，就应该用清透并行、祛邪扶正的方法治疗。脏腑之间有偏盛偏衰、上热下寒，或阳气被遏而致的病证，应该用平其偏盛，补其偏衰，或者寒热并用的方法治疗。这些都是和解之剂。

和解之剂虽然用药比较平和，但其针对性还是很强的。因此，在临床使用时，同样要辨清病证，有的放矢。若误认和解是一种平妥的方法，不需要详细辨证便可使用，必然会造成不良后果，这一点需要注意。

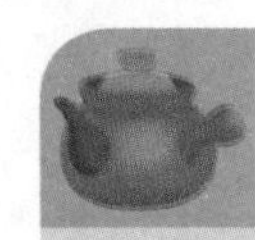

小柴胡汤

本方出自《伤寒论》

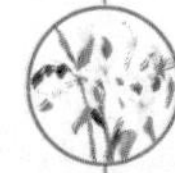

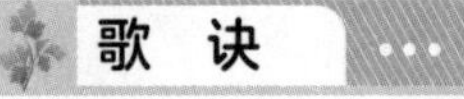

歌诀

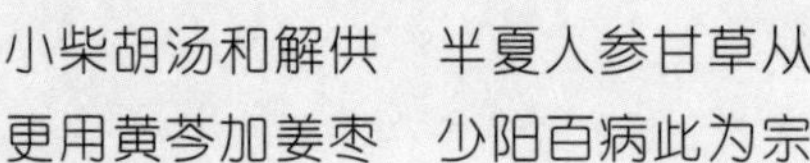

小柴胡汤和解供　半夏人参甘草从
更用黄芩加姜枣　少阳百病此为宗

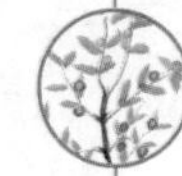

组成

柴胡半斤，黄芩、人参、甘草、生姜各三两，半夏半升，大枣十二枚。

用法

水煎，去渣再煎，分三次温服。

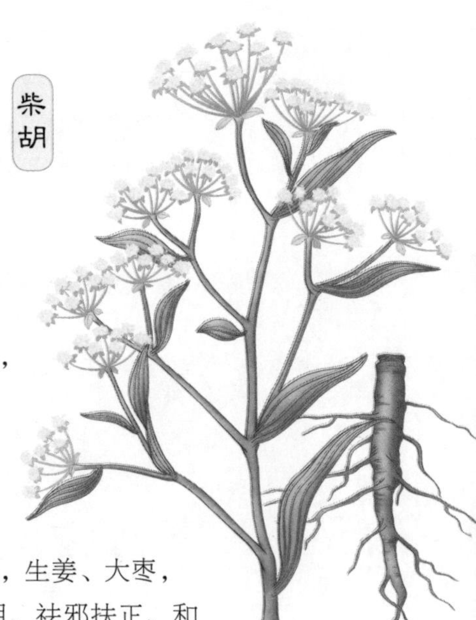

功效

和解少阳。

主治

伤寒少阳证。症见寒热往来，胸胁胀满，心烦喜呕，口苦咽干，目眩，舌苔白等。

方解

柴胡散邪透表，黄芩除热清里，半夏降逆和胃，人参、甘草，补正和中以助祛邪，生姜、大枣，调和营卫以行津液。诸药共同合成清透并用、祛邪扶正、和解少阳的方剂。

本方在临床的应用范围较广，除上述少阳证外，对妇女月经期和产后感冒，以及疟疾、黄疸等见有寒热往来、胸胁胀满、心烦喜呕、默默不欲饮食的，也能治疗。

由于本方有透邪清里、调和营卫的作用，服后一般有微汗出，是病邪已解的好现象。若原是少阳证，误用攻里之剂损伤了正气，或病人本来就正气不足，服本方后，可以见到先恶寒，后又发热，再后才汗出的，也是正常现象。这些情况应预先告诉患者，以免其惊慌。

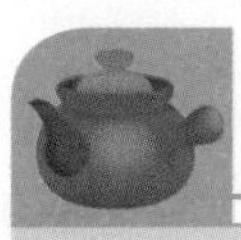

四逆散 本方出自《伤寒论》

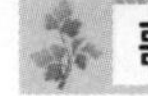

歌诀

四逆散里用柴胡　芍药枳实甘草须
此是阳邪成厥逆　敛阴泄热平剂扶

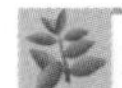

组成

柴胡、芍药、枳实、炙甘草各十分。

用法

捣筛，白饮（即米汤）和服二钱，日三服。

功效

疏肝理脾，透邪解郁。

主治

热厥证。症见腹痛，泄泻不畅，里急后重等。

方解

柴胡透热解郁，枳实泻热下气，互相配合以和解表里、升清阳、降浊阴。芍药敛阴，甘草益气，互相配合以缓急舒挛、和肝脾、止疼痛。四药配合，就能达到解除热厥、止痛除痢的目的，是疏肝理脾的平剂。

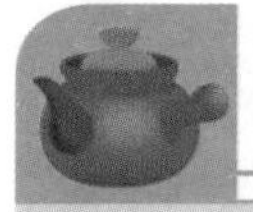

黄连汤 本方出自《伤寒论》

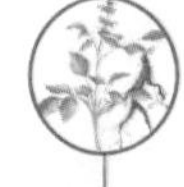

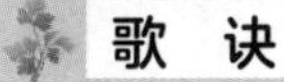

歌诀

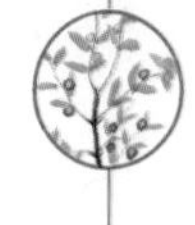

黄连汤内用干姜　半夏人参甘草藏
更用桂枝兼大枣　寒热平调呕痛忘

组成

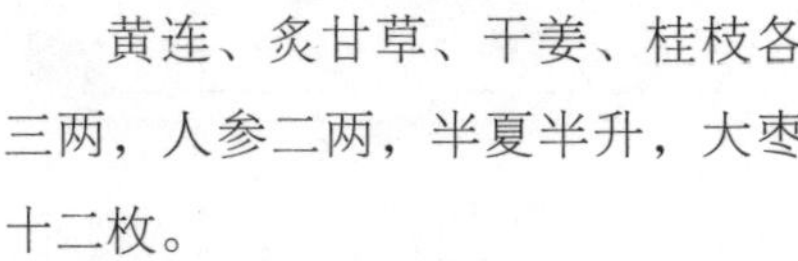

黄连、炙甘草、干姜、桂枝各三两，人参二两，半夏半升，大枣十二枚。

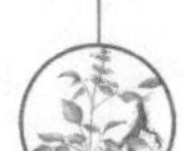

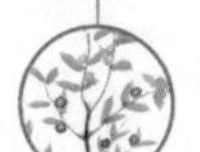

用法

水煎温服，昼三次，夜二次。

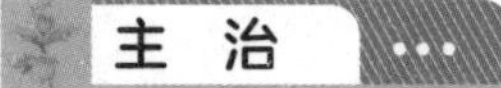

功效

寒热平调，和胃降逆。

主治

胸中有热，胃中有寒证。症见腹中痛，欲呕吐等。

方解

胸中有热，胃中有寒，导致清阳不升，浊阴不降，表里不和。黄连泻胸中之热，干姜、桂枝，散胃中之寒，互相配合，寒热平调。半夏和胃降逆，人参、甘草、大枣，益气和中，互相配合，使中焦升降复常。这样就能使寒热消散，表里调和，痛呕都止。

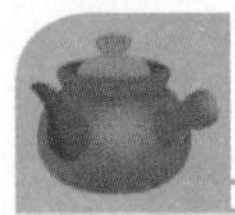

黄芩汤

本方出自《伤寒论》

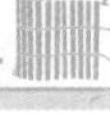

歌诀

黄芩汤用甘芍并　二阳合利枣加烹
此方遂为治痢祖　后人加味或更名
再加生姜与半夏　前症兼呕此能平
单用芍药与甘草　散逆止痛能和营

组成

黄芩三两，芍药、甘草各二两，大枣十二枚。

用 法

水煎温服，昼二次，夜一次。

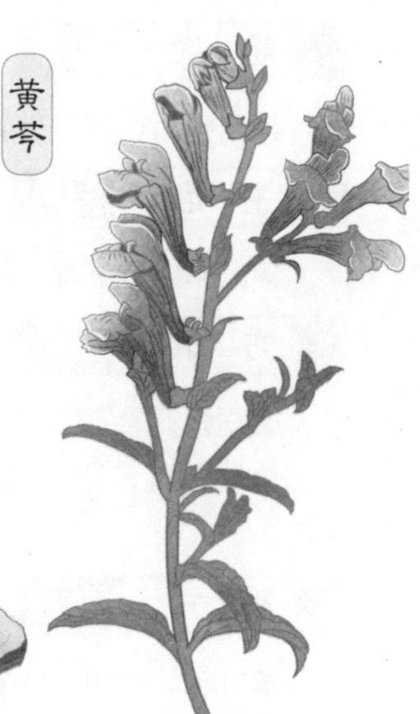

功 效

清热止痢，和中止痛。

主 治

湿热痢疾证。症见身热口苦，腹痛下痢，或热痢脓血，里急后重，舌红等。

方 解

本方主治的身热口苦，腹痛下痢，是以少阳为主。黄芩清泻少阳邪热，芍药敛阴和营，甘草、大枣，益脾和中，诸药互相配合，使少阳邪热得清，里气得和，太阳之邪自然解除。

附 方

本方再加半夏、生姜，即黄芩加半夏生姜汤，治疗黄芩汤证兼有呕吐的。

本方除去黄芩、大枣，单用芍药和甘草即为芍药甘草汤，有和营散逆、舒挛止痛的作用。治疗胃气不和，腹中挛痛和发汗不当而脚挛急不能伸等证候。

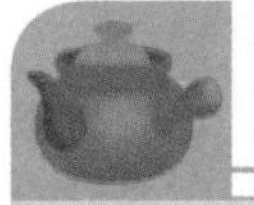

逍遥散 本方出自《太平惠民和剂局方》

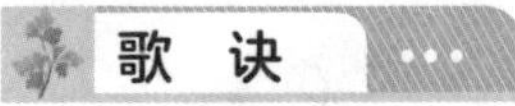

歌 诀

逍遥散用当归芍　柴苓术草加姜薄
散郁除蒸功最奇　调经八味丹栀着

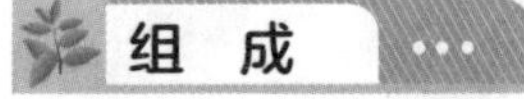

组 成

柴胡、当归、芍药、茯苓、白术各一两，炙甘草半两。

用 法

加生姜、薄荷少许，水煎服。

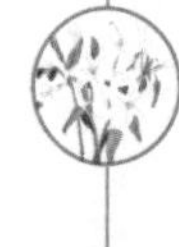
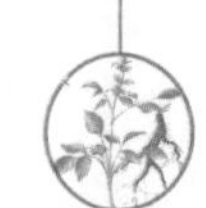
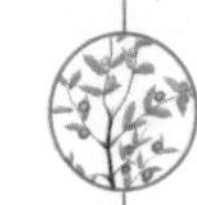
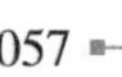

功　效

补充肝血，恢复脾胃。

主　治

脾虚血虚证。症见头痛目眩，口燥咽干等。

方　解

柴胡疏肝散郁。当归、白芍，养血敛阴。白术、甘草、茯苓，健脾渗湿。再加生姜暖胃，薄荷消风热，使肝血充足，肝气舒畅，脾胃功能恢复，症状自然消失。

附　方

本方加牡丹皮、栀子名加味逍遥散，或丹栀逍遥散，能养血舒肝、益气健脾，又能和血清热，是调经的效方。

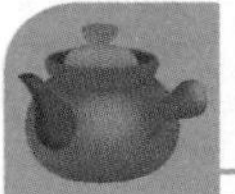

藿香正气散（丸）

本方出自《太平惠民和剂局方》

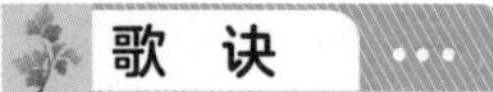

歌　诀

藿香正气大腹苏　甘桔陈苓术朴俱
夏曲白芷加姜枣　感伤岚瘴并能驱

组　成

大腹皮、白芷、紫苏、茯苓各一两，半夏曲、白术、陈皮、厚朴、苦桔梗各二两，藿香三两，炙甘草二两半。

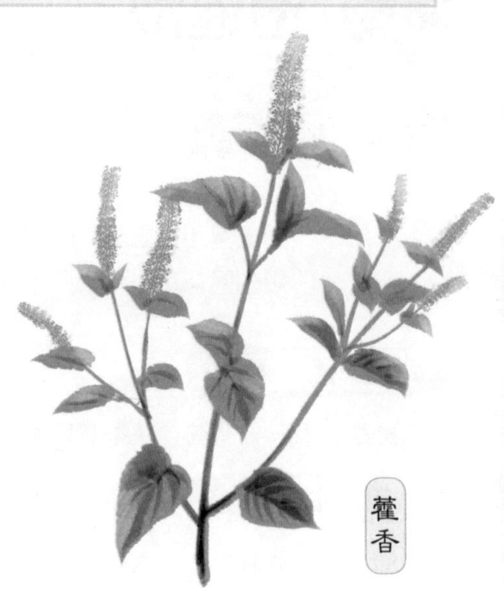

用　法

研末，每服五钱，加姜、枣煎。

功　效

发散风寒，理气化湿。

主　治

外感风寒证。症见寒热头痛，胸膈

满闷，脘腹胀痛，舌苔白腻等。

方解

藿香芳香辟秽，理气和中，用为主药，所以作为方名。紫苏、白芷、桔梗散寒邪，利胸膈，大腹皮、厚朴消除中满，陈皮、半夏曲利气化痰，茯苓、白术、甘草和中健脾祛湿，辅助正气。正气通畅无阻，诸邪自然解除。

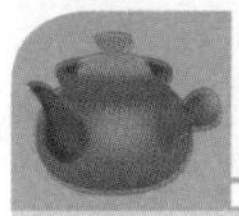

六和汤

本方出自《太平惠民和剂局方》

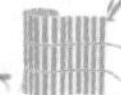

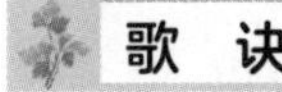

歌诀

六和藿朴杏砂呈　半夏木瓜赤茯苓
术参扁豆同甘草　姜枣煎之六气平
或益香薷或苏叶　伤寒伤暑用须明

组成

藿香叶、木瓜、香薷、赤茯苓、白扁豆、厚朴、杏仁、半夏、白术、人参、缩砂仁、炙甘草。（原书未著分量，可遵医嘱服用）

用法

加生姜三片，大枣一枚，水煎服。

功效

行气止泻，发散风寒。

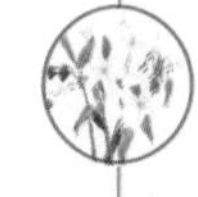

主治

脾胃失和证。症见头目昏痛，身体困倦，恶寒发热，口微渴，小便黄赤等。

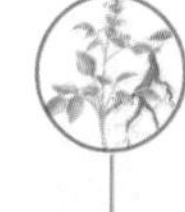

方解

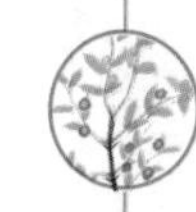

本方中香薷辛温发汗，芳香化湿，为方中重用。藿香、厚朴理气和中，半夏、缩砂仁和胃止呕。人参、白术、白扁豆补气，赤茯苓、木瓜，祛暑渗湿，杏仁宣肺利气，甘草益气和胃。本方对于夏季暑热伤气各证更为适宜，所以多应用于夏季，秋冬时，适应证较少。

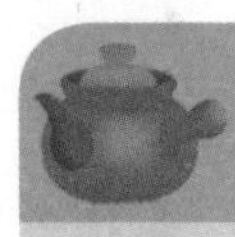

清脾饮

本方出自《济生方》

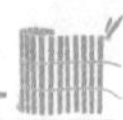

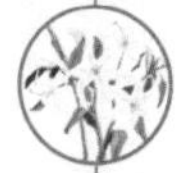

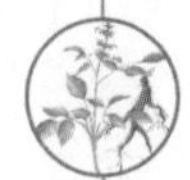

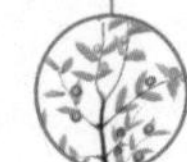

歌诀

清脾饮用青朴柴　苓夏甘芩白术偕
更加草果姜煎服　热多阳疟此方佳

组成

青皮、厚朴、柴胡、黄芩、半夏、甘草、茯苓、白术、草果各等份。

用法

捣粗末，每服四钱，水一杯半，加生姜五片煎。

功效

清热解暑，化痰散结。

主治

疟疾湿痰证。症见口苦心烦，小便赤涩，舌苔白腻等。

方解

本方由小柴胡汤加减而成。小柴胡汤原是和解少阳，扶正祛邪的方剂，也能治疟疾。现在减去人参、大枣，是因内有痰湿，所以又加青皮、厚朴行气破结，燥湿除痰，白术、茯苓渗湿健脾。草果不但能化湿痰，还是截疟的要药。这样对于脾虚而痰湿重的疟疾，更加适宜。

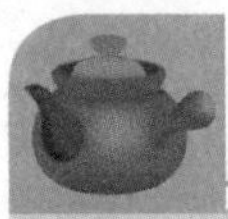

痛泻要方

本方出自《景岳全书》引刘草窗方

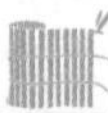

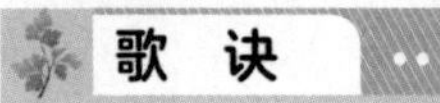

歌诀

痛泻要方陈皮芍　防风白术煎丸酌
补泻并用理肝脾　若作食伤医更错

组成

白芍、防风各二两，白术三两，陈皮一两半。

用法

用水煎服。

白芍

功效

理气健胃，祛湿止泻。

主治

痛泻证。症见肠鸣腹痛，大便泄泻，舌苔薄白等。

方解

本方所治的腹痛泄泻，是因肝气犯脾而致。白芍泻肝，缓中止痛。白术健脾，燥湿和中，陈皮理气健脾，防风升清舒脾，四药配合成为疏肝健脾，解痛止泻的方剂。

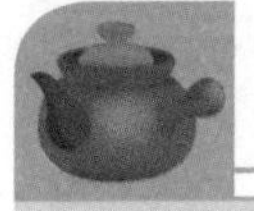

何人饮

本方出自《景岳全书》

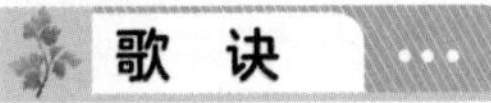

歌诀

何人饮治久虚疟　参首归陈煨姜约
追疟青陈柴半归　首乌甘草正未弱
若名休疟脾元虚　参术归乌甘草酌
四兽果梅入六君　补中兼收须量度
更截实疟木贼煎　青朴夏榔苍术着

组成

何首乌、人参各三钱至一两，当归、陈皮各二三钱，煨生姜三片。

用法

在发作前二三小时用水煎服。

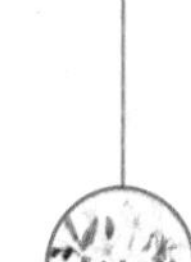

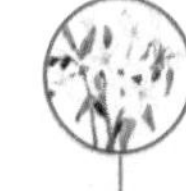

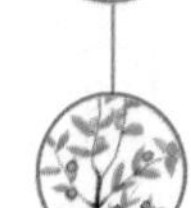

功效

益气健脾，截疟。

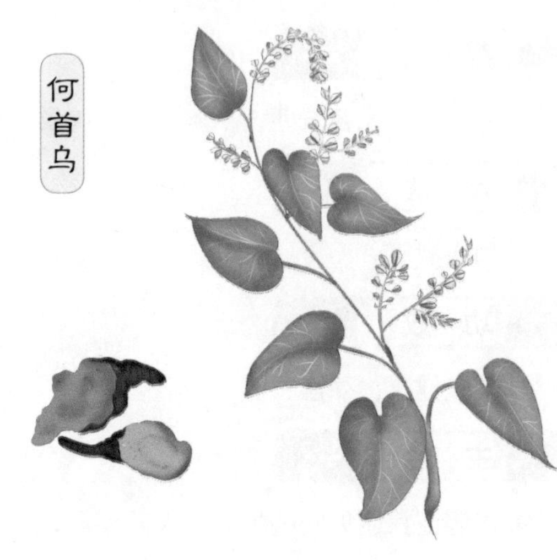

主治

疟疾气血两虚证。症见气血不足，形体消瘦等。

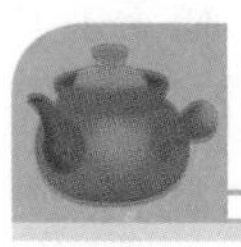

方解

何首乌、人参、当归大补气血，扶正祛邪，陈皮理气休痰，生姜调和营卫。主要用于疟疾久发不止，降逆化表，气血两虚，寒热时作，稍劳即发，面色萎黄，倦怠乏力，食少自汗，形体消瘦，舌淡，脉缓大而虚等证。

奔豚汤

本方出自《金匮要略》

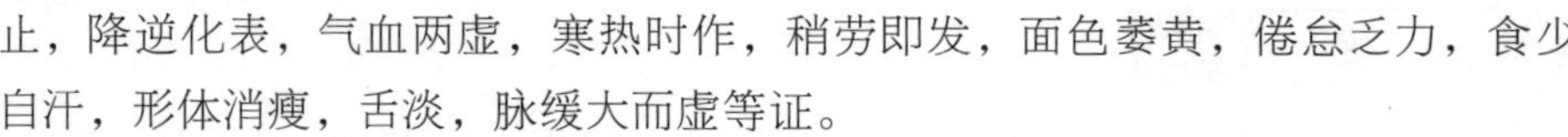

歌诀

奔豚汤治肾中邪　气上冲胸腹痛佳
芩芍芎归甘草半　生姜干葛李根加

组成

李根白皮一升，葛根五两，半夏、生姜各四两，当归、芍药、川芎、黄芩、甘草各二两。

用法

水煎服。

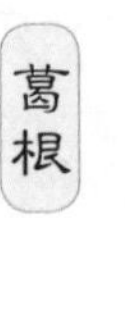

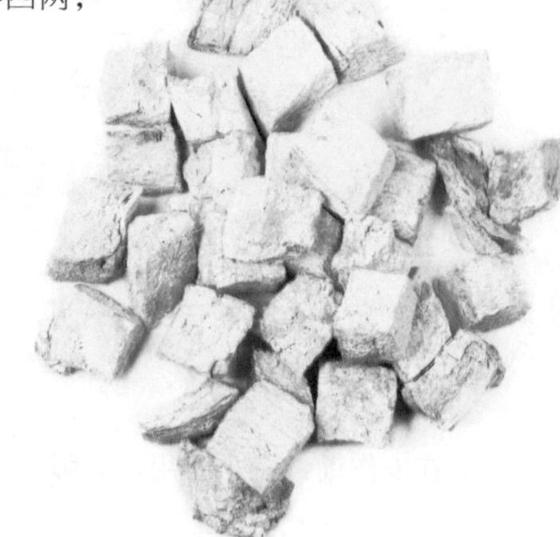

功效

补血活血，止痛。

主治

奔豚证。症见烦躁不安，腹痛等。

方解

芍药、甘草为解腹痛专药。当归、川芎，养血强心。半夏、生姜，专下逆气，制肾中邪气，使不得上犯。黄芩清肺热，肺清则肾水净，为从上源根本解决之要法。葛根善生津，合当归、川芎，更能补养心血。李根白皮（即李树根白皮，也可用梓树根白皮）为治肾水犯心的奔豚专药。诸药互相配合，能补心气，平冲逆。心气得补，肾水不再上冲，因而奔豚病症可以治愈。

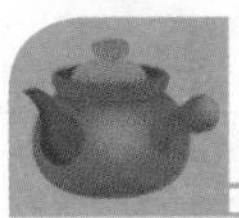

达原饮

本方出自《温疫论》

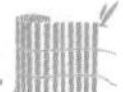

歌诀

达原厚朴与常山　草果槟榔共涤痰
更用黄芩知母入　菖蒲青草不容删

组成

常山、槟榔、知母各二钱，厚朴、甘草、菖蒲各一钱，草果五分，黄芩、青皮各一钱五分。

用法

用水煎，午后温服。

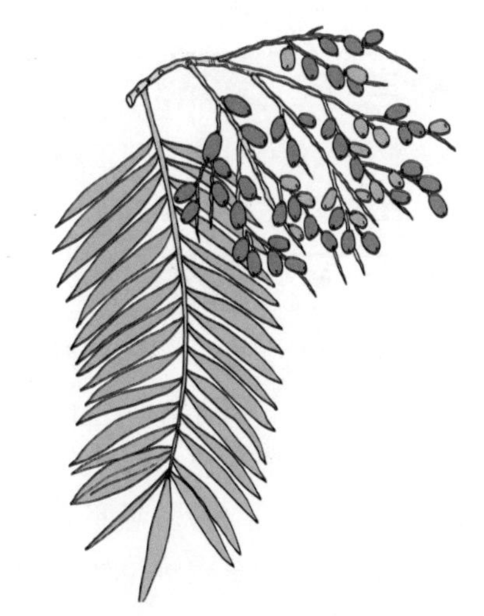

功效

开达膜原，调和中气。

主治

瘟疫或疟疾证。症见胸闷，头疼，舌红等。

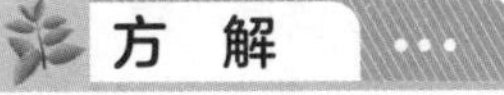

方解

本方中的常山、草果、槟榔、厚朴都是涤荡痰涎的要药。黄芩、知母，清瘟疫之热。青皮、菖蒲，清上焦膜原气分。甘草和解中焦气分，并能调和诸药。膜原气清，中气调和，痰涎涤静，瘟疫或疟疾之邪，自然消退。

五　和解之剂

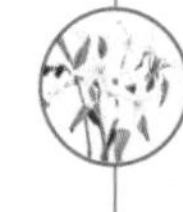

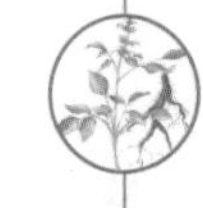

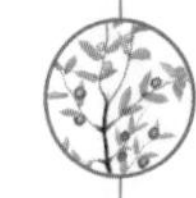

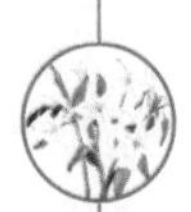
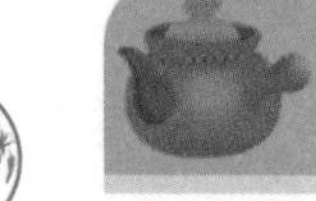

蒿芩清胆汤

本方出自《重订通俗伤寒论》

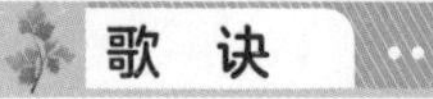

歌诀

俞氏蒿芩清胆汤　陈皮半夏竹茹襄
赤苓枳壳兼碧玉　湿热轻宣此法良

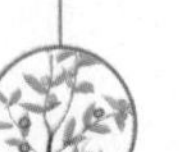

组成

青蒿钱半至二钱，黄芩钱半至三钱，半夏、枳壳、陈皮各钱半，竹茹、赤茯苓、碧玉散（包）各三钱。

用法

水煎服。

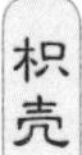

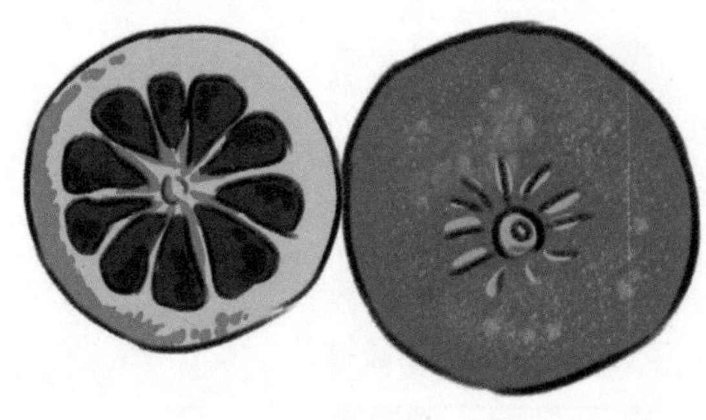
枳壳

功效

清胆利湿，和胃化痰。

主治

少阳湿热证。症见口苦胸闷，舌红苔白，干呕等。

方解

上述证候是由少阳邪热兼有痰湿内阻所致。方中青蒿苦寒芳芬，是清透肝胆邪热的要药，配合黄芩、竹茹，尤能清胆热，治疗热重寒轻的寒热往来。半夏、陈皮、枳壳理气化痰，和胃除痞，同黄芩、竹茹配合，更能止呕除烦。赤茯苓、碧玉散利小便，清湿热，导邪下行。诸药共同配合而成和解少阳、清利湿热的方剂，使中焦宣畅，诸证自解，对于暑湿疟疾和黄疸而有上述症状的，也有疗效。

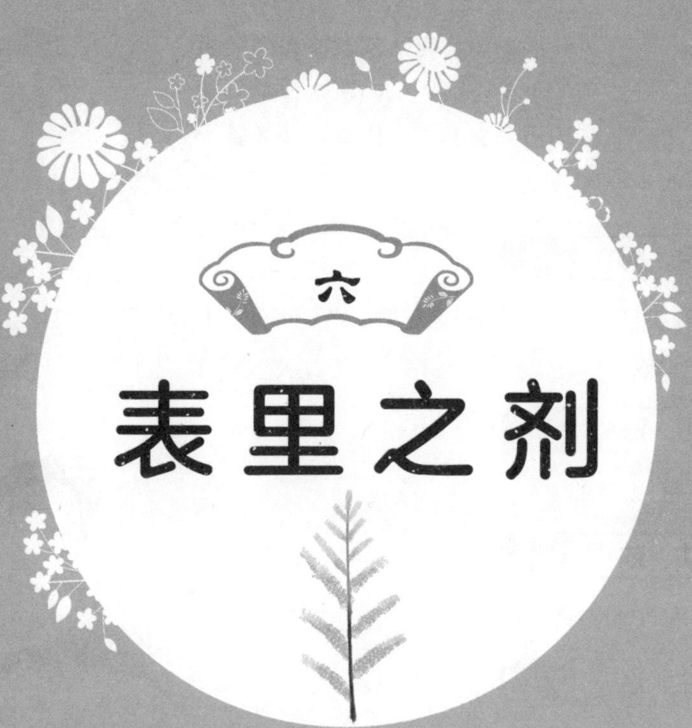

六 表里之剂

表里之剂，就是同时治疗表证和里证的方剂。表里同病，单用解表的方法，不但里证不能消除，还可能由于发汗而使里证加重，如果单用攻里或清里的方法，表邪也可能内陷，产生不良的后果。所以，在表证和里证都很急迫的情况下，就要考虑用表里之剂治疗。

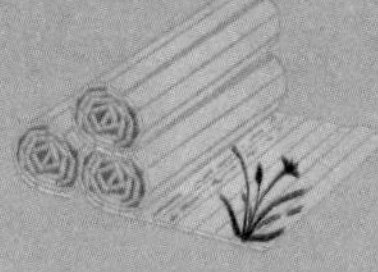

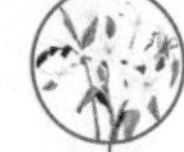

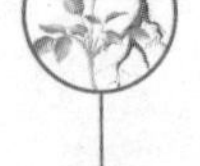

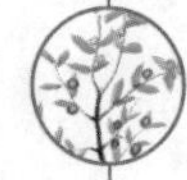

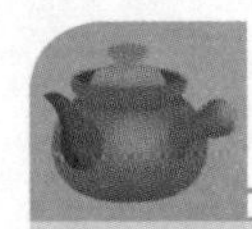

大柴胡汤

本方出自《金匮要略》

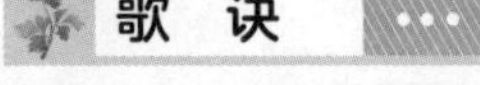

歌诀

大柴胡汤用大黄　枳实芩夏白芍将
煎加姜枣表兼里　妙法内攻并外攘
柴胡芒硝义亦尔　仍有桂枝大黄汤

组成

柴胡半斤，黄芩、芍药各三两，半夏半升，大黄二两，枳实四枚，生姜五两，大枣十二枚。

生姜

用法

水煎服。

功效

和解少阳，通便泻热。

主治

少阳兼阳明腑实证。症见外有发热，汗出不解，心下痞硬，胸胁苦满，烦渴谵语，呕吐不止，腹满便秘等。

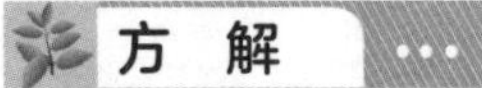

方解

本方由小柴胡汤去人参、甘草，重用生姜，再加大黄、枳实、芍药组成。柴胡解表热，黄芩清里热，止渴除烦，大黄、枳实攻里去结，通便泻热，芍药敛脾益阴，生姜、半夏，降逆止呕，大枣合生姜可以补益脾胃。本方为攻内解外的效方。

附方

柴胡加芒硝汤（由小柴胡汤的三分之一量加芒硝二两组成）也是和解少阳，

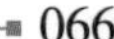

内泻热结的方剂。主治小柴胡汤所治之证，具有腹中坚，大便燥结之症。也可治大柴胡汤所治之证却误用泻下，伤了肠津，但里实未解的情况。

桂枝加大黄汤是治疗太阳阳明合病的表里之剂，由桂枝汤加芍药三两、大黄一两组成。桂枝汤原治太阳表证，加芍药、大黄，是因为兼有阳明里实的腹痛，大便不通，也是表里双解的方剂。

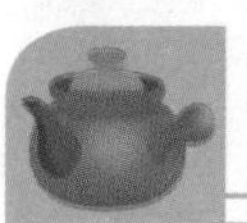

防风通圣散

本方出自《宣明论方》

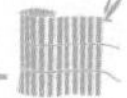

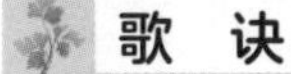

歌诀

防风通圣大黄硝　荆芥麻黄栀芍翘
甘桔芎归膏滑石　薄荷芩术力偏饶
表里交攻阳热盛　外科疡毒总能消

组成

防风、麻黄、薄荷、连翘、川芎、当归、白芍、大黄、芒硝各五钱，石膏、黄芩、桔梗各一两，甘草二两，滑石三两，黑栀、荆芥、白术各一分。

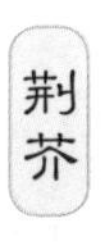

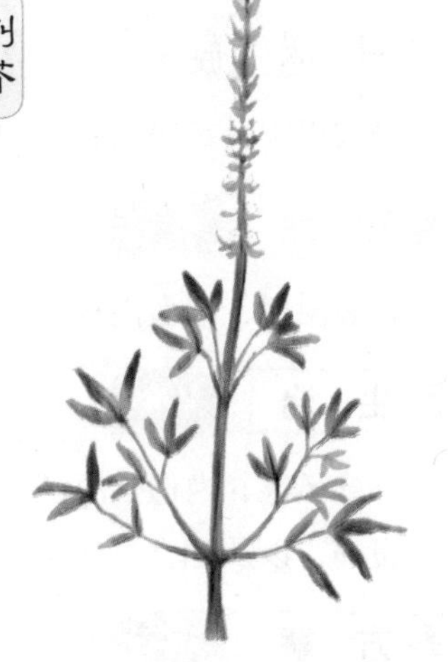

用法

研成末，每服二钱，加生姜三片，水煎服。

功效

疏风退热，解表通便。

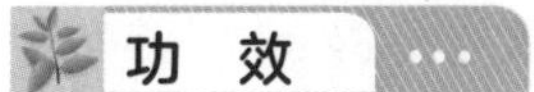

主治

风热壅盛，表里俱实证。症见恶冷壮热，头目昏晕，口苦咽干，咳嗽气逆，大便秘结，小便赤涩，疮疡肿毒，目赤睛痛等。

方解

防风、荆芥、薄荷、麻黄发汗解表，使表邪从汗而解。大黄、芒硝破结通便，

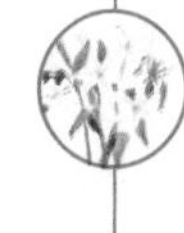

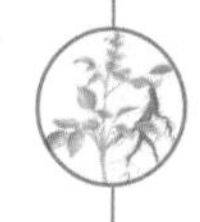

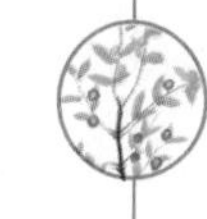

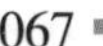

使在里实热从下而出。栀子、滑石清热利小便，桔梗、石膏、黄芩泻热清肺胃，川芎、当归、白芍活血和营，连翘清热退肿，甘草、白术，和中健脾而燥湿。诸药合成一个内外分消、表里并治的双解剂。

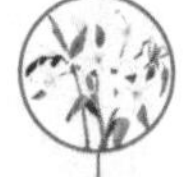

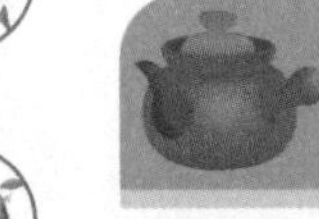

五积散

本方出自《太平惠民和剂局方》

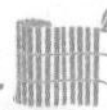

歌 诀

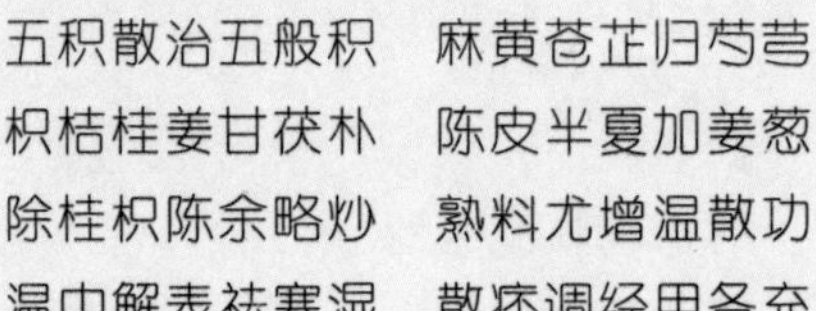

五积散治五般积　麻黄苍芷归芍芎
枳桔桂姜甘茯朴　陈皮半夏加姜葱
除桂枳陈余略炒　熟料尤增温散功
温中解表祛寒湿　散痞调经用各充

组 成

白芷、川芎、炙甘草、茯苓、当归、肉桂、芍药、半夏各三两，陈皮、枳壳、麻黄各六两，苍术二十四两，干姜、厚朴各四两，桔梗十二两。

用 法

研成粗末，每服三钱，加生姜三片、葱白三茎同煎热服。

功 效

解表温里，活血消积。

主 治

外感风寒，内伤生冷证。症见身热无汗，头痛身疼，项背拘急，胸满恶食，呕吐腹痛，以及妇女气血不和，月经不调等。

方 解

麻黄、白芷、生姜、葱白，发汗通阳而散表寒，肉桂、干姜温里散寒而和血脉，枳壳、桔梗宽胸利膈而除胸满，苍术、厚朴燥湿除满，健脾消食，陈皮、半夏、茯苓、炙甘草（即二陈汤，见祛痰之剂）燥湿除痰，理气和中。川芎、当归、芍药活血调经，养血散寒。本方是一个发表温里、行气和血的双解剂。临床应用时可随证加减，如有汗去麻黄、苍术，停食加山楂、麦芽、神曲，气虚加人参、白术。

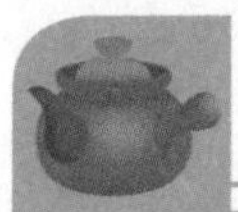

三黄石膏汤

本方出自《伤寒六书》

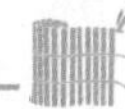

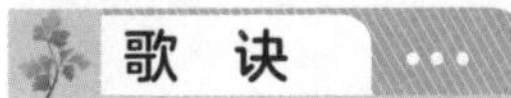

歌诀

三黄石膏芩柏连　栀子麻黄豆豉全
姜枣细茶煎热服　表里三焦热盛宣

组成

石膏、黄芩、黄连、黄柏各二两，栀子十枚，麻黄三两，香豉一升。

用法

加生姜、大枣、细茶，水煎服。

功效

疏热清毒。

主治

伤寒里热已炽，表证未解证。症见谵语神昏，烦躁大渴，面赤鼻干，目红如火，鼻干燥，不得出汗，阳毒发斑等。

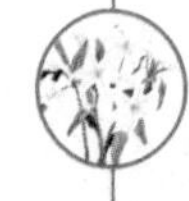

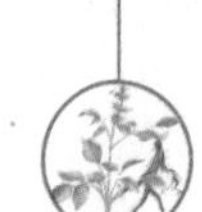

方解

本方是既能发表又能清里的方剂。对于由肌表闭塞，病邪不得外透，三焦热盛，经络之气不通，津液营卫不能输布内外所致病症较为有效。黄芩泻上焦火热，黄连泻中焦火热，黄柏泻下焦火热，栀子通泻三焦火热。麻黄、香豉发汗解表，石膏清肺胃之火而解表里，使内外的火热得到清泻，而谵狂烦渴自平。

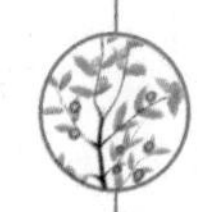

阳毒发斑，是因为外感时行不正之气，郁热成毒，热毒燔盛，以致发斑，斑色红赤鲜明的较轻；斑色紫暗，甚至紫黑的是危重证候。若无汗的可用本方，有汗的必须用大剂寒凉清热、败毒活血的方剂治疗，不能用本方。

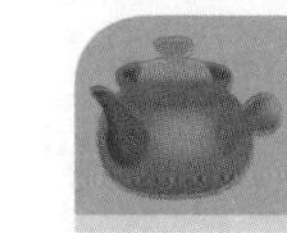

葛根黄芩黄连汤

本方出自《伤寒论》

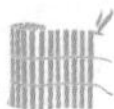

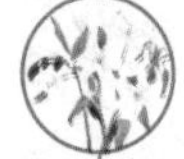

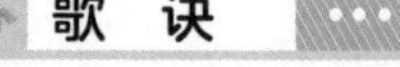

歌诀

葛根黄芩黄连汤　甘草四般治二阳
解表清里兼和胃　喘汗自利保平康

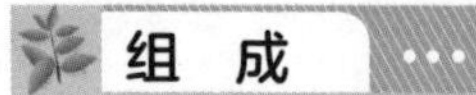

组成

葛根半斤，炙甘草二两，黄芩、黄连各三两。

用法

水煎，先煮葛根，温服。

入药部位
植物的根茎。
性味与归经
苦，寒。归心、肝、胆、胃、大肠经。
功效
清热燥湿，泻火解毒。
主治
胸中烦热痞满，肠胃湿热，呕吐，泻痢，失眠，心烦等。

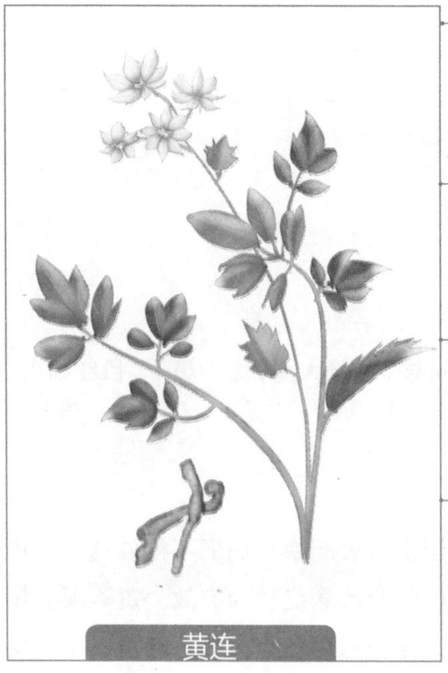

黄连

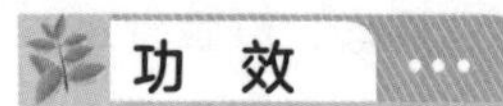

功效

解表疏热，止泻止痢。

主　治

表证未解，里热已炽证。症见身热不止，下利臭秽，胸脘烦热，口干舌燥，舌红苔黄等。

方　解

本方是治疗太阳病误用攻里剂，病邪乘机传入阳明，于是下利不止，同时太阳表证未解，并有汗出而喘的一个方剂。上列证候简称二阳合病，即太阳阳明合病。葛根升阳明清气，解肌表而止下利，黄芩、黄连清里热，止汗除喘，炙甘草调和胃气。诸药合用能使表证解，里热清，胃气和则喘汗自利皆止。

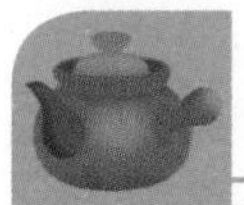

参苏饮

本方出自《太平惠民和剂局方》

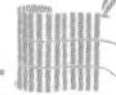

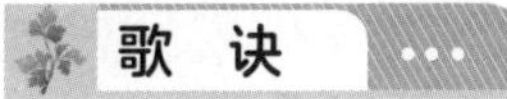

歌　诀

参苏饮内用陈皮　枳壳前胡半夏宜
干葛木香甘桔茯　内伤外感此方推
参前若去芎柴入　饮号芎苏治不差
香苏饮仅陈皮草　感伤内外亦堪施

组　成

人参、苏叶、葛根、前胡、半夏、茯苓各七钱半，陈皮、炙甘草、枳壳、桔梗、木香各五钱。

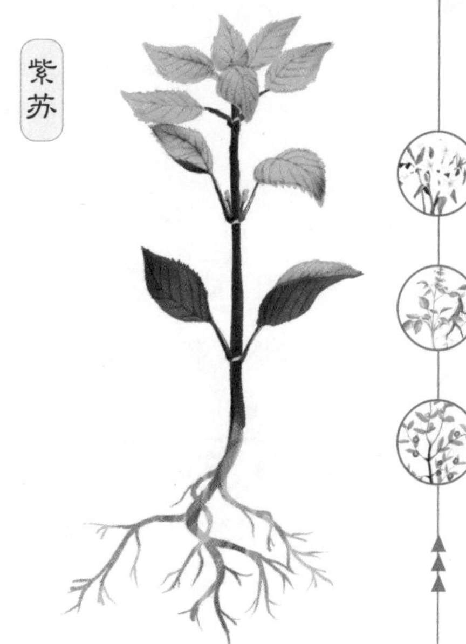

用　法

研末，每次用四钱，加生姜、大枣同煎服。

功　效

益气解表，理气化痰。

主　治

外感风寒，内有痰饮证。症见发热头痛，呕逆，咳嗽痰多，头目眩晕，大便泄泻，发汗而发热不止等。

方解

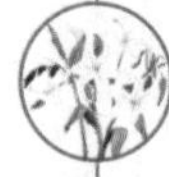

苏叶、葛根、前胡解表除风寒，人参、甘草、茯苓补中治内伤，陈皮、半夏除痰止呕逆。枳壳、桔梗理气利胸膈。木香行气破滞，姜、枣调和营卫，表里并治，虚实兼顾。外感重的去大枣加葱白同煎，肺中有火的去人参，加杏仁、桑白皮泻肺，泄泻重的加白术、扁豆、山药健脾。

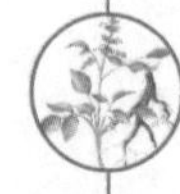

附方

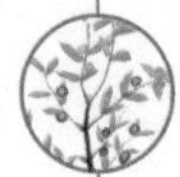

本方去人参、前胡，加川芎、柴胡，用姜、枣同煎，为芎苏饮，治疗感受风寒，外有发热头痛恶寒，内有咳嗽吐痰气涌，是元代僧人继洪编著《澹寮集验秘方》（简称《澹寮方》）里的方剂。

《太平惠民和剂局方》有香苏饮，由香附、紫苏叶各四两，炙甘草一两，陈皮二两，共四味药组成。研成粗末，每次用三钱，加姜、葱同煎温服。凡四时感冒，头痛发热，或兼内伤，胸膈满闷，嗳气，不欲饮食等症都可施用，也是一个表里两治的方剂。

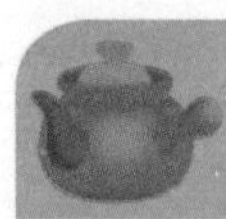

茵陈丸

本方出自《备急千金要方》

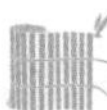

歌诀

茵陈丸用大黄硝　鳖甲常山巴豆邀
杏仁栀豉蜜丸服　汗吐下兼三法超
时气毒疠及疟痢　一丸两服量病调

组成

茵陈、鳖甲、栀子、芒硝各二两，大黄五钱，常山、杏仁各三两，巴豆一两，豆豉五合。

用法

研成细末，用白蜜做成如梧桐子大的丸药，每服三丸。

功效

散热解毒，截疟散邪。

主治

时行黄疸、疟疾，属里实兼表证者。症见黄病痰癖，小儿惊热欲发痫，喘息呕逆等。

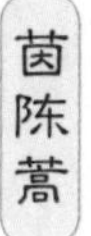

方解

本方中栀子和豆豉就是栀子豉汤，配合常山能吐疟痰，配合杏仁就能解肌发汗。大黄、芒硝下实泻热，茵陈苦寒，能利湿清热，是治黄疸的要药。巴豆辛热，能攻脏腑积寒，鳖甲咸平，能滋阴，退血分之热。本方是一个发汗、涌吐、攻下三法并行、表里同治的方剂。但本方药力猛烈，凡感受时气瘴气，疟疾痢疾，以及黄疸等实证，可先用一丸，服后或吐或汗或下痢，就可去病。如服一丸无效，可再服一丸。如还未见效，可多饮热水帮助药力发挥作用。老人、小儿及身体较弱的可酌量减轻服用。

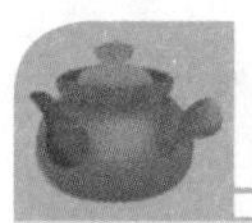

大羌活汤

本方出自《此事难知》

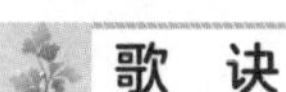

歌诀

大羌活汤即九味　己独知连白术暨
散热培阴表里和　伤寒两感差堪慰

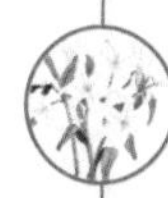

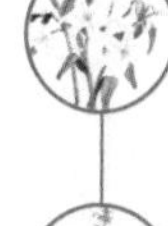

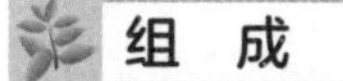

组成

羌活、独活、防风、细辛、防己、黄芩、黄连、苍术、炙甘草、白术各三钱，知母、川芎、生地各一两。

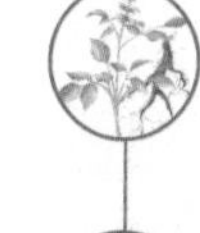

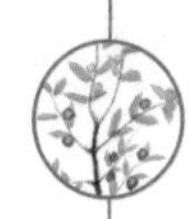

用法

研成粗末，每次用五钱，水煎热服。

功 效

发散风寒，祛湿清热。

主 治

外感伤寒湿邪，兼有里热证。症见头痛身重，发热恶寒，烦闷口干，舌苔白腻等。

方 解

本方是治疗表里两感寒邪的方剂。羌活、独活、防风、苍术、川芎、细辛发汗解表，升散在表的风寒湿邪，黄芩、黄连、防己清里祛湿，消退在里的邪热，知母、生地清热滋阴。甘草、白术健脾益气。虽升散而不伤正气，虽滋阴而不留外邪，适用于表里两感，症见头痛，身热，项热，项背强痛，口渴心烦，胸闷等。

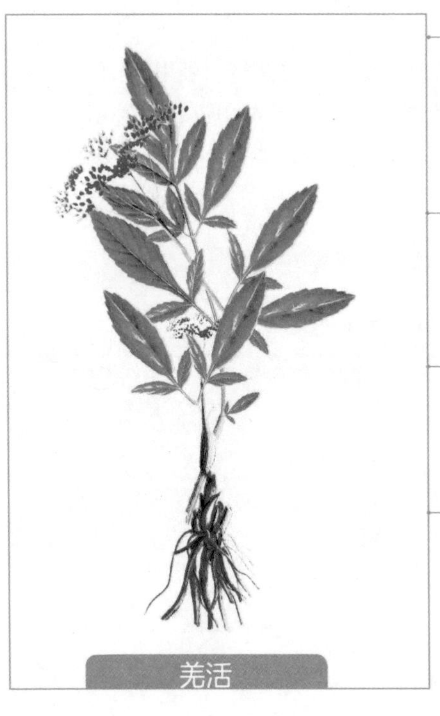

入药部位

植物的干燥根。

性味与归经

味辛、咸，性温。归膀胱、肾经。

功效

解表散寒，祛风胜湿，止痛。

主治

风寒感冒，项强筋急，骨节酸疼，风水浮肿，痈疽疮毒。

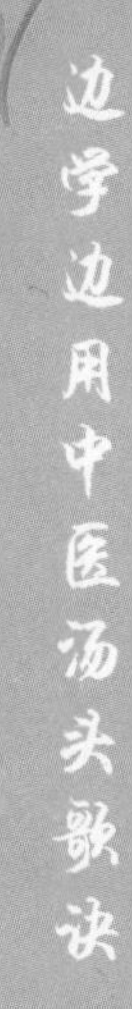

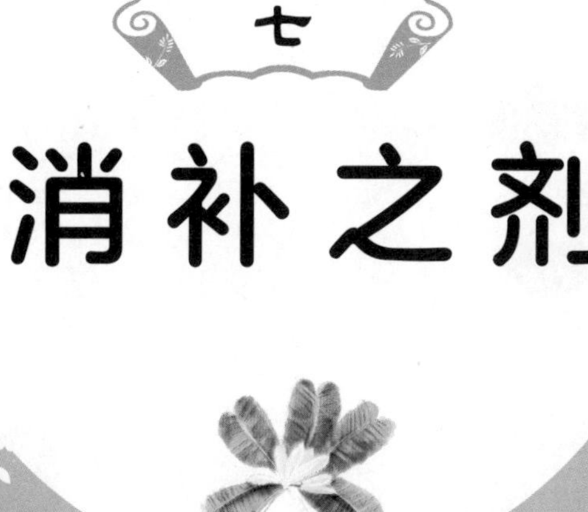

七 消补之剂

消就是消散积滞，补就是补益不足。因为积滞是由于脾虚不能正常进行运化，气不流行而成，以致或作泻痢，或成症块痞气。于是饮食减少，血气日益虚衰，五脏六腑渐至亏乏。所以在治疗时必须将消散积滞和补益脾胃的方法合起来，根据具体证候，或消重于补，或补重于消，或消补并重，或以消为补，或以补为消，等等（但以缓攻平治为原则）。这类方剂就叫消补之剂。

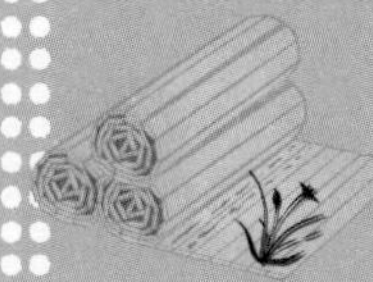

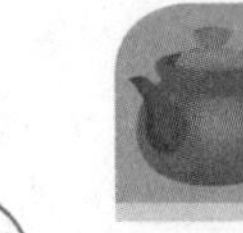

平胃散

本方出自《太平惠民和剂局方》

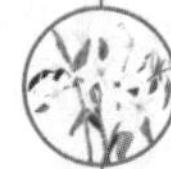

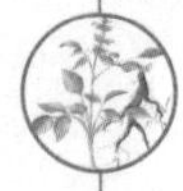

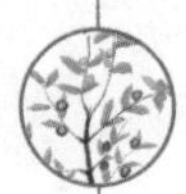

歌诀

平胃散是苍术朴　陈皮甘草四般药
除湿散满驱瘴岚　调胃诸方从此扩
或合二陈或五苓　硝黄麦曲均堪着
若合小柴名柴平　煎加姜枣能除疟
又不换金正气散　即是此方加夏藿

组成

苍术五斤，姜制厚朴、陈皮各三斤二两，炙甘草三十两。

用法

共研细末，每次用二钱，加生姜二片、大枣二枚同煎热服。

功效

燥湿运脾，行气和胃。

主治

湿滞脾胃证。症见脾胃不和，不思饮食，胸腹胀满，呕吐泄泻，嗳气吞酸，舌苔白腻而厚等。

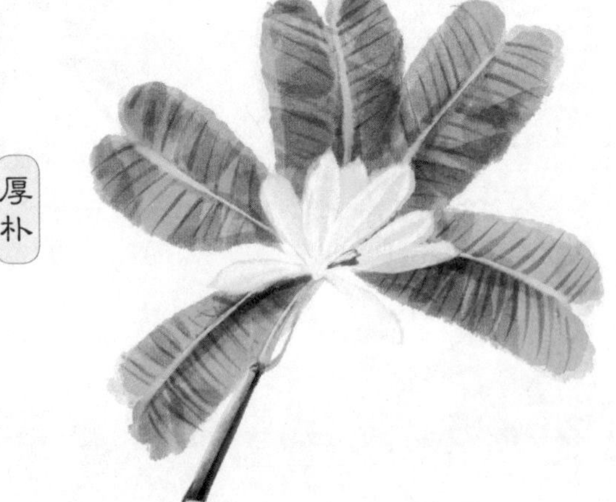
厚朴

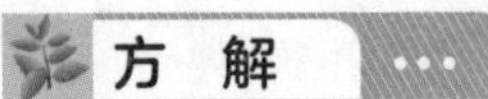

方解

苍术解表燥湿而健脾，厚朴下气除湿而散满，陈皮理气除痰而调胃，炙甘草益气和中而补脾，姜、枣能调和营卫。本方有除湿散满的作用，许多调理脾胃的方剂都是在本方的基础上加以扩充的，如本方加麦芽、炒神曲叫加味平胃散，治宿食不消，嗳气有酸腐味，不思饮食。若大便秘结，可再加大黄、芒硝。

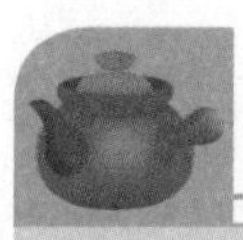

保和丸

本方出自《丹溪心法》

歌诀

保和神曲与山楂　苓夏陈翘菔子加
曲糊为丸麦汤下　亦可方中用麦芽
大安丸内加白术　消中兼补效堪夸

组成

山楂六两，神曲二两，茯苓、半夏各三两，陈皮、炒莱菔子、连翘各一两。

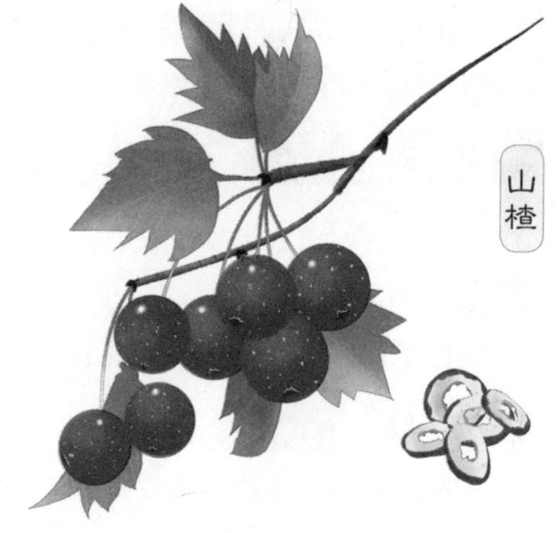

用法

研成细末，用神曲煮糊和成丸药，如梧桐子大，每次服七八十丸，用炒麦芽煎汤送下。也可将麦芽一两研末，和在丸药内。

功效

和胃消食。

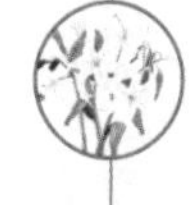

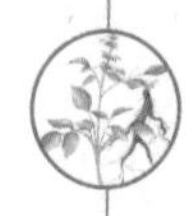

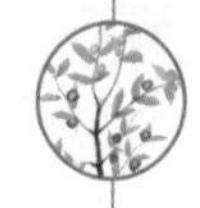

主治

一切食积证。症见伤食伤酒，胸膈痞闷，嗳气有酸腐味，腹痛，大便泄泻，舌苔厚腻等。

方解

本方所治是伤食积滞轻证。山楂消饮食积滞，神曲消食解酒，莱菔子消面食而下气，茯苓补脾渗湿，连翘散结清热，半夏和胃化痰，陈皮理气调中，麦芽消谷食积滞。本方单纯以消散为治法，积滞一去，脾胃自然强健。

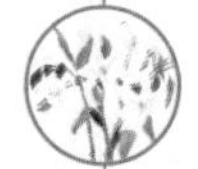
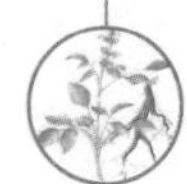
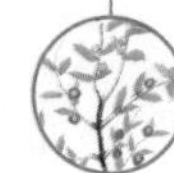

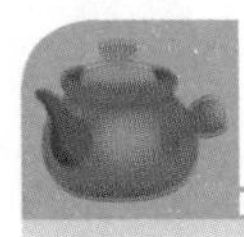

健脾丸

本方出自《医方集解》

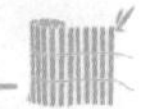

歌 诀

健脾参术与陈皮　枳实山楂麦蘖随
曲糊作丸米饮下　消补兼行胃弱宜
枳术丸亦消兼补　荷叶烧饭上升奇

组 成

人参、土炒白术各二两，陈皮、炒麦芽各一两，山楂一两半，炒枳实三两。

用 法

共研细末，用神曲煮糊做成丸药（也可做成水丸或蜜丸），如梧桐子大，每次服三钱，用米汤或温开水送下。

功 效

健脾消食。

主 治

脾胃虚弱，饮食内停证。症见食少难消，脘腹痞闷，体倦少气等。

方 解

人参、白术补脾益气，陈皮理气健脾胃，山楂、麦芽、神曲助脾胃消化食物，枳实消积行滞。本方是消补并行，而又以补脾为主的良方，适用于脾胃虚弱，饮食减少，胸膈痞闷，体倦少气的证候。

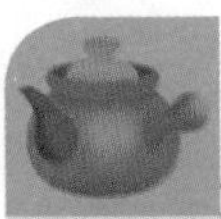

参苓白术散

本方出自《太平惠民和剂局方》

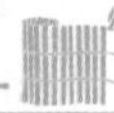

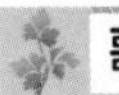

歌 诀

参苓白术扁豆陈　山药甘莲砂薏仁
桔梗上浮兼保肺　枣汤调服益脾神

组 成

人参、茯苓、白术、陈皮、炙甘草、山药各二斤，白扁豆一斤半，莲子肉、砂仁、薏苡仁、桔梗各一斤。

用 法

共研细末，每服二钱，用大枣煎汤送下。成药参苓白术丸即本方做成的水丸，每服二至三钱，每日二次，温开水送下。

功 效

补脾益肺，渗湿止泻，祛湿理气。

主 治

脾胃虚弱夹湿证。症见脾胃虚弱，肺气不足，饮食减少，体倦少力，短气心悸，呕吐泄泻，舌苔白腻，脉细缓等。

方 解

人参、白术、茯苓、炙甘草、陈皮组合起来就是异功散。山药、莲子肉是补脾的药品，白扁豆、薏苡仁原是理脾渗湿的药物，炒黄后就增加了健脾的功能。砂仁理气温胃，桔梗能引诸药上行，还能防止辛温香燥的药损伤肺阴。用大枣煎汤送服丸药，是因为它有补养脾气的功能。本方以补为消，脾胃一强，饮食自然正常，而各项症状也就消失了。

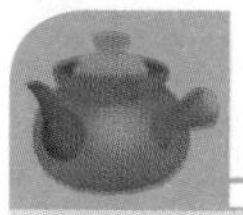

枳实消痞丸

本方出自《兰室秘藏》

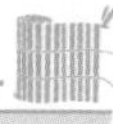

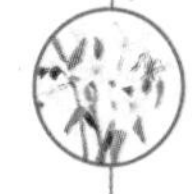

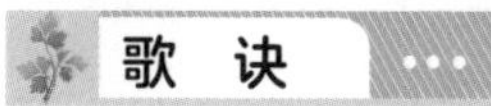

歌 诀

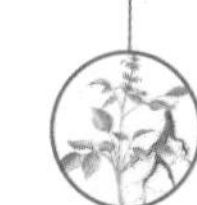

枳实消痞四君全　麦芽夏曲朴姜连
蒸饼糊丸消积满　清热破结补虚痊

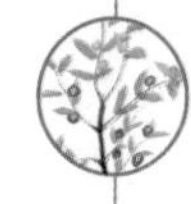

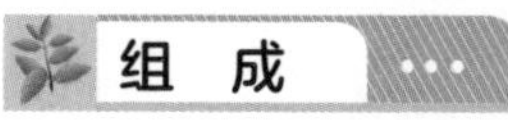

组 成

枳实、黄连各五钱，厚朴四钱，半夏曲、人参各三钱，白术、茯苓、炙甘草、麦芽各二钱，干姜一钱。

用法

研细末，用汤浸蒸饼成糊，与药末和匀，做成如梧桐子大的丸药，每服五七十丸，温开水送下。

功效

消积除满，清热补虚。

主治

脾虚气滞，寒热互结证。症见心下虚痞，不欲饮食，身体懒倦，或胸腹痞胀，食少不化等。

方解

本方所治之病，主要是脾胃虚弱，不能消化饮食、运行气血所致。因此首先用人参、白术、茯苓、炙甘草（即四君子汤）温补脾胃，增强消化吸收的功能。再以枳实行气破血，黄连泻热开郁，干姜温中散结，这几味是消痞的主药。厚朴燥湿除满，麦芽消食去滞，半夏曲温胃化痰，这几味是帮助脾胃消积除满的辅佐药。蒸饼虽是用面发酵后制成的，而性味甘平，能养脾胃，助消化，最适宜用于消补并行的丸剂。

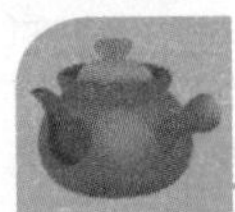

鳖甲饮子

本方出自《重订严氏济生方》

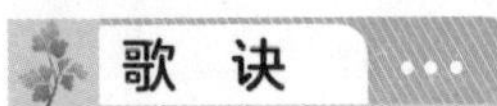

歌诀

鳖甲饮子治疟母　甘草芪术芍芎偶
草果槟榔厚朴增　乌梅姜枣同煎服

组成

醋炙鳖甲、土炒白术、川芎、酒炒白芍、槟榔、煨草果、厚朴、甘草各一钱，炙黄芪一钱半，生姜三片，大枣一枚，乌梅少许。

用法

水煎服。

功效

软坚散结，行气活血，祛湿消症。

主治

疟母证。症见疟疾久久不愈，胁腹胀痛，腹中结块，以及症积结于胁下，饮食减少，疲乏无力等。

方解

疟母是由于疟疾长久不止，病邪结于脏腑，与血气互结而产生了硬块，多见于左胁下，若不消除，疟疾不会痊愈。但是疟疾长久不止，人体气血俱虚，治疗时又必须虚实兼顾、消补并行，本方用黄芪、白术、甘草温补脾肺而益气，气足才能运行气血，磨积消坚。川芎行血中气滞，白芍益阴和营而平肝，使气血调和，槟榔下气攻积，草果暖胃除痰结，厚朴理气除湿，调脾胃而散满，姜、枣，调补脾胃。乌梅与白芍、甘草相配，可酸甘化阴，又可引药入肝，以除瘀结。鳖甲入血分，益阴补虚，清热散结，是治疗久疟的主药，所以用它作为方名。这样补虚攻邪，就能使结块消散，疟疾痊愈。

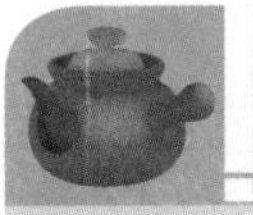

葛花解醒汤

本方出自《内外伤辨惑论》

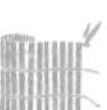

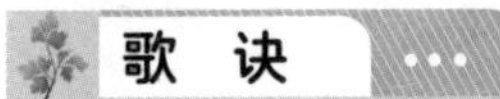

歌诀

葛花解酲香砂仁　二苓参术蔻青陈
神曲干姜兼泽泻　温中利湿酒伤珍

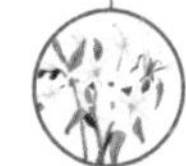

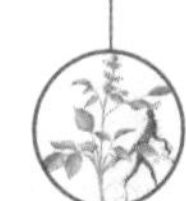

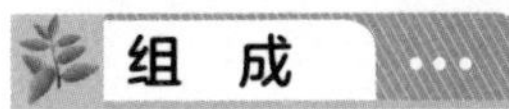

组成

葛花、砂仁、白豆蔻仁各五钱，青皮三钱，神曲、白术、干姜、泽泻各二钱，木香、陈皮、人参、白茯苓、猪苓各一钱五分。

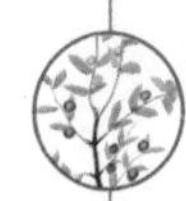

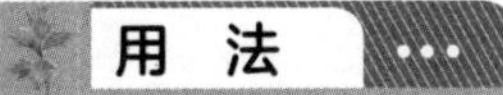

用法

研极细末，和匀，每次用白开水调服三钱。

功 效

温脾胃，消酒积，利湿清热。

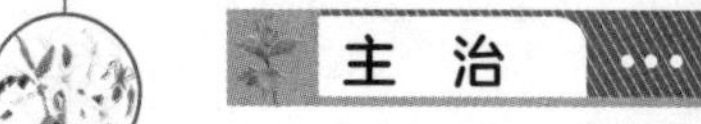

饮酒过度，湿伤脾胃证。症见饮酒过度，被酒所伤而发生的眩晕呕吐，胸膈痞闷，饮食减少，身体疲倦，小便不利等。

方 解

本方以甘平、无毒、能解酒的葛花为主药。因酒是湿热之品，停积在肠胃之中，必须用辛散的药物来解散，所以配入砂仁、白豆蔻仁，醒脾胃而散胸中滞气。神曲能解酒化食。木香、干姜调气温中，青皮、陈皮，除湿疏滞，白茯苓、猪苓、泽泻淡渗利湿，使湿热从小便出。更加人参、白术，补益被酒湿所伤的脾胃。

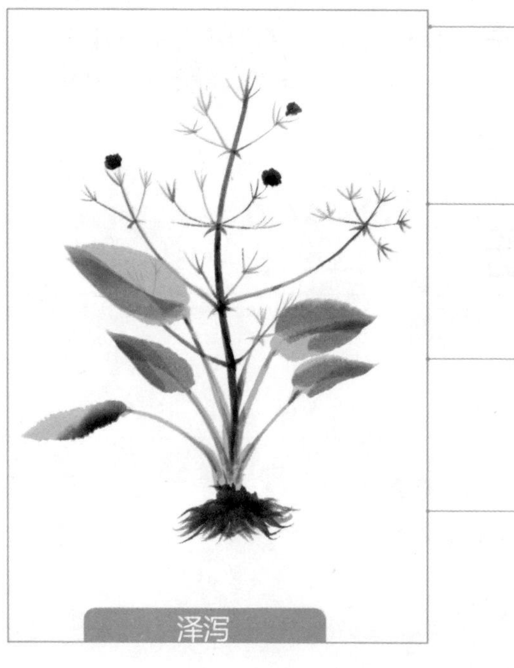

八 理气之剂

气，有营气、卫气、谷气、胃气、宗气、中气、元气等名称，不停地运行在人体内外，自上到下，从表到里，五脏六腑，四肢九窍，处处都有，是维持生命和保障健康的物质之一。然而人在天地之中，外加风寒暑湿燥火六气影响，内有喜怒忧思悲恐惊的七情活动，以及饮食起居等生活上的不调，都能造成气的运行失常，或气逆在上，或气陷在下，或郁结不通，于是变生多种疾病。这就需要按照病情分别运用降逆、升陷、开郁等方法来进行治疗。凡是属于这一类性质的方剂，就叫作理气之剂。

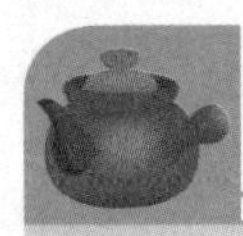

补中益气汤

本方出自《脾胃论》

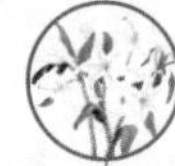

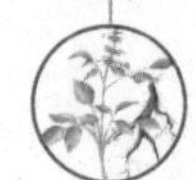

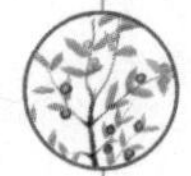

歌诀

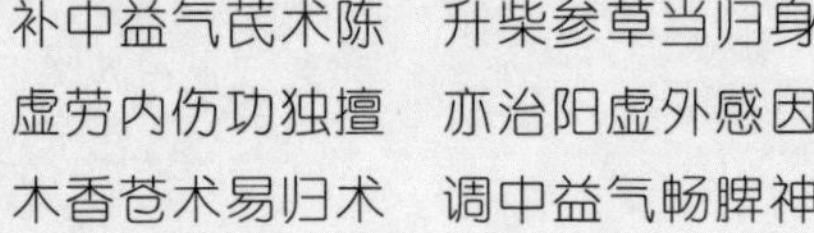

补中益气芪术陈　升柴参草当归身
虚劳内伤功独擅　亦治阳虚外感因
木香苍术易归术　调中益气畅脾神

组成

黄芪（病甚，劳倦热甚者一钱）、炙甘草各五分，人参、白术各三分，当归身二分，陈皮、升麻、柴胡各二分或三分。

用法

切碎，水煎一次，去渣，空腹稍热服。

功效

益气健脾，升阳举陷。

主治

脾胃气虚证。症见心烦懒言，不贪饮食，四肢困倦，中气不足而致面色萎黄，大便稀溏等。

气虚发热证。症见身热，动即气喘，口渴多汗等。

气虚下陷证。症见肛门脱出，或子宫下坠等。

方解

人被饮食劳倦所伤，必然脾气虚弱，脾气一虚，肺气也就不足。黄芪补肺气以固表，人参、甘草补脾气，和中焦而清虚热，白术健脾，当归身补血，橘皮即陈皮理气，升麻、柴胡升腾清阳之气。因此本方有补中益气、升阳举陷的作用。如果是阳气虚弱的人感受了外邪，可在本方中加入适当的发表药，有益气解表、扶正驱邪的优点。补中益气丸即照本方做成的蜜丸，每次服三钱，每日二次，温开水送下。

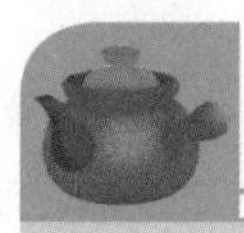

乌药顺气汤

本方出自《济生方》

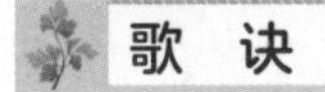

歌诀

乌药顺气芎芷姜　橘红枳桔及麻黄
僵蚕炙草姜煎服　中气厥逆此方详

组成

乌药、橘红各二钱，麻黄（去根节）、川芎、白芷、桔梗、炒枳壳各一钱，炒僵蚕、炮姜、炙甘草各五分。

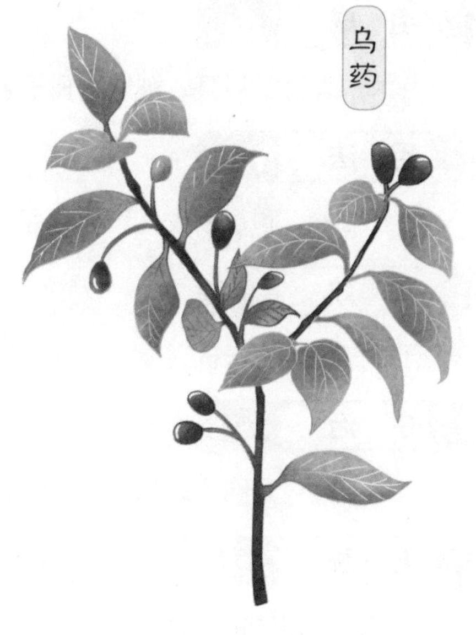

用法

加生姜三片、大枣一枚煎服。

功效

顺气降逆，祛风化痰。

主治

中气证。症见因大怒引动肝气上逆，突然昏厥，不知人事，牙关紧急，身体四肢逆冷，脉沉伏等，或因中风而遍身顽麻，四肢骨节疼痛，语言謇涩，口眼歪斜，喉中气急有痰等。

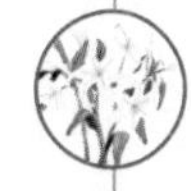

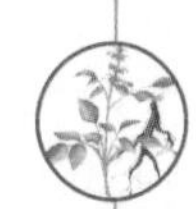

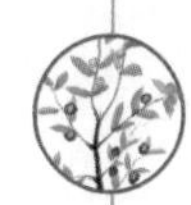

方解

乌药通调逆气，麻黄、桔梗宣通肺气，川芎、白芷和血气而散风。气逆就会生痰，所以用陈皮、枳壳理气行痰，僵蚕散结化痰而消风，炮姜温经通阳，炙甘草和中泻火，再加姜、枣，调和营卫。因此本方不仅能调顺逆气，还有消风化痰的作用，所以能治中气，也可治疗中风。

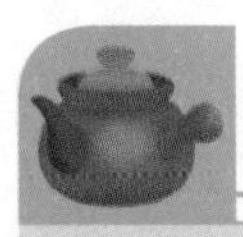

越鞠丸

本方出自《丹溪心法》

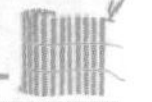

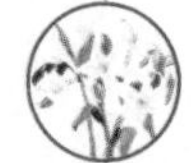

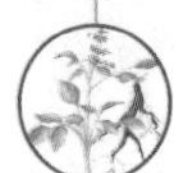

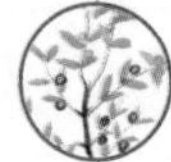

歌诀

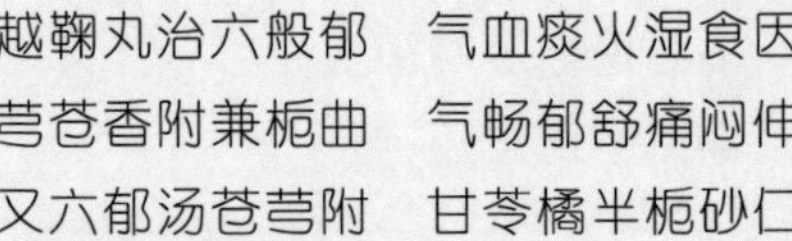

越鞠丸治六般郁　气血痰火湿食因
芎苍香附兼栀曲　气畅郁舒痛闷伸
又六郁汤苍芎附　甘苓橘半栀砂仁

组成

苍术、香附、川芎、神曲、栀子各等份。

用法

研为细末，和水做成丸药如绿豆大，每次服三钱，温开水送下。

功效

开郁舒气，使气机通畅，六郁皆舒，痛闷均除。

主治

六郁证。症见胸膈痞闷，吞酸呕吐，饮食不消等。

方解

六郁证，即气郁、血郁、痰郁、火郁、湿郁、食郁。本方用辛湿芳香的香附开气郁，苍术燥湿郁，川芎调血郁，栀子苦寒，能解火郁，神曲消食郁。痰由郁生，五郁得散，痰郁自除，所以用五药而能统治六郁。湿郁重的再加茯苓、白芷，火郁甚的再加青黛，血郁甚的再加桃仁、红花，气郁甚的再加木香、槟榔，食郁甚的再加麦芽、山楂、砂仁，痰郁甚的再加制南星、姜半夏、栝楼、浮海石，挟寒的加吴茱萸。这些方法都可供临证时参考。

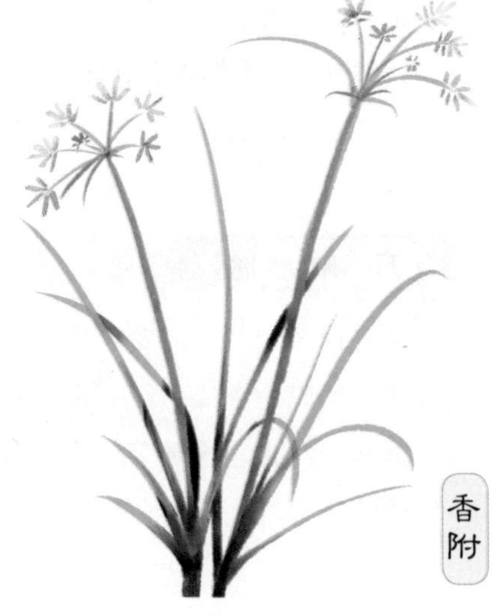

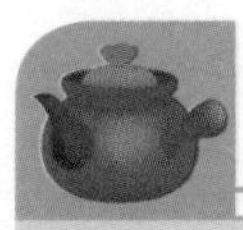

苏子降气汤

本方出自《太平惠民和剂局方》

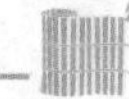

歌诀

苏子降气橘半归　前胡桂朴草姜依
下虚上盛痰嗽喘　亦有加参贵合机

组成

紫苏子、制半夏各二两半，炙甘草二两，川当归、肉桂、橘红各一两半，前胡、厚朴各一两。

用法

共研成细末，每次用二至三钱，加生姜三片同煎温服。

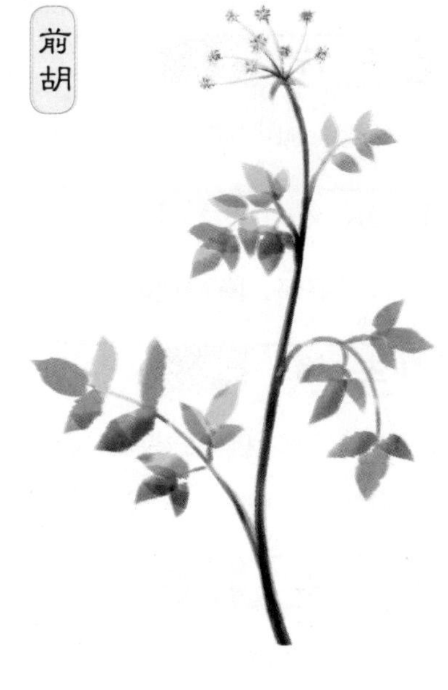

功效

降气平顺，祛痰止咳。

主治

上实下虚证。症见痰涎壅积，胸膈痞闷，咳嗽气喘，头目昏眩，身体疲倦，饮食减少等。

方解

紫苏子降气平喘，配合半夏、厚朴、橘红、前胡以下气化痰，降逆散痞而治上盛。川当归和血，炙甘草益气调中，再加肉桂引上越的虚阳下行，并且能温补肾阳而治下虚。本方是治疗肾阳素虚（下虚）、虚阳和痰涎壅积（上盛）而引起咳嗽气喘的效方。如阳气太虚，可加人参，但必须是无温痰的人才可用，气喘较重的，可加沉香。

苏子降气丸即照本方制成的水丸，每次服二三钱。每日二次，温开水送下。

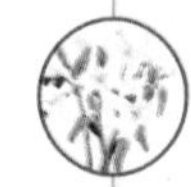

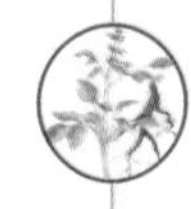

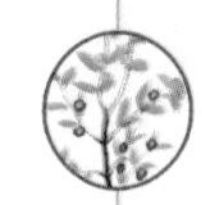

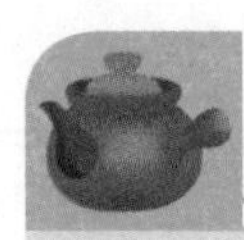

四七汤

本方出自《三因极一病证方论》

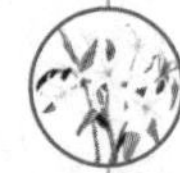

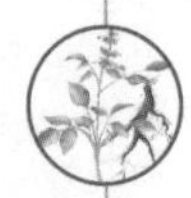

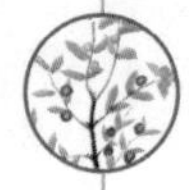

歌诀

四七汤理七情气　半夏厚朴茯苓苏
姜枣煎之舒郁结　痰涎呕痛尽能纾
又有局方名四七　参桂夏草妙更殊

组成

制半夏五钱，茯苓四钱，姜制厚朴三钱，紫苏叶二钱。

用法

切碎，加生姜三片（也可再加大枣二枚）同煎。

功效

行气解郁，降逆化痰。

主治

七情气郁，痰涎结聚证。症见咽中如有物阻，咳吐不出，吞咽不下，胸脘痞满，气不舒快，呕逆恶心，或攻冲作痛等。

方解

用四味药治疗七情病，所以叫四七汤。

半夏除痰开郁，厚朴降气除满，紫苏叶宽中散郁，茯苓渗湿化痰，使郁解结散，痰去气行。所以痰涎壅盛、呕吐和胀满疼痛等症皆能消除。

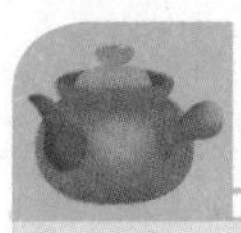

四磨汤

本方出自《济生方》

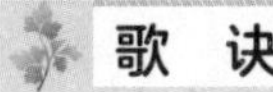

歌诀

四磨亦治七情侵　人参乌药及槟沉
浓磨煎服调逆气　实者枳壳易人参
去参加入木香枳　五磨饮子白酒斟

组成

人参、槟榔、沉香、乌药各等份。

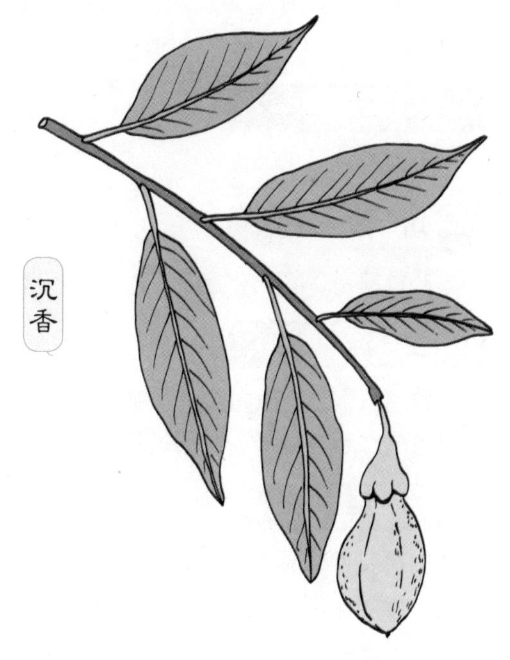

用法

磨浓汁后和水煎三四沸，温服。

功效

行气降逆，宽胸散结。

主治

七情所伤，肝气郁结，气逆不降证。症见胸膈胀闷，上气喘急，胸腹满闷，不思饮食等。

方解

槟榔、沉香，都能降气，配合乌药调顺逆气，使喘急满闷得舒。又恐三药伤气，所以再加人参，使其不致损耗正气。体实气足的人，用枳壳代替人参，可以增强治逆气的作用。本方中的药物都较坚实，非久煎不能出性，但煎煮过久，又会使芳香的气味散失而削弱疗效，所以采取先磨浓汁再和水煎沸的方法。

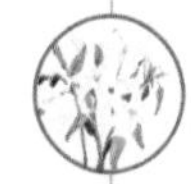

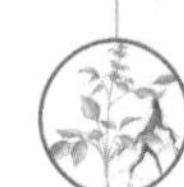

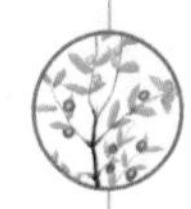

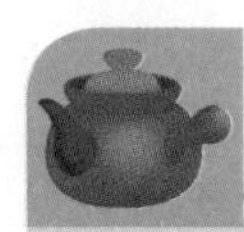

旋覆代赭汤

本方出自《伤寒论》

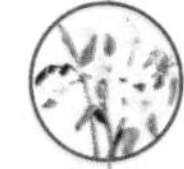

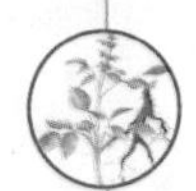

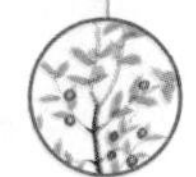

歌诀

旋覆代赭用人参　半夏甘姜大枣临
重以镇逆咸软痞　痞硬噫气力能禁

组成

旋覆花、炙甘草各三两，代赭石一两，人参二两，生姜五两，半夏半升，大枣十二枚。

用法

水煎服。

功效

补胃镇逆，降气化痰。

主治

胃虚气弱，痰浊内阻证。症见心下痞硬，时时噫气，舌苔白滑，脉缓或滑等。

旋覆花

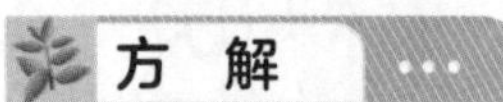

方解

旋覆花性味咸温，能消痰结软痞硬。代赭石质体重坠能镇逆气上冲，配合半夏、生姜温胃化痰而散痞，人参、炙甘草、大枣甘温益气而补虚。因此，胃气虚弱，食入即吐的胃病本方也可治疗。

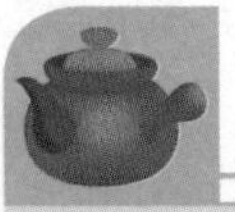

正气天香散

本方出自《玉机微义》

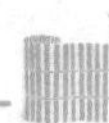

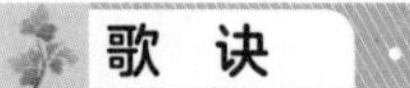

歌诀

绀珠正气天香散　香附干姜苏叶陈
乌药舒郁兼除痛　气行血活经自匀

组 成

香附八两，乌药二两，紫苏叶、陈皮、干姜各一两。

用 法

研成细末，每次服五至六钱，用水煎服。

功 效

行气解郁，调经止痛。

主 治

女子肝郁气滞证。症见胁肋刺痛，月经不调等。

方 解

因为气的运行失常，经血也就因之不调。所以用香附、乌药、陈皮通经活血，解郁除痛，紫苏助香附理血分之滞，干姜温中散寒，通经活血。气行正常，血运灵活，月经也就恢复正常，经期自然调匀。本方因所用主药为乌药（以天台产者为佳）与香附，故名正气天香散。

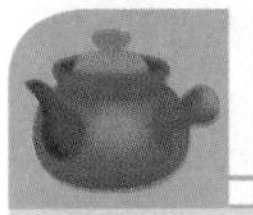

橘皮竹茹汤

本方出自《济生方》

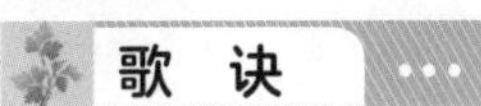

歌 诀

橘皮竹茹治呕呃　参甘半夏枇杷麦
赤茯再加姜枣煎　方由金匮此方辟

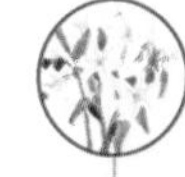
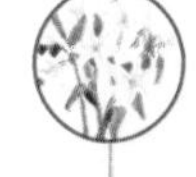
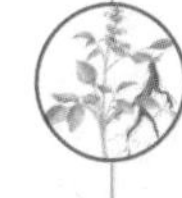
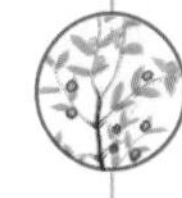

组 成

赤茯苓、橘皮、枇杷叶、麦冬、竹茹、半夏各一两，人参、甘草各半两。

用 法

共研粗末，每次用四钱，加生姜五片、大枣三枚同煎温服。

功 效

降逆止呃，清热和胃。

主治

胃虚有热之呃逆证。症见口干口渴，干呕呃逆等。

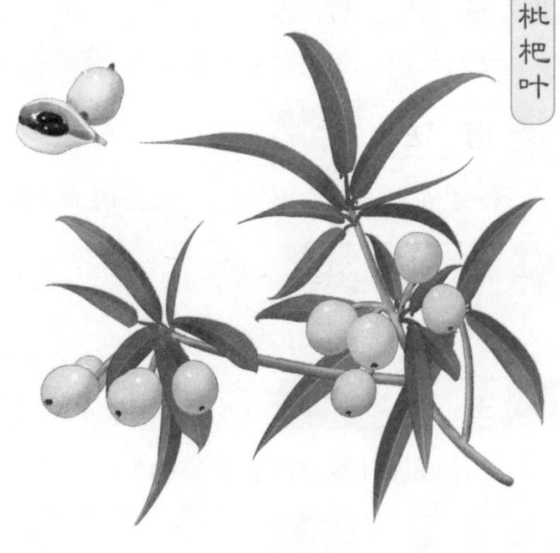

方解

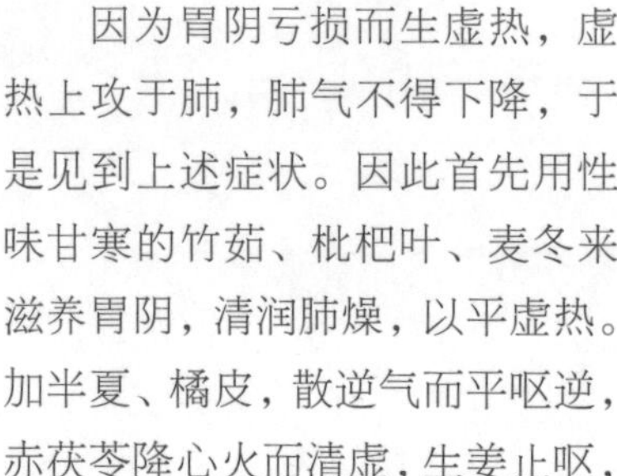

因为胃阴亏损而生虚热，虚热上攻于肺，肺气不得下降，于是见到上述症状。因此首先用性味甘寒的竹茹、枇杷叶、麦冬来滋养胃阴，清润肺燥，以平虚热。加半夏、橘皮，散逆气而平呕逆，赤茯苓降心火而清虚，生姜止呕，加人参、甘草、大枣补气益胃。由此可以看出，本方只适合胃虚有热的干呕呃逆，若是虚寒性和实热性的干呕呃逆就应当禁用。

丁香柿蒂汤

本方出自《症因脉治》

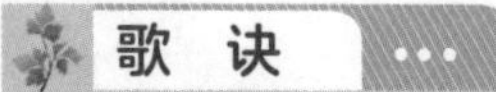

歌诀

丁香柿蒂人参姜　呃逆因寒中气戕
济生香蒂仅二味　或加竹橘用皆良

组成

丁香、柿蒂各二钱，人参一钱，生姜五片。

用法

水煎温服。

功效

益气温胃，温中降逆。

主治

胃中虚寒之呃逆证。症见呃逆不已，胸脘痞闷等。

方 解

丁香温脾胃，暖命门而行滞气。柿蒂味苦，性温而涩，苦能降气，温能散寒，涩能止呃。这两味药是治呃逆的主药，所以用作方名。再加人参益气补虚，生姜温胃祛寒，对虚寒性的呃逆有良好的效果。

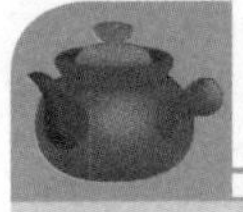

定喘汤

本方出自《摄生众妙方》

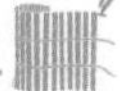

歌 诀

定喘白果与麻黄　款冬半夏白皮桑
苏杏黄芩兼甘草　肺寒膈热喘哮尝

组 成

白果二十一枚，麻黄、半夏、款冬花、桑白皮各三钱，苏子二钱，杏仁、黄芩各一钱五分，甘草一钱。

用 法

用水煎服。

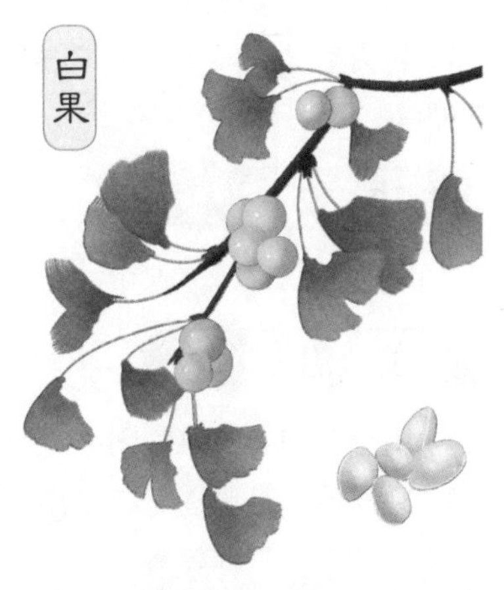

功 效

宣肺降气，祛痰平喘。

主 治

风寒外束，痰热内蕴证。症见咳喘痰多，喉中啸鸣，或恶寒发热，舌苔黄腻，脉滑数等。

方 解

哮喘表现为呼吸急促，连续不得息，喉中有痰，声像青蛙叫一样。这是由于平日膈间有痰，气不通利，又感受风寒，肺气壅塞，痰不得出，郁结生热，于是气逆而喘，痰随气动而有声。本方中，麻黄解散风寒，宣肺平喘，苏子、半夏、杏仁降气化痰，桑白皮泻肺中壅气，款冬花润肺利痰，黄芩清热，甘草和中。诸药并用，使肺中风寒解散，壅塞宣通，

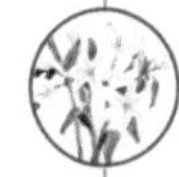
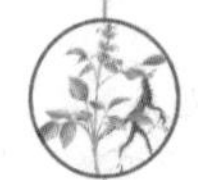
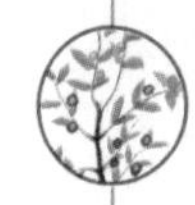

痰热得泻，于是哮喘可平。然而本方配合的特点还在于用温涩的白果，既有涤痰的作用，又能敛肺平喘，与麻黄配合后发中有收，收中有发，解邪而不伤气，所以是定喘的好方剂。

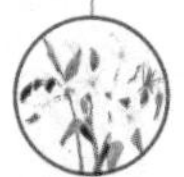

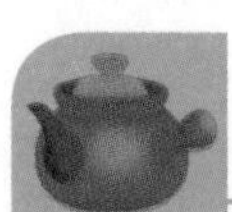

苏合香丸

本方出自《太平惠民和剂局方》

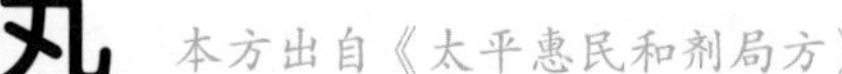

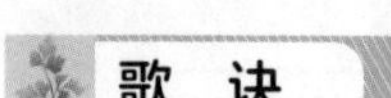

歌诀

苏合香丸麝息香　木丁薰陆气同芳
犀冰白术沉香附　衣用朱砂中恶尝

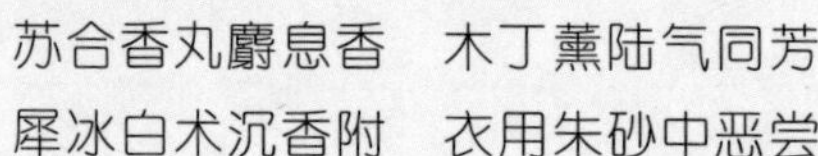

组成

苏合香油（入安息香膏内）、薰陆香（别研）、冰片各一两，青木香、丁香、乌犀屑、白术、沉香、香附、白檀香、朱砂（研、水飞）各二两，麝香（研），安息香（用上好黄酒）一升熬膏。（按原书还有荜茇、诃子各二两）

用法

将安息香膏和蜜，与药末和匀，制成丸药，如梧桐子大，用朱砂为衣，每服四丸，温开水送下。

功效

芳香开窍，行气温中。

主治

中恶客忤，中寒气闭证。症见突然昏迷，不省人事，牙关紧闭，苔白脉迟，或心腹猝痛，甚则昏厥，痰壅气阻等。

方解

苏合香油、安息香通脏腑而透窍开闭。麝香、冰片辟秽恶而走窜经络。乌犀屑凉心解毒，香附理肝，薰陆香宣肺，青木香醒脾，沉香镇肾，荜茇下气化痰，丁香温胃，白檀香行气解郁，白术健脾，朱砂镇心安神。于是痰去窍开，秽恶可除，气机舒畅，则神志清醒。尤妙在用诃子一味，防止诸香过窜，消散真气，故稍加收涩之味，因而是一个开闭的效方。但是若误用于虚脱证候，会使病情恶化，必须注意。

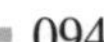

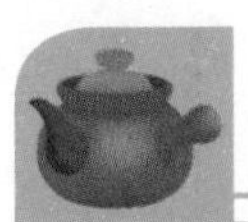

栝蒌薤白汤 本方出自《金匮要略》

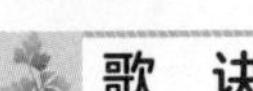

歌诀

栝蒌薤白治胸痹　益以白酒温肺气
加夏加朴枳桂枝　治法稍殊名亦异

组成

栝蒌实一枚，薤白半升，白酒七升。

用法

煮，分两次服。

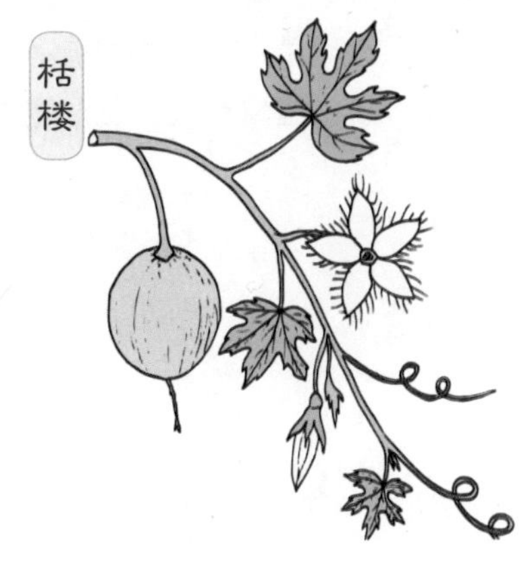

功效

通阳散结，行气祛痰。

主治

痰盛瘀阻之胸痹证。症见胸中满痛彻背，喘息咳唾，不能安卧，短气痰多，舌苔白腻，脉迟等。

方解

本方用栝楼涤除垢腻之痰，薤白温中散结气，助以白酒佐药力上行，并温肺气，于是胸中阴寒结聚之邪得除，阳气宣畅，而痹痛可止。

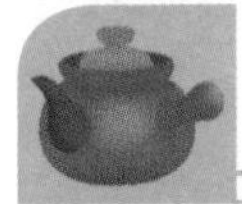

丹参饮 本方出自《时方歌括》

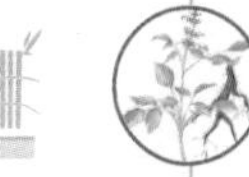

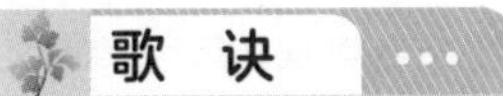

歌诀

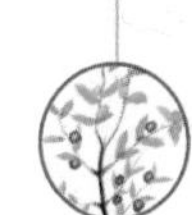

丹参饮里用檀砂　心胃诸痛效验赊
百合汤中乌药佐　专除郁气不须夸
圣惠更有金铃子　酒下延胡均可嘉

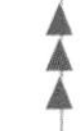

组 成

丹参一两，檀香、砂仁各一钱半。

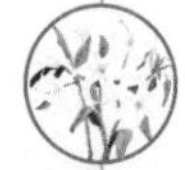

用 法

水煎服。

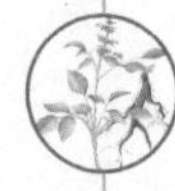

功 效

活血祛瘀，行气止痛。

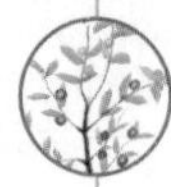

主 治

血气瘀滞互结的心胃诸痛证。症见心痛，胃脘痛等。

方 解

丹参微寒清凉，活血祛瘀而不燥热。檀香辛香，行散温通，理气散寒，调中止痛。砂仁温胃行气，化湿宽中而止痛。若是肝火的胃痛则不宜用本方。

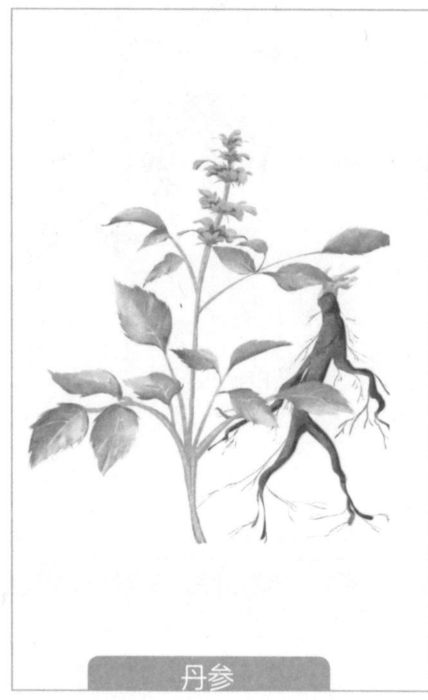

丹参

入药部位

植物的根及根茎。

性味与归经

苦，微寒。归心、心包、肝经。

功效

活血祛瘀，凉血清心，养血安神。

主治

胸肋胁痛，疮疡肿痛，月经不调，经闭痛经，产后瘀痛等。

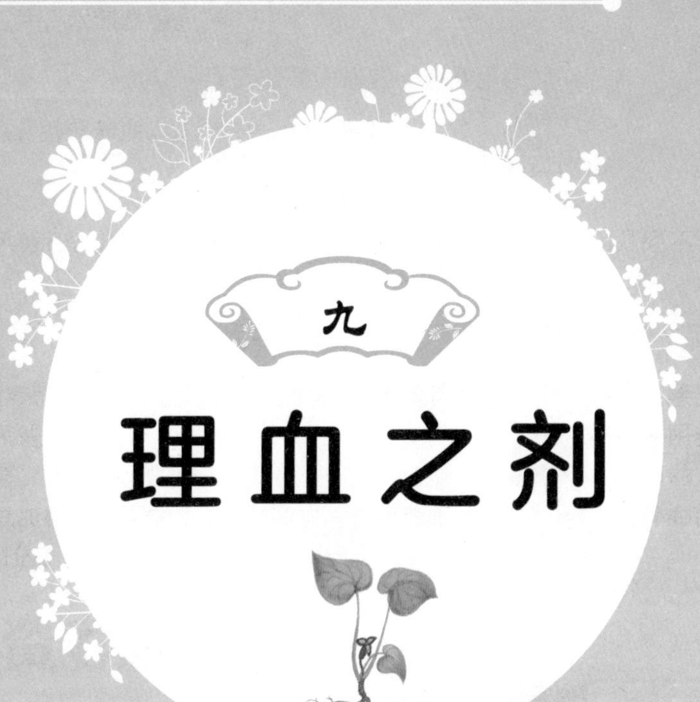

九 理血之剂

血是脉管中有形有质、流通不息、供给营养的物质之一。从四肢百骸、五脏六腑，一直到毛发皮肤、肌肉筋骨，无不需要它来濡养。当因为外伤或者疾病的影响，造成体内血液耗伤或流行失常时，就会产生血虚、血瘀和出血的证候。因此，凡是具有补血、祛瘀和止血作用的方剂，就叫理血之剂。简单来说就是治理血分疾病的方剂。

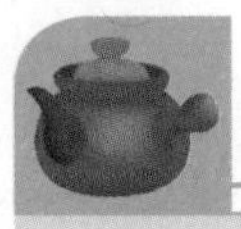

四物汤

本方出自《太平惠民和剂局方》

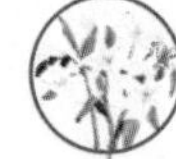

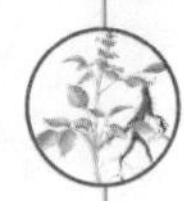

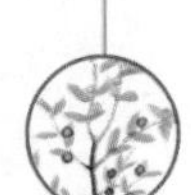

歌诀

四物地芍与归芎　血家百病此方通
八珍合入四君子　气血双疗功独崇
再加黄芪与肉桂　十全大补补方雄
十全除却芪地草　加粟煎之名胃风

组成

熟地、当归、川芎、白芍各等份。

用法

研成粗末，每次三钱，水煎去渣，空腹热服。

功效

补血调血，调经化瘀。

主治

营血虚滞证。症见月经不调，脐腹绞痛，血结成块，时发疼痛，心悸失眠，头晕目眩等。

方解

熟地滋阴补血，当归和血生血，芍药敛阴益血，川芎调和血气。诸药合起来就成为调血养血的良方，不仅是妇科的常用方，也是治疗血病的基本方。如以补血为主，可加重熟地、白芍的分量，当归改为归身。活血为主时可加重当归和川芎的分量；血虚夹寒而有瘀滞的可加桃仁、红花、炮姜、肉桂等。血虚有热而妄行不止的，可加丹皮、阿胶、山栀、黄芩等，并将熟地改成生地。

附方

若久病之后，气血皆虚，精神不振，肢体疲倦，面色萎黄，饮食减少，并有虚热，以及疮疡久溃不能愈合的，可将本方加人参、白术、茯苓、甘草煎服，叫八珍汤，是一个气血双补的方剂。制成蜜丸，即八珍丸，每次服三钱，每日服二次，温开水送下。

八珍汤再加黄芪、肉桂，叫十全大补汤，十味药各等份，研成粗末，每服二钱，加生姜三片、大枣二枚同煎温服。制成蜜丸，即十全大补丸，每次服三钱，每日服二次，温开水送下。除气血双补外，还能助阳固卫，温补肾阳，所以适用于虚劳病人而见咳嗽、遗精、失血，以及妇人崩漏等证，本方补的力量雄厚，但性偏温，对阴虚火旺的人不宜。

胃风汤就是十全大补汤除去黄芪、熟地、炙甘草，加粟米（即小米）百粒煎服，治疗胃肠虚弱而受风冷侵入，出现大便泄泻，粪便中夹有未消化的食物，或者大便下血，血清色鲜的证候。

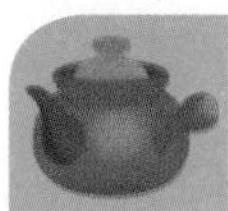

人参养营汤

本方出自《太平惠民和剂局方》

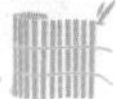

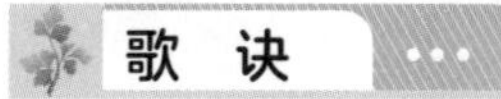

歌诀

人参养营即十全　除却川芎五味联
陈皮远志加姜枣　肺脾气血补方先

组成

白芍药三两，当归、陈皮、黄芪、桂心、人参、白术、炙甘草各一两，熟地、五味子、茯苓各七钱半，远志半两。

用法

药研成粗末，每次用四钱，加生姜三片、大枣二枚同煎。制成蜜丸，即人参养营丸，每次服三钱，每日二次，温开水送下。

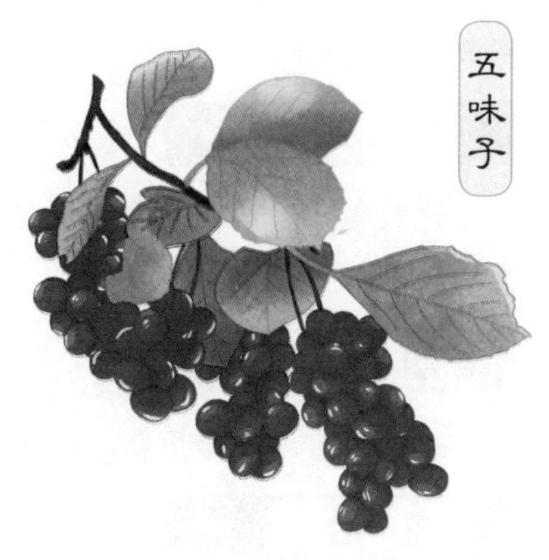

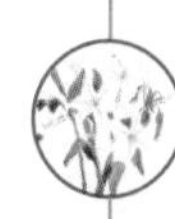

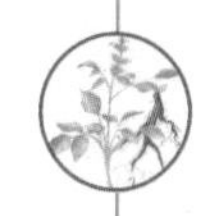

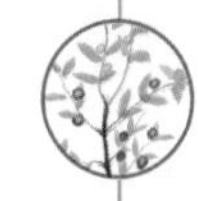

功效

养心安神，补气益血。

主治

营血不足，心脾气血两虚证。症见惊悸健忘，身热自汗，咽干唇燥，饮食无味，体倦肌瘦，毛发脱落，气短，腰背酸疼，小便赤涩等。

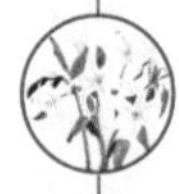

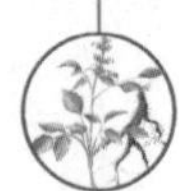

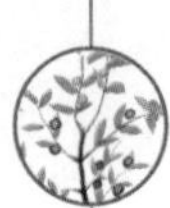

方解

血是由脾胃吸取饮食的精华，并通过中焦气化而成，所以补血的方剂常配用一些补气药。本方治疗气血俱虚，补气更是重要的一环。故方中用人参大补元气，补脾气益肺气。白芍补血敛阴。黄芪助人参补脾益肺，且能敛汗固表。白术助人参健脾益气，且能燥湿。当归、熟地助白芍补血。陈皮理气健脾，使补血不滞，补气不壅。茯苓健脾渗湿，还有宁心安神的功效。五味子配合人参、黄芪，可敛阴止汗，加强补肺养心的功效。远志养心安神。桂心温阳活血。姜、枣，调和营卫。炙甘草益气健脾，调和诸药。所以本方对气血俱虚，心脾肺都不足而见上述病证的，有良好疗效。

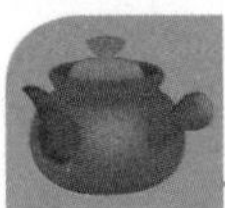

归脾汤

本方出自《济生方》

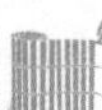

歌诀

归脾汤用术参芪　归草茯神远志随
酸枣木香龙眼肉　煎加姜枣益心脾
怔忡健忘俱可却　肠风崩漏总能医

组成

白术、茯神、黄芪、龙眼肉、酸枣仁各一两，人参、木香、当归、远志各半两，炙甘草二钱半。

用法

研成粗末，每次用四钱，加生姜五片、大枣一枚同煎温服。

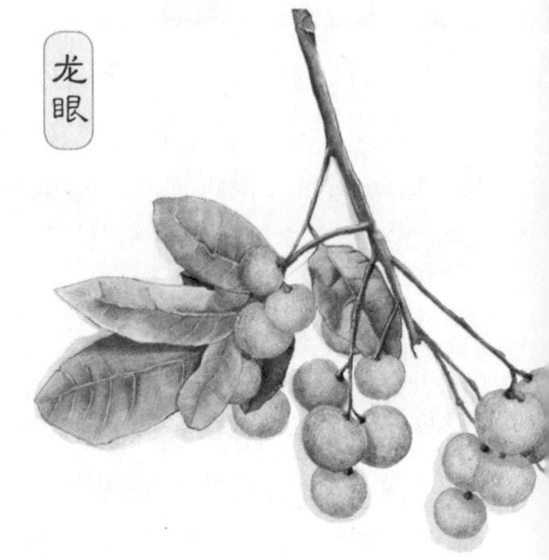

龙眼

功效

益气补血，健脾养心，安神。

主治

思虑过度，心脾血虚而发生的健忘怔忡证。症见失眠，盗汗，饮食减少，身体疲倦等。

方 解

因为病由心脾受伤，营血虚少引起，所以用龙眼肉、酸枣仁、远志、茯神、当归补心养血，人参、黄芪、炙甘草、白术补脾生血，木香舒理脾气，增强补气生血的功能。本方是补益心脾，养血安神，治疗怔忡健忘的有效方剂。

崩漏是妇科月经病中的一种出血证。崩是突然大量出血，漏是出血连续不断，而病势较缓。造成本病的原因很多，但与心脾的关系较大，心脾是负责血的生成和流通的，本方能补益心脾，引血归经，也能治疗肠风下血和崩漏等证。

本方制成蜜丸，即归脾丸（方中用人参的，名人参归脾丸），每次服三钱，每日服二次，开水送下。

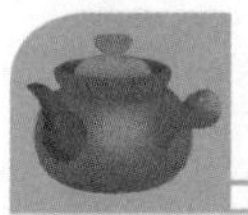

养心汤 本方出自《仁斋直指方论》

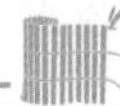

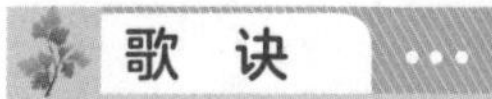

歌 诀

养心汤用草芪参　二茯芎归柏子寻
夏曲远志兼桂味　再加酸枣总宁心

组 成

炙黄芪、茯神、白茯苓、半夏曲、酒当归、川芎各一两，远志、炒酸枣仁、肉桂、柏子仁、五味子、人参各二钱半，炙甘草一钱。

用 法

研为粗末，每次服五钱，水煎服。

功 效

补血养心，益气温阳。

主 治

心虚血少证。症见怔忡惊悸，心神不宁等。

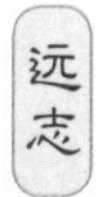

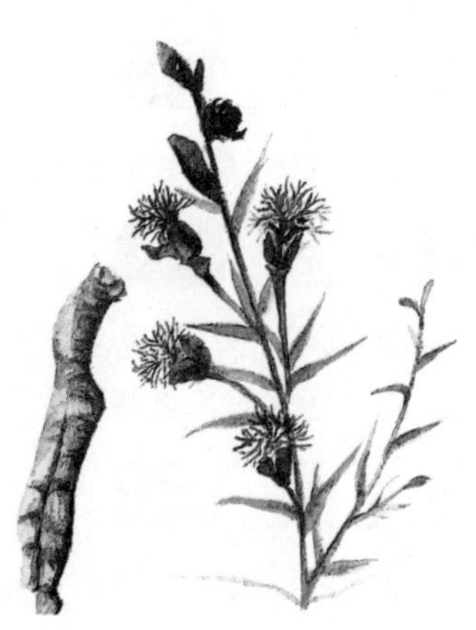

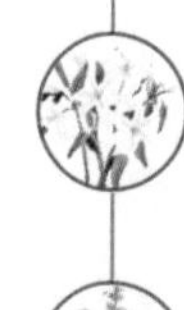

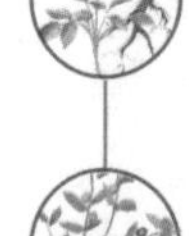

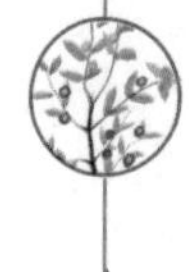

方解

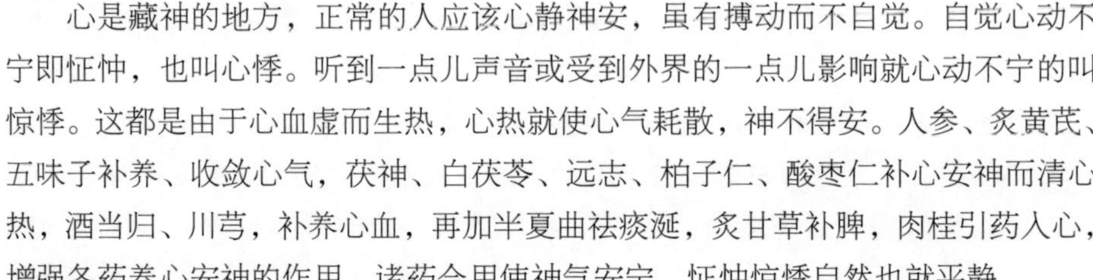

心是藏神的地方，正常的人应该心静神安，虽有搏动而不自觉。自觉心动不宁即怔忡，也叫心悸。听到一点儿声音或受到外界的一点儿影响就心动不宁的叫惊悸。这都是由于心血虚而生热，心热就使心气耗散，神不得安。人参、炙黄芪、五味子补养、收敛心气，茯神、白茯苓、远志、柏子仁、酸枣仁补心安神而清心热，酒当归、川芎，补养心血，再加半夏曲祛痰涎，炙甘草补脾，肉桂引药入心，增强各药养心安神的作用。诸药合用使神气安宁，怔忡惊悸自然也就平静。

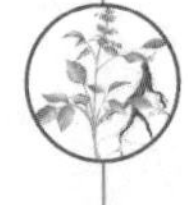

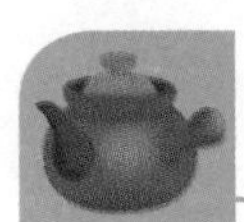

当归四逆汤

本方出自《伤寒论》

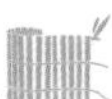

歌诀

当归四逆桂枝芍　细辛甘草木通着
再加大枣治阴厥　脉细阳虚由血弱
内有久寒加姜茱　发表温中通经脉
不用附子及干姜　助阳过剂阴反灼

组成

当归、桂枝、芍药、细辛各三两，炙甘草、木通各二两，大枣二十五枚。

用法

水煎，分三次温服。

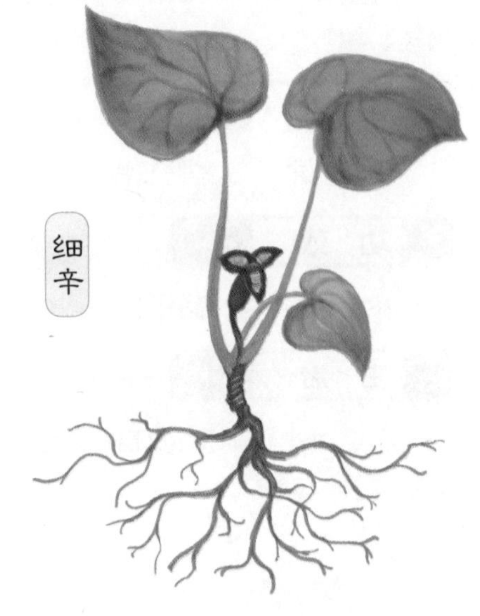

功效

养血复脉，温经散寒。

主治

血虚厥寒证。症见手足厥冷，腰、腿、足、肩等处疼痛，舌苔发白等。

方解

本方所治的手足厥寒，虽也叫阴厥，

但与四逆汤治的阴厥大有区别。本证是因为平素阳气虚弱，又受寒邪，于是阳气不能温暖四肢而致手由指到肘、足由趾到膝都冷。同时还见到阳虚血弱的脉细欲绝。所以既需要桂枝、细辛温散寒邪，温通经脉，又需当归、芍药补血养营。再加上炙甘草、大枣，温益脾气，木通通利血脉关节，于是手足温和，脉也复常。

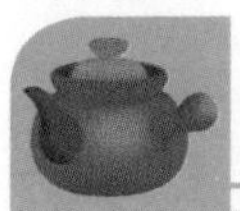

桃仁承气汤

本方出自《伤寒论》

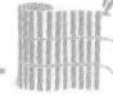

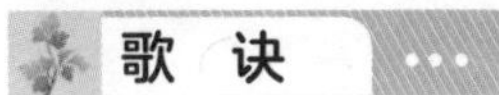

歌诀

桃仁承气五般奇　甘草硝黄并桂枝
热结膀胱少腹胀　如狂蓄血最相宜

组成

桃仁五十个，桂枝、炙甘草、芒硝各二两，大黄四两。

用法

水煎，分三次温服。

功效

破血下瘀。

主治

下焦蓄血证。症见小腹胀急，小便通利，大便色黑，发热烦躁，谵语如狂等。

方解

这是因为外感风寒的表证没有解除，病邪传入膀胱，郁结生热，和血并结在下焦而成。大黄、芒硝，泻结祛热，桃仁破瘀行血，桂枝解表证风寒，通经脉中瘀血，炙甘草和中调胃，帮助桂枝解表。诸药合成一个破瘀行血、清除下焦蓄血的方剂。

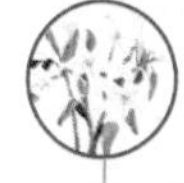

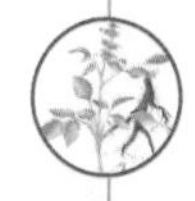

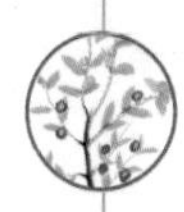

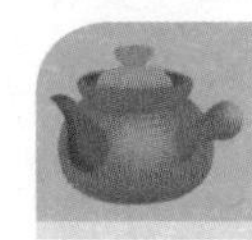

犀角地黄汤

本方出自《备急千金要方》

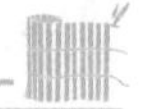

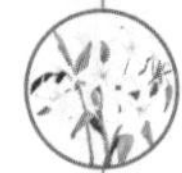

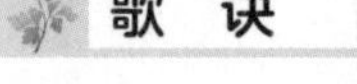

歌诀

犀角地黄芍药丹　血升胃热火邪干
斑黄阳毒皆堪治　或益柴芩总伐肝

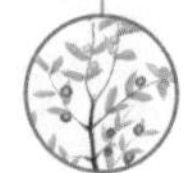

组成

犀角一两，生地八两，芍药三分，牡丹皮一两。

用法

水煎服。

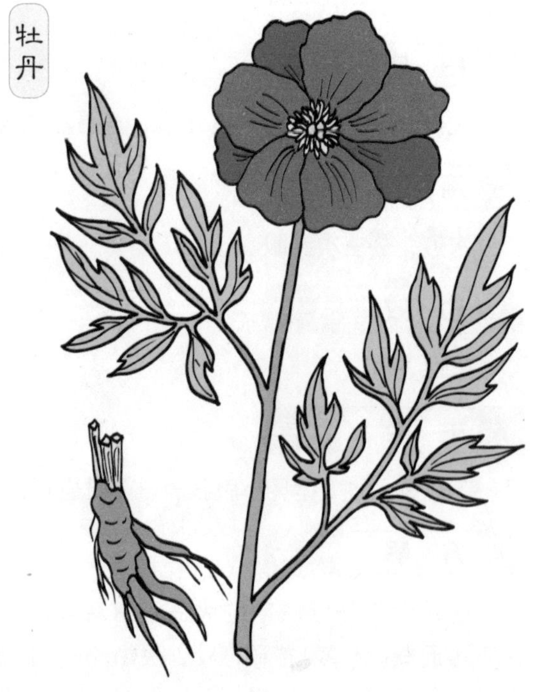

功效

清热解毒，凉血散瘀。

主治

伤寒温病证。症见吐血，鼻衄，嗽血，便血等。

方解

这是因为热邪入里，胃热炽盛，扰动血分，于是血被迫妄行而出。用犀角的大寒清解胃中火热，兼清心火而凉血，芍药酸寒，凉血散血，牡丹皮苦寒，泻血中火热而凉血散瘀，生地既能凉血止血，还能滋阴生血。所以本方还能治疗由于伤寒温病的热邪入胃而造成的阳毒发斑。大怒伤肝的出血证，可用本方加柴胡、黄芩来平肝止血。

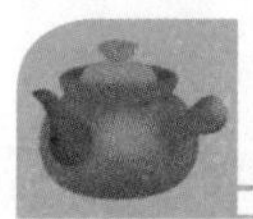

咳血方 本方出自《丹溪心法》

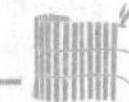

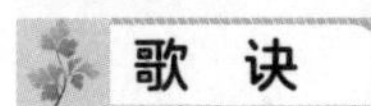

歌诀

咳血方中诃子收　瓜蒌海石山栀投
青黛蜜丸口噙化　咳嗽痰血服之瘳

组成

青黛、诃子、瓜蒌仁、海石、炒山栀。（原书未著分量，可遵医嘱服用）

用法

共研细末，用白蜜和生姜汁做成丸，放口中噙化。

功效

化痰止咳，清肝宁肺，凉血止血。

主治

肝火犯肺之咳血证。症见肝火上逆，熏灼肺脏，肺热而燥，咳嗽带血等。

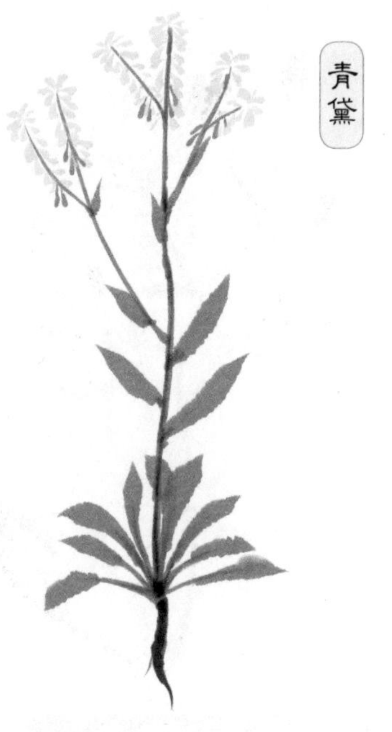

方解

青黛泻肝火而凉血，栀子清肺泻火，使肺的火热得清。但是肺热而燥，肺中津液被蒸灼而成痰，所以又用瓜蒌仁润肺化痰，海石润燥化痰，再加诃子收敛因受火伤而耗散的肺气。于是痰化而咳嗽得止，因咳嗽而出的血也就跟着停止。

本方不用止血药，只用清热泻火、润肺化痰的药，就能达到咳停血止的目的，是从根本着手的方法。尤其采取噙化法，使药力徐徐入肺，更是治疗咳嗽很好的给药方法。

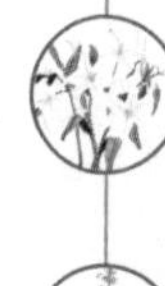

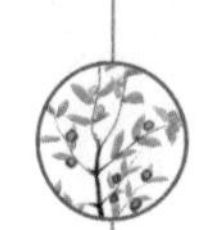

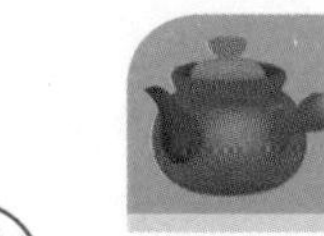

秦艽白术丸

本方出自《兰室秘藏》

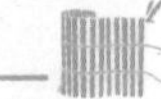

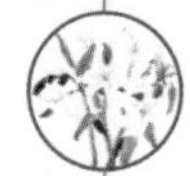

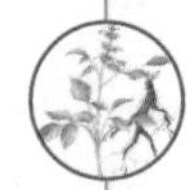

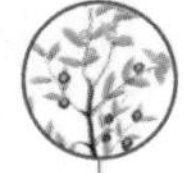

歌诀

秦艽白术丸东垣　归尾桃仁枳实攒
地榆泽泻皂角子　糊丸血痔便艰难
仍有苍术防风剂　润血疏风燥湿安

组成

秦艽、桃仁、皂角子（烧存性）各一两，当归尾、泽泻、枳实、白术各五钱，地榆三钱。

用法

共研为细末，用面糊做成丸药，如芡实一般大，每次服五十至七十丸，空腹白开水送下。

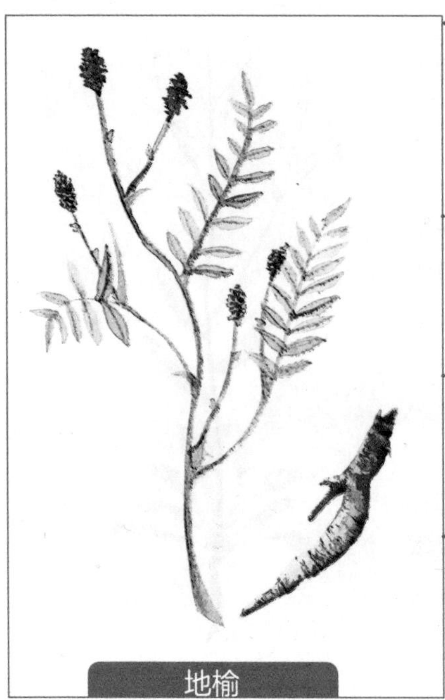

入药部位

植物的根及茎。

性味与归经

苦、酸，微寒。归肝、大肠经。

功效

凉血止血，泻火敛疮。

主治

便血，血痢，痔疮出血，尿血，崩漏，烫伤，皮肤溃烂等。

功 效

凉血止血，润燥通便。

主 治

血痔，痔漏证。症见痔疮有脓血，大便燥结，疼痛难忍等。

方 解

痔疮有内痔和外痔两种。由于肠中湿热熏蒸，所以大便燥结，血肉腐败，脓血不断而疼痛难忍。秦艽、皂角子润燥通便，桃仁、当归尾活血祛瘀，枳实泻热破结，泽泻渗利湿热，地榆破血止血，白术燥湿益气。

附 方

本方去白术、枳实、地榆，加苍术、防风、大黄、黄柏、槟榔，名叫秦艽苍术汤，治痔疮久溃不合，变成痔漏，大便秘涩，疼痛难忍的症状。

本方去枳实、皂角子、地榆、当归尾，加防风、当归身、升麻、柴胡、橘皮、炙甘草、黄柏、大黄、红花，名叫秦艽防风汤，治痔漏，大便时疼痛。

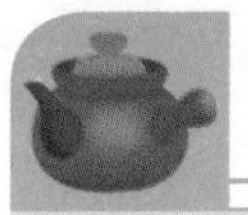

槐花散 本方出自《本事方》

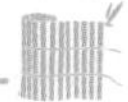

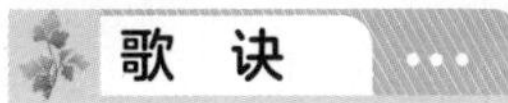

歌 诀

槐花散用治肠风　侧柏黑荆枳壳充
为末等分米饮下　宽肠凉血逐风功

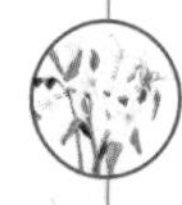

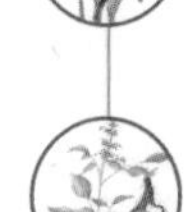

组 成

槐花、侧柏叶、荆芥穗（炒黑）、枳壳各等份。

用 法

研成细末，用清米汤调服二钱。

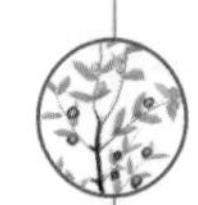

功 效

清肠止血，疏风行气。

主 治

肠风脏毒下血，风热湿毒证。症见大便出血且血色鲜红，舌苔发红等。

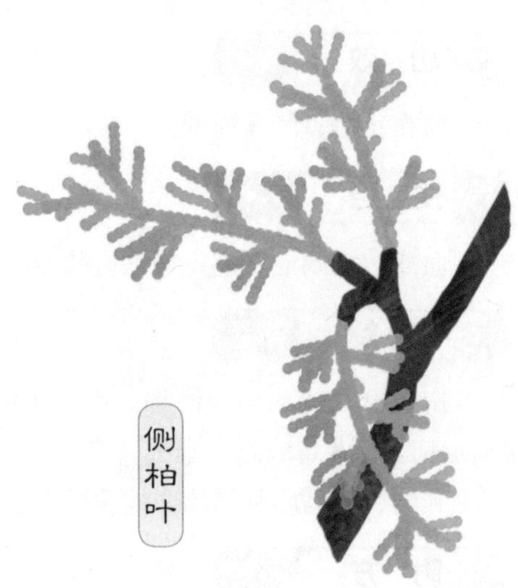

方 解

肠风就是大便出鲜血。因为风邪侵入肠胃之中，郁而化热，扰动血分，发生腹中痛，大便出血的症状。

槐花清大肠中热，侧柏叶凉血止血，荆芥穗散风，枳壳下气宽肠。药炒黑能入血，可增强凉血止血、宽肠散风的功能。所以本方是治肠风下血的方剂。

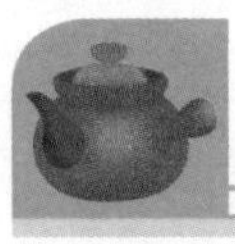

小蓟饮子

本方出自《济生方》

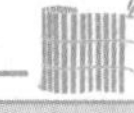

歌 诀

小蓟饮子藕蒲黄　木通滑石生地襄
归草黑栀淡竹叶　血淋热结服之良

组 成

小蓟、蒲黄、藕节、滑石、木通、当归、炙甘草、栀子（炒黑）、淡竹叶各半两，生地四两。

用 法

研成粗末，每次用四钱，水煎温服。

功 效

利尿通淋，凉血止血。

主 治

血淋，尿血证。症见小便次数多且赤涩热痛，舌头发红等。

方 解

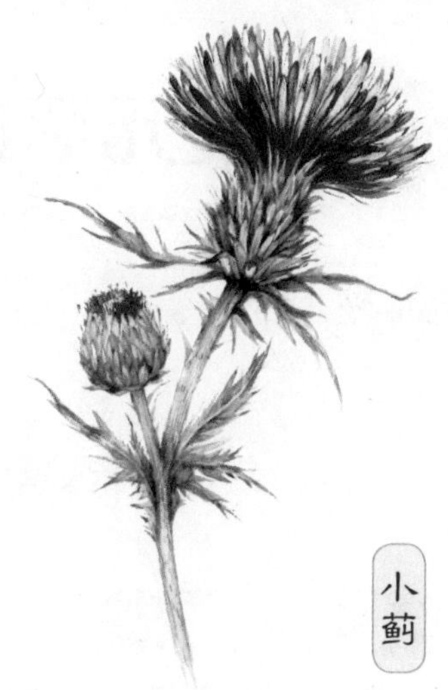

血淋就是小便淋涩不畅，尿时痛而有血。有血瘀、血虚、血热、血冷等区别，本方治血热而有瘀结的证候，疗效较好。

小蓟、藕节破瘀血，生地凉血，蒲黄止血，栀子散三焦火，木通降小肠火，滑石泻热利小便，淡竹叶清肺凉心，当归活血。炙甘草调气。于是瘀结除、血热清，自然小便通畅而血止痛除了。

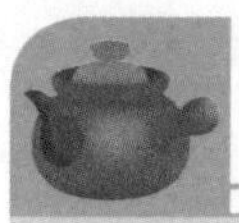

四生丸 本方出自《妇人大全良方》

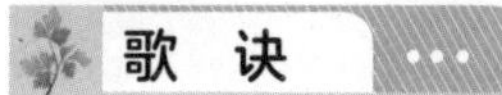

歌 诀

四生丸用三般叶　侧柏艾荷生地协
等分生捣如泥煎　血热妄行止衄惬

组 成

生荷叶、生艾叶、生侧柏叶、生地各等份。

用 法

捣烂做成鸡子黄大的丸药，每次用一丸。

功 效

凉血止血，活血祛风，通络止痛。

主 治

热入血分，迫血妄行证。症见吐血，衄血，便血等。

方 解

侧柏叶、生地，清热凉血，养阴生津。生荷叶清上焦热。生艾叶理气和血而止血。况且生用药性更寒，所以只要是血被热迫而上出的吐衄都能获得良好的治疗效果。但本方药性过凉，多用容易造成瘀滞，要多加注意。

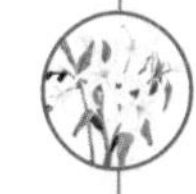

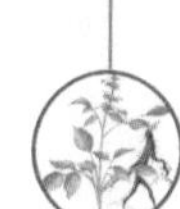

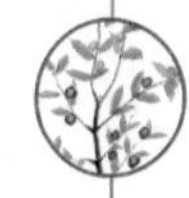

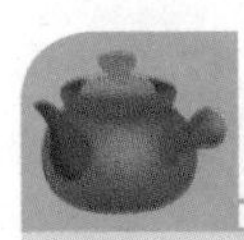

复元活血汤

本方出自《医学发明》

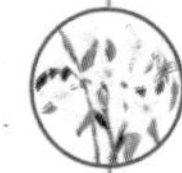

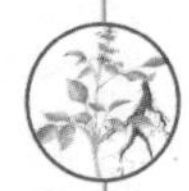

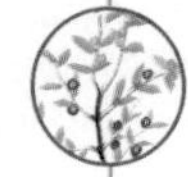

歌　诀

复元活血汤柴胡　花粉当归山甲入
桃仁红花大黄草　损伤瘀血酒煎祛

组　成

柴胡半两，天花粉、当归各三钱，红花、甘草、穿山甲（炮）各二钱，桃仁（去皮尖）五十个，大黄（酒浸）一两。

用　法

除桃仁外，锉到如麻豆大，每次用十钱，水酒各半煎服。

功　效

疏肝通络，舒筋止痛。

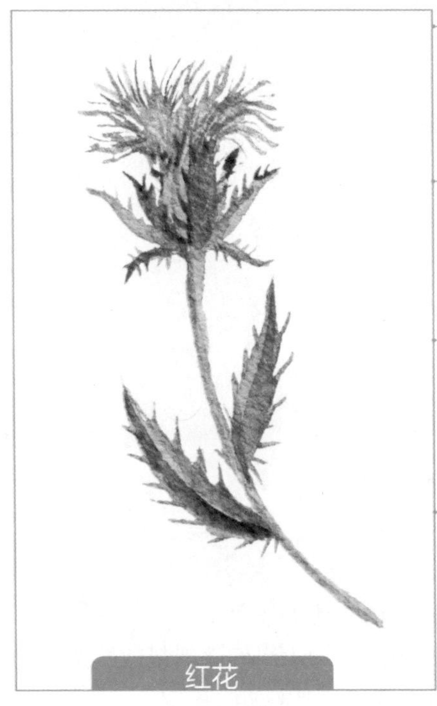

红花

入药部位

植物的干燥花。

性味与归经

味辛，性温。归心、肝经。

功效

活血通经，散瘀止痛。

主治

痛经，恶露不行，瘀滞腹痛，跌扑损伤，疮疡肿痛。

主 治

跌打损伤，瘀血积在胁下证。症见胁肋瘀肿，胁痛难忍等。

方 解

大黄、桃仁、红花、穿山甲破瘀行血，当归活血消瘀，天花粉润燥消瘀，甘草和中，破瘀血而不伤好血，柴胡引诸药直达胁下，酒活血通经。本方能祛除积在胁下的瘀血，使血脉恢复正常，所以叫复元活血汤。

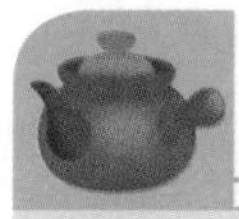

黄土汤 本方出自《金匮要略》

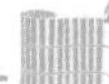

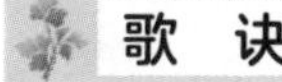

歌 诀

黄土汤将远血医　胶芩地术附甘随
更知赤豆当归散　近血服之效亦奇

组 成

灶心黄土半斤，阿胶、黄芩、白术、附子（炮）、甘草、干地黄各三两。

用 法

水煎，分二次服。

功 效

温阳健脾，养血止血。

主 治

远血证。症见四肢不温，面色发黄，舌色淡，舌苔白等。

方 解

所谓远血，就是先大便后下血，血随便下。

灶心黄土温脾止血，白术、附子、甘草温益脾阳，阿胶、干地补血止血，黄芩苦寒，防止辛温太过。本方是一个温阳益气以止血的方剂。因热迫血而妄行的便血忌用。

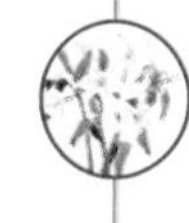

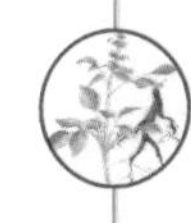

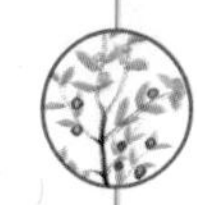

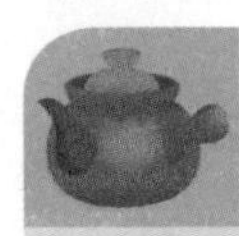

黑地黄丸

本方出自《素问病机气宜保命集》

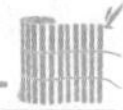

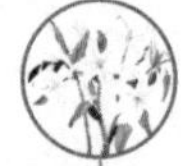

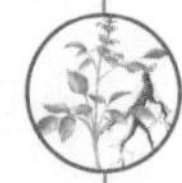

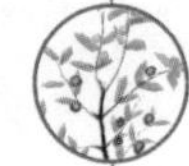

歌诀

黑地黄丸用地黄　还同苍术味干姜
多时便血脾虚陷　燥湿滋阴两擅长

组成

熟地、苍术各一斤，五味子八两，干姜一两（春季七钱，夏季五钱）。

用法

共研细末，同枣肉和做丸，如梧桐子大，每服一百丸，米汤送下。

功效

滋阴补血，补脾益肾。

主治

便血久痔，脾胃不足证。症见面色青黄，神倦无力等。

方解

熟地滋阴益血，苍术燥湿健脾，五味子温肾敛血，干姜助脾阳而温中。虽仅用四味药，但互相配合得很好。熟地与干姜、苍术同用，既不滋腻，也不辛燥，温脾燥湿，滋阴益血，各尽其能。

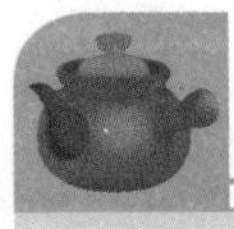

癫狗咬毒汤

本方出自《象山县验方》

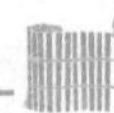

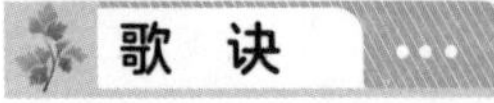

歌诀

癫狗咬毒无妙方　毒传迅速又难当
桃仁地鳖大黄共　蜜酒浓煎连滓尝

组 成

桃仁（去皮尖）七个，地鳖虫（活去足，酒醉死）七个，大黄三钱。

用 法

共研细末，加白蜜三钱、陈酒一碗煎，连滓服。

功 效

破血逐瘀排毒。

主 治

被疯狗咬伤。

方 解

因为三药都可去恶血，服后大便中有鱼肠、猪肝样的秽物，小便如苏木汁一般，是毒从二便排出，可免毒气攻心。服本方不拘剂数，服后二便如常则毒气已尽，即停服。否则，余毒不清，可能复发。如果服第一剂药后，二便如常，那就不是被疯狗所咬，可不必再服。

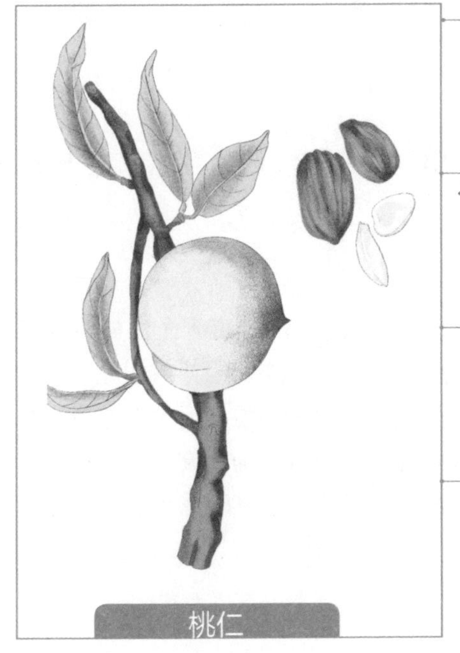

桃仁

入药部位

植物的成熟种子。

性味与归经

苦、甘，平。归心、肝、大肠经。

功效

活血祛瘀，润肠通便。

主治

症瘕结块，肺痈肠痈，经闭痛经，肠燥便秘等。

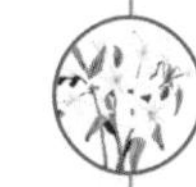

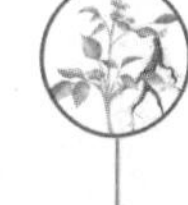

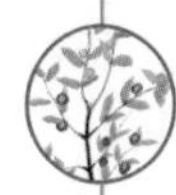

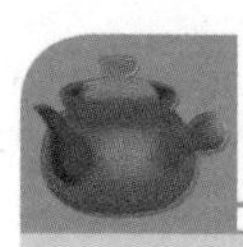

血府逐瘀汤

本方出自《医林改错》

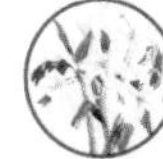

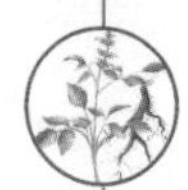

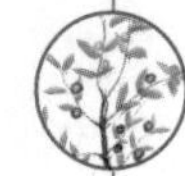

歌诀

血府逐瘀归地桃　红花枳壳膝芎饶
柴胡赤芍甘桔梗　血化下行不作劳

组成

桃仁四钱，当归、红花、生地、牛膝各三钱，枳壳、赤芍各二钱，川芎、桔梗各一钱半，柴胡、甘草各一钱。

用法

水煎服。

功效

行气止痛，活血祛瘀。

主治

胸中瘀血证。症见头痛，胸痛，心热烦躁，失眠多梦，心慌心跳，呃逆干呕，傍晚发热等。

方解

桃仁、红花破瘀活血。当归、赤芍、川芎助桃仁、红花活血祛瘀，当归可补血祛瘀而不伤血。柴胡、枳壳、桔梗疏肝行气，开胸散结，牛膝引血下行，生地清热凉血养阴，甘草缓急止痛，并使行气破瘀的药物祛瘀而不伤好血。本方对胸中由瘀血所致的证候有效。但临床应用时必须辨清确是瘀血才为合适，眼眶暗黑，肌肤干涩粗糙，或舌上有青紫色瘀点，或舌尖有暗红小点，或脉沉结等，都是瘀血的表现，可作为诊断参考。

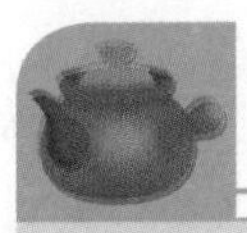

少腹逐瘀汤

本方出自《医林改错》

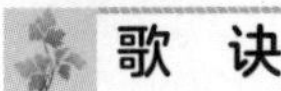

歌诀

少腹逐瘀芎炮姜　元胡灵脂芍茴香
蒲黄肉桂当没药　调经止痛是良方

组成

小茴香七粒，炮姜二分，川芎、延胡索、肉桂各一钱，没药、赤芍、炒五灵脂各二钱，当归、蒲黄各三钱。

用法

水煎服。

功效

温经止痛，活血祛瘀。

主治

少腹积块疼痛或不痛证。症见少腹胀满，月经一月见三五次，经色紫或黑，或有瘀块，月经期腰酸少腹胀，或崩漏兼少腹疼痛，或有白带，或带色粉红等。

方解

上述诸证都是少腹瘀血所致，所以用蒲黄、五灵脂、川芎、没药、延胡索活血行气，消瘀止痛，赤芍、当归活血行血。血得温则行，用肉桂、炮姜温经散寒，小茴香祛寒理气，既引药下行，又能行气以活血，本方有消瘀止痛的作用。瘀血消除，月经自然正常，崩漏才会止住，这就是根据“瘀血不去，出血不止”的临床经验总结的一种治法。但是痛经和崩漏的原因很多，必须是少腹痛有瘀血的才能用本方。

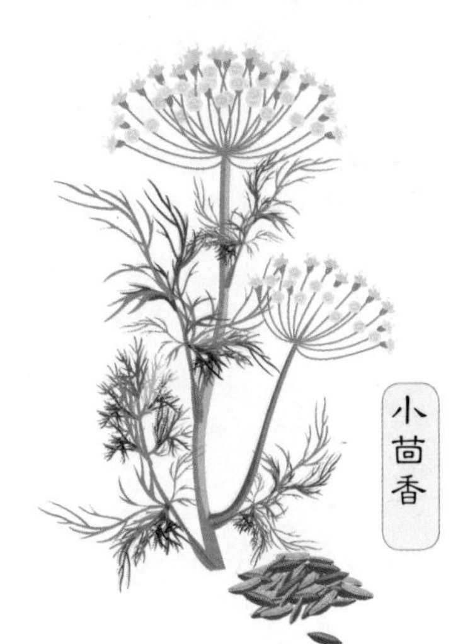

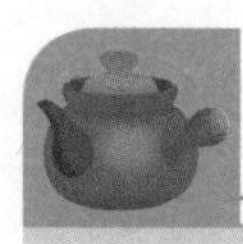

补阳还五汤

本方出自《医林改错》

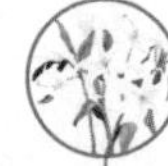

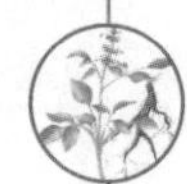

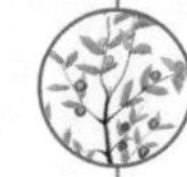

歌诀

补阳还五赤芍芎　归尾通经佐地龙
四两黄芪为主药　血中瘀滞用桃红

组成

黄芪四两，当归尾二钱，赤芍一钱半，地龙、川芎、桃仁、红花各一钱。

用法

水煎服。

功效

补气血，通经络。

主治

气虚血滞，脉络瘀阻而导致的中风后遗症。症见半身不遂，口眼歪邪，口角流涎，语言不利，大便干燥，小便频数，遗尿不禁等。

方解

半身不遂有各种原因，治法也各不同。本方所治是因气虚而血不行导致的半身不遂，口眼歪斜，以补气的黄芪为主药，气足才能推动血行，营养周身。当归尾、川芎、赤芍、桃仁、红花活血行血，地龙通经络。诸药共同组成补气活血、疏通经络的方剂，对中风引起的半身不遂，或颜面神经麻痹有一定的疗效。

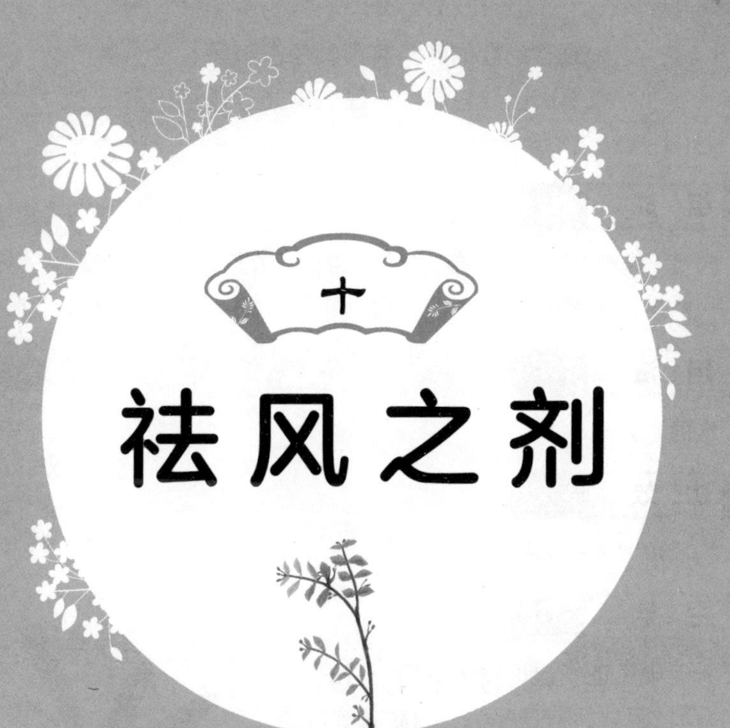

十 祛风之剂

祛风之剂就是治疗由外风或内风引起的各种疾病的方剂。

外风就是风邪乘人体正气虚弱，营卫空疏的机会侵入，发生突然昏倒，不知人事，筋脉拘急，口眼歪斜，说话困难，语音不清等真中风的证候，或者发生肢体酸痛，麻木的痹证，这种因外风造成的证候应当以散风为主，结合温阳益气，或养血通经络的方法进行治疗。

内风是因为起居失常，饮食失节，真阴亏损，以致虚风内动引起的突然昏倒，半身不遂，口眼歪斜，不能说话等类中风证。另外如神昏痉厥，四肢抽搐的肝风，也是内风的范围。这种证候应当用息风的方法治疗。因此，祛风之剂分为散风、息风两大类。

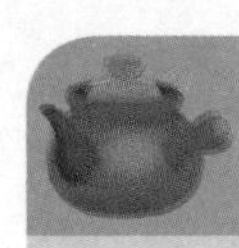

小续命汤

本方出自《备急千金要方》

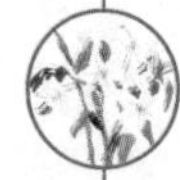

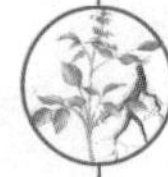

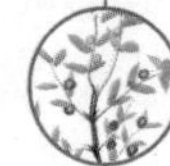

歌诀

小续命汤桂附芎　麻黄参芍杏防风
黄芩防己姜甘草　六经风中此方通

组成

麻黄、桂枝、川芎、人参、芍药、杏仁、黄芩、防己、甘草各一两，附子一枚，防风一两半，生姜五两。

用法

水煎，分三次服。

功效

祛风疏寒，扶正祛邪。

主治

六经中风证。症见肢体痹痛，口眼歪斜，语言困难，神气溃乱，头目眩重等。

方解

治疗正虚邪实的证候不当容易发生危险，而本方能转危为安，所以叫小续命汤。麻黄、桂枝、防风、防己发散肌表，祛风逐湿，杏仁、黄芩宣肺清热，人参、甘草益气补中，川芎、芍药养血和营。附子助阳，既增强补益的力量，也增强发表散邪的力量，再加生姜温中散寒，凡六经被风邪所中的证候，都可以用本方加减治疗。

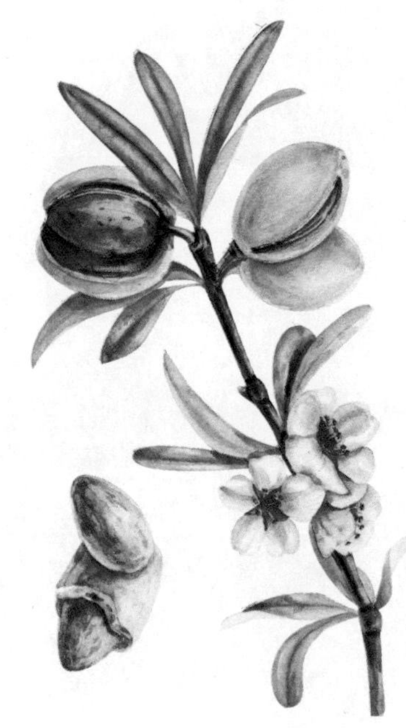

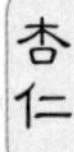
杏仁

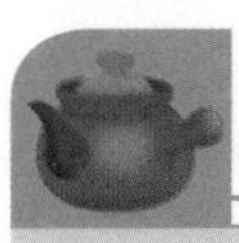

大秦艽汤

本方出自《素问病机气宜保命集》

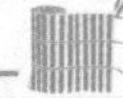

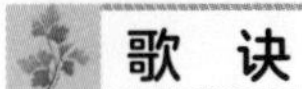

歌诀

大秦艽汤羌独防　芎芷辛芩二地黄
石膏归芍苓甘术　风邪散见可通尝

组成

秦艽、石膏各二两，羌活、独活、防风、川芎、白芷、黄芩、生地、熟地、当归、白芍、茯苓、炙甘草、白术各一两，细辛半两。

用法

研成粗末，每次用十钱煎服。

功效

清热疏风，养血活血。

主治

风邪初中经络证。症见气虚邪入，寒热燥湿，中风手足不能动，舌强不能言等。

方解

本方中，秦艽能祛散一身的风邪，为君药。羌活散足太阳膀胱经风邪，白芷散足阳明胃经风邪，川芎散足厥阴肝经风邪，细辛、独活，散足少阴肾经风邪，防风随诸药搜逐各经风邪。但是风邪乘虚而入，散风药又多有辛散燥烈的特征，所以用生地、熟地、当归、白芍来养血和血，白术、茯苓、炙甘草来益气补中。黄芩清上焦之火，石膏散胸中之火，生地清下焦之火，于是合成了这一既有搜逐各经风邪，又有活血降火作用的方剂。凡是外风伤人而散见各经的中风轻证，均可用本方治疗。

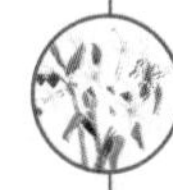

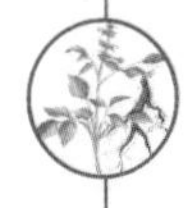

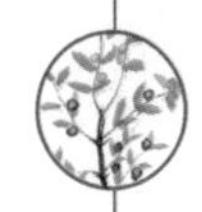

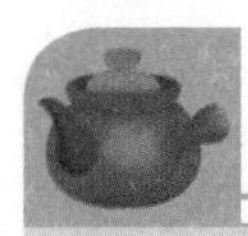

三生饮

本方出自《太平惠民和剂局方》

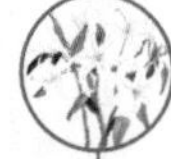

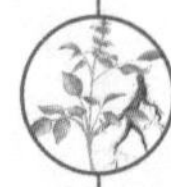

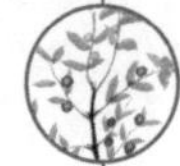

歌诀

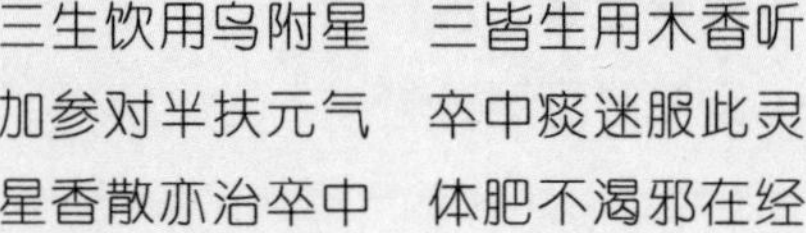

三生饮用乌附星　三皆生用木香听
加参对半扶元气　卒中痰迷服此灵
星香散亦治卒中　体肥不渴邪在经

组成

生南星一两，生川乌、生附子各五钱，木香二钱。

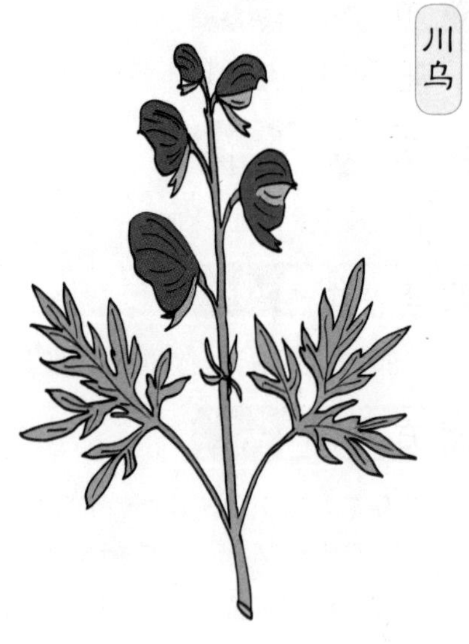

用法

研成粗末，每次用五钱，加生姜十五片同煎温服。

功效

祛寒除痰，助阳补火。

主治

卒中痰厥证。症见神志昏愦不省，痰涎壅盛，语言困难等。

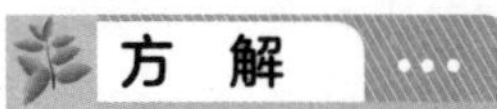

方解

本方中三味药都是生用，力量更大，所以叫三生饮。生南星散风除痰，生附子温脾逐寒，生川乌温脾逐风，三者又能通行经络，无处不到。再加木香调理逆气，生姜制生川乌、生附子、生南星的毒性，并能温中开结。所以猝然中风，寒痰壅盛，昏迷不知人事，四肢厥冷，两手握拳有力，语言困难等证，煎服此方，能获得较好效果。如果病人平素元气虚弱而突然中风痰迷，可将本方和人参各一两（三生饮一两，加人参一两，即有“加参对半扶元气”之意）同煎温服，有扶助元气的作用。

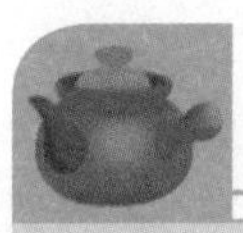

地黄饮子

本方出自《黄帝素问宣明论方》

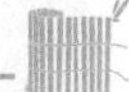

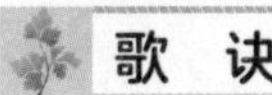

歌诀

地黄饮子山茱斛　麦味菖蒲远志茯
苁蓉桂附巴戟天　少入薄荷姜枣服
喑厥风痱能治之　虚阳归肾阴精足

组成

熟地黄、山茱萸、石斛、麦冬、五味子、石菖蒲、远志、茯苓、肉苁蓉、肉桂、炮附子、巴戟天各等份。

用法

研成粗末，每次用五钱，加生姜三片、大枣一枚、薄荷五七叶，水煎服。

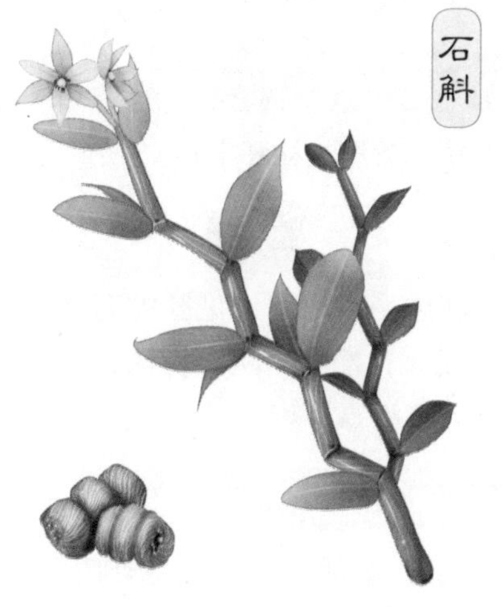

功效

滋阴补阳，开窍化痰。

主治

喑厥风痱证。症见肾阴虚弱，口噤舌喑，手足厥冷，四肢不能动等。

方解

本方以熟地黄滋养肾阴为主，所以用地黄作为方名。肉桂、附子、肉苁蓉、巴戟天引虚阳返归肾中，麦冬、五味子补益肺肾的阴液，石斛滋胃阴而平肝，山茱萸温肝而固肾中精气，远志、茯苓、石菖蒲等，养心开窍而通心肾，调协水火，使浮越在上的虚火重归于肾中，肾阴充足后就能养肝。因此，阴阳平衡，五脏皆安，喑厥风痱等症状自然消失。

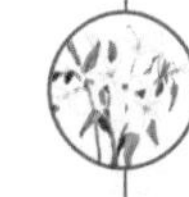

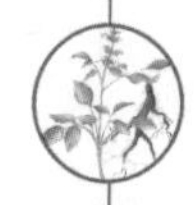

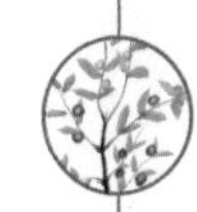

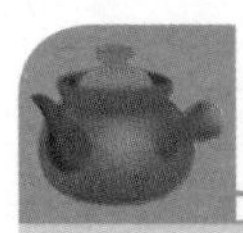

独活汤

本方出自《医方集解》

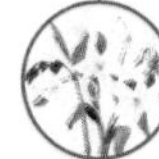

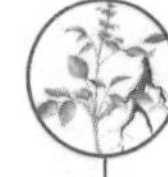

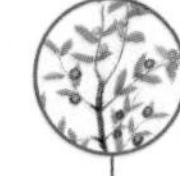

歌诀

独活汤中羌独防　芎归辛桂参夏菖

茯神远志白薇草　瘈疭昏愦力能匡

组成

独活、羌活、防风、川芎、当归、细辛、桂心、人参、半夏、菖蒲、茯神、远志、白薇各五钱，炙甘草二钱半。

用法

研粗末，每次用一两，加生姜、大枣，水煎服。

功效

祛风散邪，补肝宁心。

主治

肝虚受风证。症见肝虚而被外风侵入，瘛疭，恶寒发热，神志昏愦不清等。

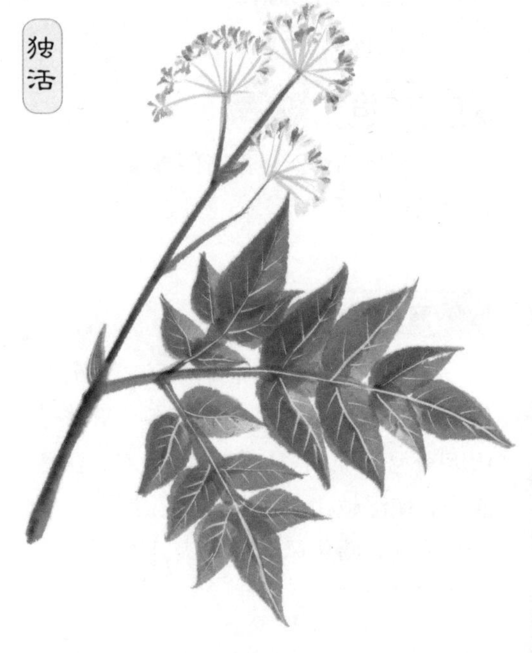

方解

羌活、独活、防风，祛散外风，细辛、桂心，温经活络，半夏除痰，川芎、当归活血和血。血脉和调，外风自去。菖蒲开心窍，人参补心气，茯神、远志安心神，白薇退热散风，甘草调和诸药，姜、枣，和营卫。于是风静火息，神志安宁，而昏愦瘈疭的病证，在本方药力的匡救下能得到祛除。

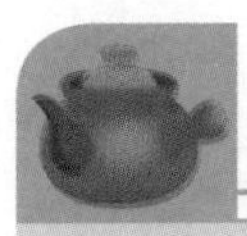

顺风匀气散

本方出自《奇效良方》

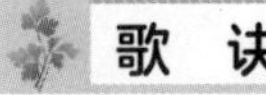

歌诀

顺风匀气术乌沉　白芷天麻苏叶参
木瓜甘草青皮合　㖞僻偏枯口舌喑

组成

白术二钱，乌药一钱半，沉香、白芷、紫苏叶、木瓜、炙甘草、青皮各三分，天麻、人参各五分。

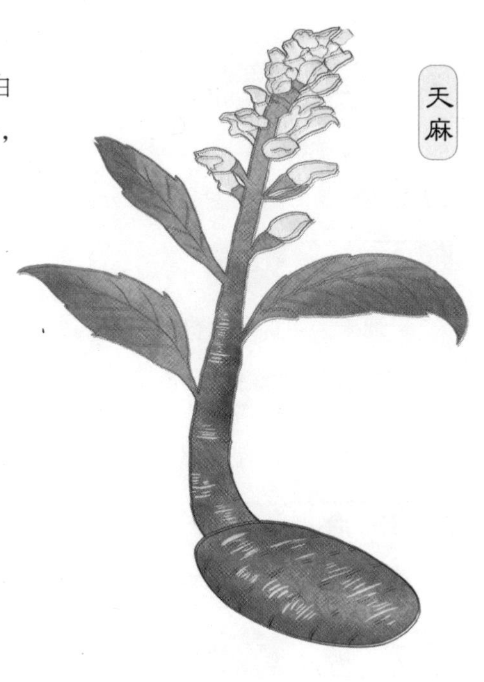

用法

分三次煎服，每次加生姜三片同煎。

功效

顺风匀气，散风祛邪。

主治

中风。症见半身不遂，口眼㖞邪，舌强不能言等。

方解

本方有调匀气的运行，使风病顺利解除的功能，所以叫顺风匀气散。乌药、沉香、青皮调理气机，使之运行正常。人参、白术、炙甘草补益正气。一补一调，正气的运行自然平匀，有助于解散外风。天麻、紫苏叶、白芷，疏风理气，木瓜伸筋舒络。所以诸药合用能治疗由于中风而造成的口眼歪斜、半身不遂（即偏枯），以及口不能言的证候。

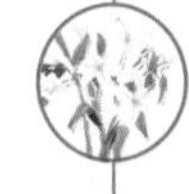

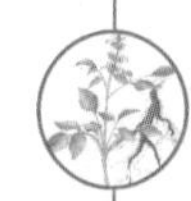

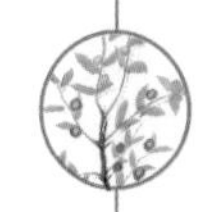

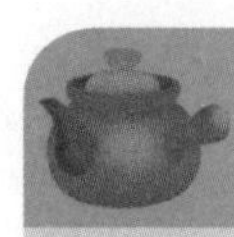

上中下通用痛风方

本方出自《金匮钩玄》

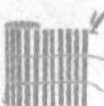

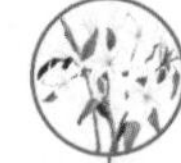

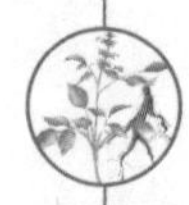

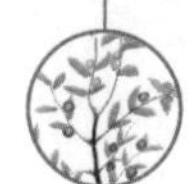

歌诀

黄柏苍术天南星　桂枝防己及威灵
桃仁红花龙胆草　羌芷川芎神曲停
痛风湿热与痰血　上中下通用之听

组成

酒炒黄柏、苍术、天南星、川芎各二两，桂枝、威灵仙、羌活各三钱，防己半钱，白芷、桃仁各五钱，龙胆草五分，炒神曲一两，红花一钱半。

用法

研细末，用神曲煮糊和成丸药，如梧桐子大，每次服一百丸，白开水送下。

功效

清热化痰，活血止痛。

主治

痛风证。症见周身骨节疼痛，寒热夹痰，瘀血阻塞等。

方解

痛风证有受寒、受湿、夹热、夹痰和血脉不和等原因，本方中黄柏清热，苍术燥湿，龙胆草泻火，防己行水，合起来能治湿和热。天南星燥痰散风，桃仁、红花活血行瘀，川芎调血中之气，合起来治痰和血。羌活祛骨节间风邪，白芷祛头面的风邪，桂枝、威灵仙祛手臂足胫的风邪，合起来能祛周身骨节的风邪。而神曲消中焦脾胃积滞之气。因此，本方既能疏风邪于上，又能泻热利湿于下，还可以活血燥痰消滞而调中，所以上中下的痛风皆能用。

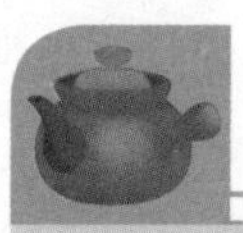

独活寄生汤

本方出自《备急千金要方》

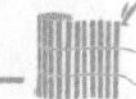

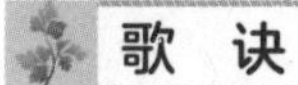

歌诀

独活寄生艽防辛　芎归地芍桂苓均
杜仲牛膝人参草　冷风顽痹屈能伸
若去寄生加芪续　汤名三痹古方珍

组成

独活三两，桑寄生、秦艽、防风、细辛、川芎、当归、干地黄、芍药、肉桂心、茯苓、杜仲、牛膝、人参、甘草各二两。

用法

水煎服。

功效

祛湿止痛，益肝补血。

主治

风寒湿三种邪气造成的痹证。症见腰膝疼痛，肢节不利，肝肾两虚，气血不足，脉象微弱等。

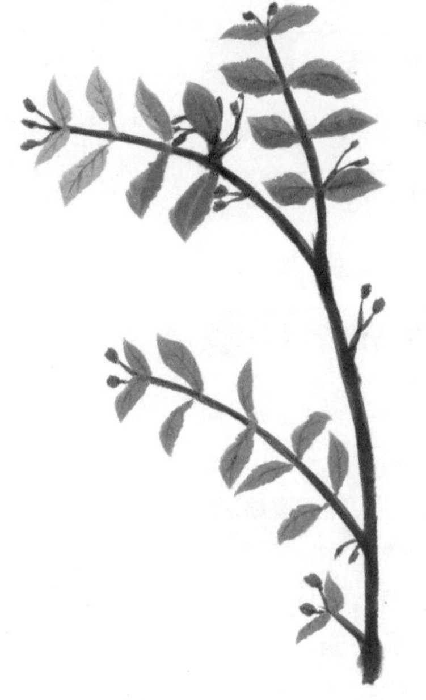

桑寄生

方解

独活、细辛，入足少阴肾经，温通血脉，配合秦艽、防风疏风通经络，升发阳气而祛风邪。桑寄生益气血而祛风湿，配合杜仲、牛膝强筋骨而固肝肾。干地黄、当归、芍药、川芎，活血养血。人参、肉桂、茯苓、甘草，益气补阳。所以本方既能祛邪，又能补正，对肝肾阴虚、风寒侵入所造成的腰膝疼痛、脚腿冷痹无力、屈伸不便的顽固痹证，有能使之屈伸自如的疗效。

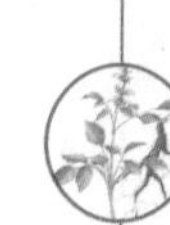

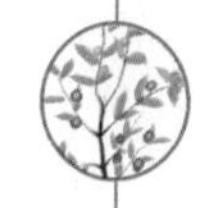

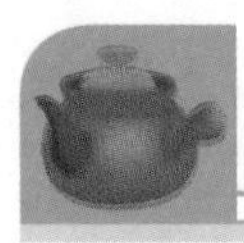

消风散

本方出自《太平惠民和剂局方》

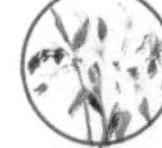

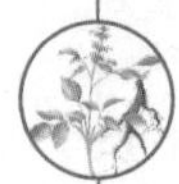

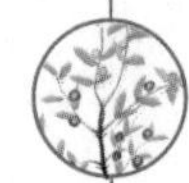

歌诀

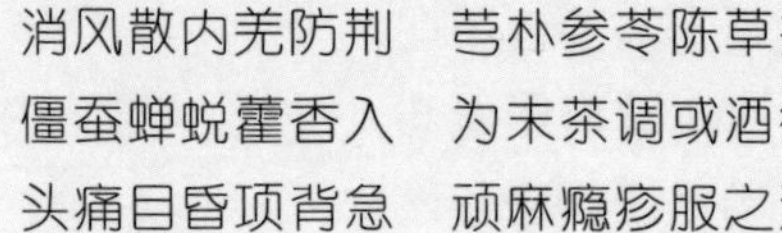

消风散内羌防荆　芎朴参苓陈草并
僵蚕蝉蜕藿香入　为末茶调或酒行
头痛目昏项背急　顽麻瘾疹服之清

组成

荆芥、羌活、炙甘草、防风、川芎、人参、茯苓、僵蚕、蝉蜕、藿香各二两，厚朴、陈皮各半两。

用法

研细末，每次服三钱，用茶水调下，或者用酒调下。

功效

消散风热，理气健脾。

主治

风热上攻证。症见头痛目昏，项背拘急，鼻塞多喷嚏，以及皮肤顽麻，或发瘙痒瘾疹等。

方解

羌活、防风、荆芥、川芎都是辛散的药品，能祛头目项背的风邪，僵蚕、蝉蜕清风热，化痰结，祛皮肤风邪。藿香、厚朴，祛秽浊之气而除满，人参、甘草、茯苓、陈皮益气和中。诸药合起来成为扶正祛风清热的方剂。

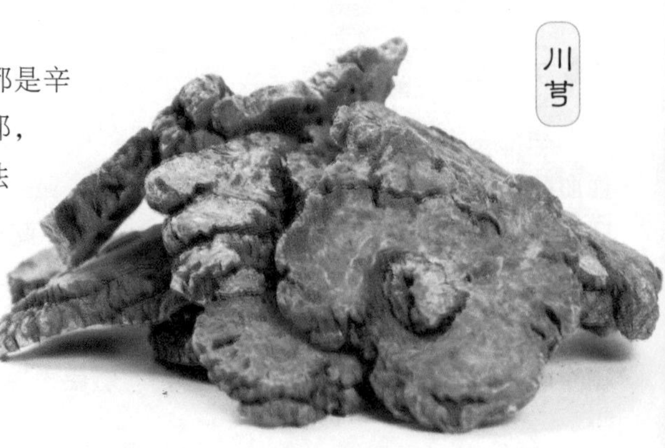
川芎

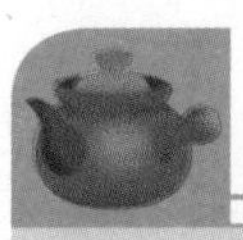

川芎茶调散

本方出自《太平惠民和剂局方》

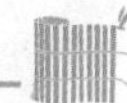

歌诀

川芎茶调散荆防　辛芷薄荷甘草羌
目昏鼻塞风攻上　正偏头痛悉能康
方内若加僵蚕菊　菊花茶调用亦臧

组成

川芎、荆芥各四两，防风一两半，细辛一两，白芷、炙甘草、羌活各二两，薄荷八两。

用法

研细末，每次服二钱，饭后用清茶调下。

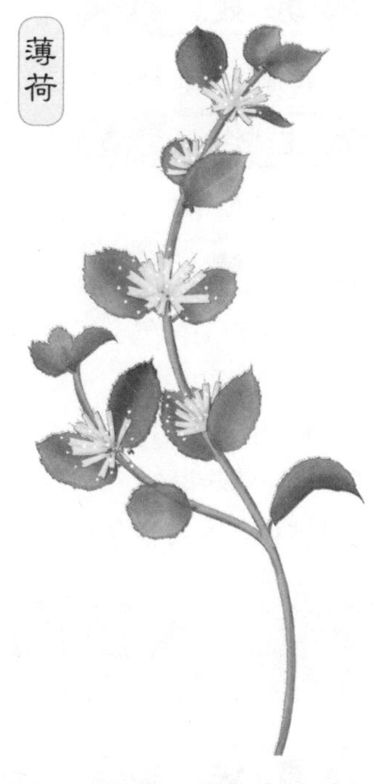

功效

疏风散热，祛邪止痛。

主治

风邪头痛证。症见头昏目眩，鼻塞恶风，发热有汗，偏正头痛等。

方解

羌活治足太阳膀胱经头痛，白芷治足阳明胃经头痛，川芎治足少阳胆经和足厥阴肝经头痛，细辛治足少阴肾经头痛。其中川芎还能统治各经头痛，所以用川芎做方名，突出本方治风邪头痛的作用。

但是风邪上攻头目，还须用升散上行的药物，所以用荆芥、薄荷来消散上部风热，清利头目，配合防风和以上治各经头痛的药物，共同升清阳而散风邪郁热。并加甘草和中益气，使升散不致耗气。还恐上部风热不能全清，更用苦寒清头目的茶来调服，既有助于清风热的功用，又能防止辛燥升散太过。

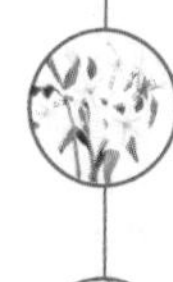

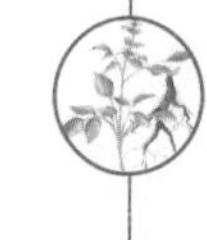

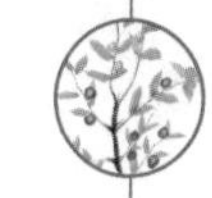

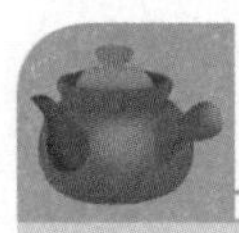

清空膏 本方出自《兰室秘藏》

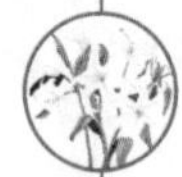

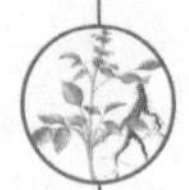

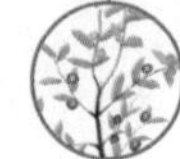

歌诀

清空芎草柴芩连　羌防升之入顶巅
为末茶调如膏服　正偏头痛一时蠲

组成

川芎五钱，炙甘草一两半，柴胡七钱，酒黄连、羌活、防风各一两，黄芩三两。

用法

研细末，每次服三四分，用茶少许调成膏状，抹在口中，再用少许白开水送下。

功效

清热止痛，散风祛湿。

主治

风湿热上壅之头痛证。症见头风头痛等。

方解

因为头是阳气交汇的地方，叫作清空之处，而本方专治风湿热上攻于头长期不愈的正偏头痛，所以方名为清空膏。川芎总治一切头痛。羌活、防风治太阳、厥阴经头痛，柴胡治足少阳胆经头痛，都是辛散上升、祛风除湿的药物。而黄芩、黄连清除湿热，与升散药同用，就能上至巅顶，治头部湿热。甘草和中益气，兼能协调苦寒与辛温并用的药性。所以正偏头痛服此方后都能祛除。

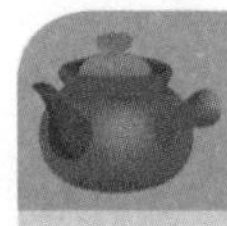

人参荆芥散 本方出自《妇人大全良方》

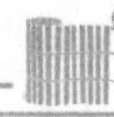

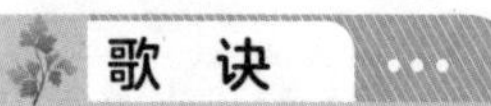

歌诀

人参荆芥散熟地　防风柴枳芎归比
酸枣鳖羚桂术甘　血风劳作风虚治

组 成

人参、荆芥、干地黄、柴胡、枳壳、桂心、炒酸枣仁、炙鳖甲、羚羊角、白术各七分，防风、川芎、当归、甘草各五分。

用 法

加生姜三片，水煎温服。

功 效

疏风清热，益气养血。

主 治

妇人血风劳证。症见血脉空虚，风邪乘虚而入，寒热盗汗，月经不调，面黄肌瘦等。

方 解

由于人参大补气血，荆芥能散血中之风，所以用它们作为方名。除人参、荆芥外，防风能疏散风邪。羚羊角、柴胡，平虚风。干地黄、鳖甲滋阴养血而除寒热。川芎、当归调和血脉。枳壳、桂心调血中之气。白术、甘草助人参补气以生血。气血得到补益，虚风平息，寒热自然清除，再加酸枣仁补心就会达到止盗汗的目的。

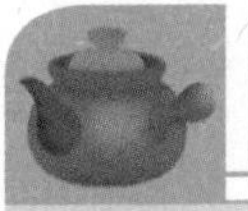

资寿解语汤

本方出自《医方大成》引《简易方》

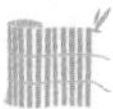

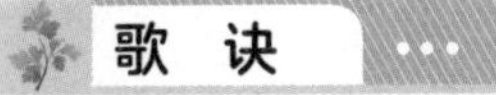

歌 诀

资寿解语汤用羌　专需竹沥佐生姜
防风桂附羚羊角　酸枣麻甘十味详

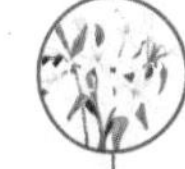

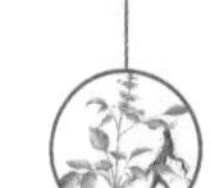

组 成

羌活五分，防风、附子、酸枣仁、天麻各一钱，肉桂、羚羊角各八分，甘草五分。

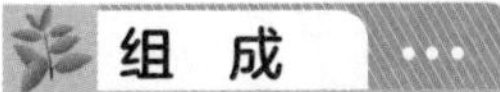

用 法

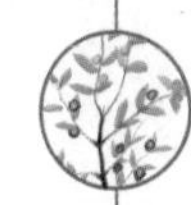

水二杯，煎八分，入竹沥五钱、生姜汁二钱，调服。

功 效

祛风化痰，扶正解语。

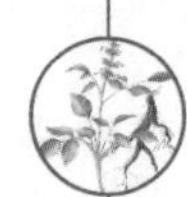

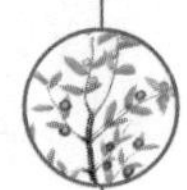

主 治

中风脾缓。症见舌强不语，口眼歪斜，半身不遂等。

方 解

舌通于脾，脾主四肢，若脾气本虚，又被外风所中，则脾脉缓纵，致舌强不能言语、半身不遂。本方中，羌活、防风，散外风。羚羊角、天麻，平息内风，附子、肉桂，引火归元以温脾土，竹沥、生姜，清化痰涎，酸枣仁宁心。甘草和中。因而本方有扶正祛邪、化痰息风的功效。

如果是肾虚中风的舌强不语，可用本方去羌活、防风，加熟地黄、何首乌、甘菊花、天门冬补肾阴而平虚风，石菖蒲开窍除痰，火麻仁益气滋脾，是古人临床用之有效的验方。

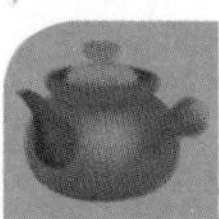

小活络丹

本方出自《圣济总录》

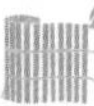

歌 诀

小活络丹用二乌　地龙乳没胆星俱
中风手足皆麻木　痰湿流连一服驱
大活络丹多味益　恶风大症此方需

组 成

川乌（炮）、草乌（炮）、胆星各六两，地龙、乳香、没药各三两三钱。

用 法

研极细末，酒煮面糊为丸，如梧桐子大，每服二十丸，冷酒送下。

功 效

调和营卫，活络止痛。

主 治

中风。症见半身不遂，手足麻木，腰腿沉重，筋肉挛急，风湿疼痛等。

方解

二乌辛热，祛经络中寒湿。胆星辛燥，能化顽痰。乳香、没药，消瘀血而调气。借地龙为引，直达经络中痰湿死血结聚之处。用酒送服，是取其善行善散。但本方辛热燥烈，若血虚者可用四物汤送服。

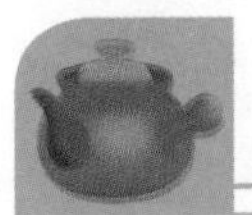

羚羊钩藤汤

本方出自《通俗伤寒论》

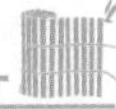

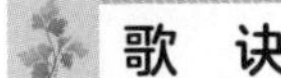

歌诀

俞氏羚羊钩藤汤　桑叶菊花鲜地黄
芍草茯苓川贝茹　凉肝增液定风方

组成

羚羊角一钱半，鲜地黄五钱，双钩藤、滁菊花、生白芍、茯神木各三钱，川贝母四钱，霜桑叶二钱，生甘草八分，鲜竹茹（与羚羊角先煎代水）五钱。

用法

水煎服。

功效

凉肝息风，增液舒筋。

主治

肝经热盛，热极动风证。症见眩晕烦躁，手足抽搐，胸胁胀痛，或高热神昏，舌绛而干等。

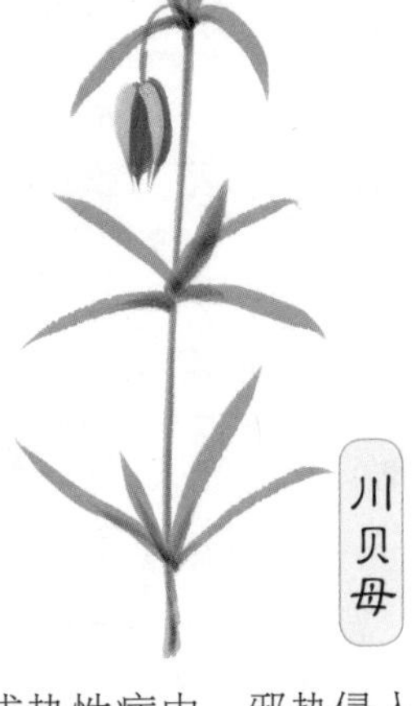

川贝母

方解

本方治疗的证候是由原来的肝阴不足，阳盛生风，或热性病中，邪热侵入肝经，热盛动风而致。所以用羚羊角、双钩藤、滁菊花、霜桑叶凉肝清热，息风镇痉。贝母、茯神木清热化痰，安神定惊，白芍、甘草、生地养阴凉血，柔肝舒筋，竹茹化痰通络，清肝胆邪热，共同成为凉肝息风，增液舒筋的方剂，使热清风平，抽搐烦躁都解。临床中还可用本方治疗妊娠子痫，产后失血发热而致的痉厥等证。但方中羚羊角价格太高，可用珍珠母一两、生龙齿四钱（都打碎先煎）代替，或用羚羊角粉二三分冲服，同样有效。

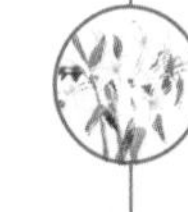

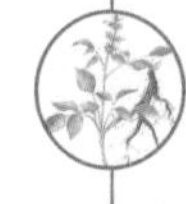

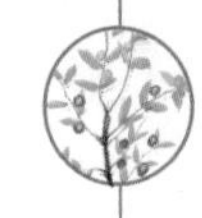

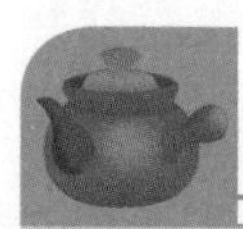

镇肝熄风汤

本方出自《医学衷中参西录》

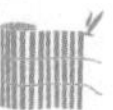

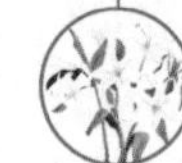

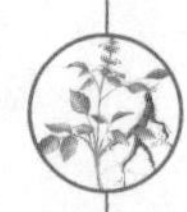

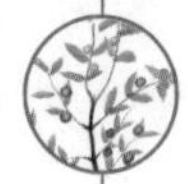

歌 诀

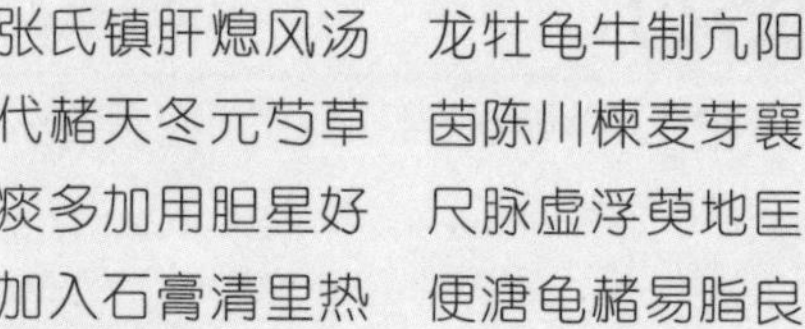

张氏镇肝熄风汤　龙牡龟牛制亢阳
代赭天冬元芍草　茵陈川楝麦芽襄
痰多加用胆星好　尺脉虚浮萸地匡
加入石膏清里热　便溏龟赭易脂良

组 成

怀牛膝一两，生代赭石一两（打碎先煎），生龙骨、生牡蛎、生龟甲各五钱（均打碎先煎），生白芍、玄参、天冬各五钱，川楝子、生麦芽、茵陈各二钱，生甘草一钱半。

用 法

水煎服。

功 效

镇肝息风，滋阴补阳。

主 治

阴虚阳亢，肝风内动证。症见头目眩晕，脑热作疼，目胀耳鸣，心中烦热，肢体不利，口眼歪斜，眩晕颠仆，半身不遂等。

方 解

肝肾阴虚，肝阳亢盛，盛极动风，上实下虚，以致出现上列各种症状，当一面镇亢阳，一面养肝肾，使阳不上亢，内风自平。所以本方用大量怀牛膝，既补肝肾之阴，又能引血下行，同代赭石重镇，使虚阳仍归下元。再配龙骨、牡蛎、龟甲滋阴潜阳，玄参、天冬、白芍养肝肺肾阴以制虚阳。至于茵陈、川楝子清肝泻肝，麦芽、甘草疏肝和胃，既助上药平阳亢，又防重镇太过伤胃气，所以镇肝息风而不伤中气。如心中热甚，可加生石膏一两。痰多加胆星二钱。尺脉重按虚者，加熟地八钱、山萸肉五钱。大便不实者，去龟甲、代赭石，加赤石脂一两（打碎先煎）。以上都是原书的加减。根据编者临床经验，方中龙骨改为龙齿较好，若头脑胀痛，加夏枯草五钱；目胀酸痛，加苦丁茶三钱，疗效更好。一般高血压病，或高血压引起的脑溢血症，应用本方有一定疗效。

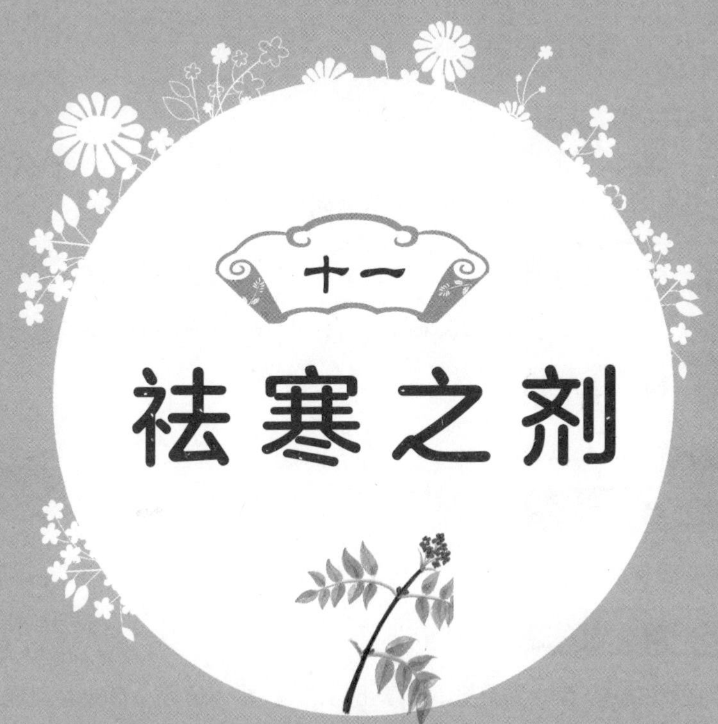

十一 祛寒之剂

凡是治疗因寒邪所引起的各种疾病的方剂，都可以叫作祛寒之剂。这章专指祛除里寒的方剂。

里寒的来源有两种，一种是外界的寒邪乘人体之虚而直中于里，或由表寒不解而传里，统称为外寒。一种是由于脏腑阳虚而致寒从中生的内寒。但经究是由于人体的真阳不足，才会发生里寒。因此，祛寒之剂除了用温热药来祛除寒邪外，还应根据里寒的轻重、部位，分别配合温脾阳、补肾阳，以及温通经络等方法来组成适应于各种里寒的方剂。

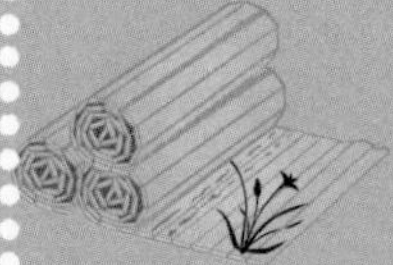

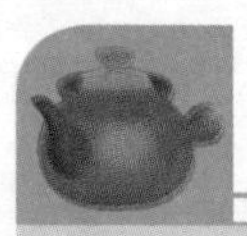

理中汤

本方出自《伤寒论》

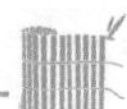

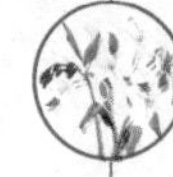

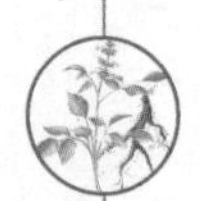

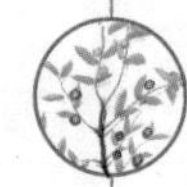

歌诀

理中丸主理中乡　甘草人参术黑姜
呕利腹痛阴寒盛　或加附子总回阳

组成

炙甘草、人参、白术、黑干姜各三两。

用法

上方制成蜜丸，每服一丸，研碎，开水调服，日三四服，夜二服。亦可水煎服。

功效

温中除寒，补气益脾。

主治

中焦虚寒证。症见呕吐，下利，脘腹疼痛，口不渴，纳食减少等。

方解

人参药性甘，有补气益脾，生津止渴之效，白术性温，有除湿益燥，和中益气，健脾之效，甘草性平，有和中补脾之效，干姜性热，有温胃散寒之效。四药合起来能治疗由于脾胃被寒邪所伤引起的中焦虚寒。

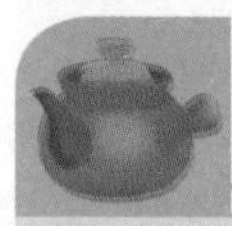

真武汤

本方出自《伤寒论》

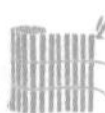

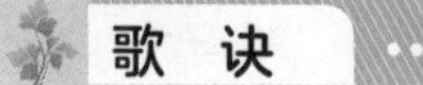

歌诀

真武汤壮肾中阳　茯苓术芍附生姜
少阴腹痛有水气　悸眩瞤惕保安康

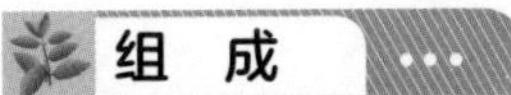

组 成

茯苓、芍药、生姜各三两，白术二两，炮附子一枚。

用 法

水煎，分三次温服。

功 效

温阳利水。

主 治

肾阳虚证。症见发热，头眩，心下悸，腹痛，下泄等。

方 解

茯苓、白术补脾利水，治疗头眩和心下悸动，生姜温散在里的寒水，附子温补肾阳，增强散寒逐水的作用，芍药敛阴和营而止腹痛。因此，凡是肾阳虚，因寒水而致的腹痛、小便不利、大便下利，以及由于辛温发汗太过而致汗多亡阳的头眩心悸、肉瞤筋惕等症，均可用本方治疗。

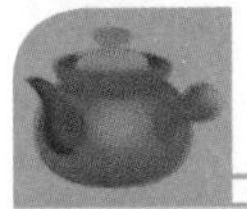

四逆汤

本方出自《伤寒论》

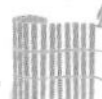

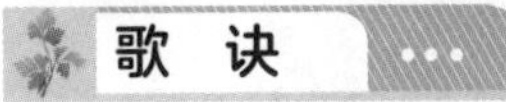

歌 诀

四逆汤中姜附草　三阴厥逆太阳沉
或益姜葱参芍桔　通阳复脉力能任

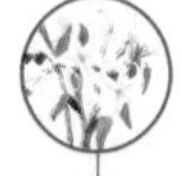

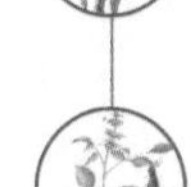

组 成

干姜一两半，生附子一枚，炙甘草二两。

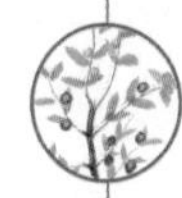

用 法

附子先煎一小时，再加余药同煎，取汁，分两次服。

功 效

回阳救逆。

主 治

阳虚寒厥证。症见手足厥冷，腹痛，下利，恶寒，呕吐，头痛，发热等。

方 解

寒邪在里，应当用甘热药治疗，所以用干姜、附子的大热来生发阳气，驱散寒邪，又配甘温益气补中的甘草，既助阳气生发，又能缓和干姜、附子辛热燥烈之性。对阴寒厥逆、身疼腹痛、下利清谷、恶寒、呕吐不渴以及太阳伤寒、头痛发热、身疼而脉反沉的证候都有良好的效果。

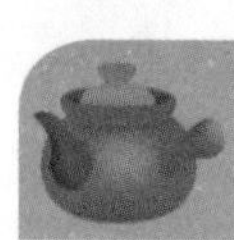

白通加猪胆汁汤

本方出自《伤寒论》

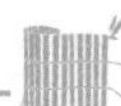

歌 诀

白通加尿猪胆汁　干姜附子兼葱白
热因寒用妙义深　阴盛格阳厥无脉

组 成

葱白四茎，干姜一两，生附子一枚，人尿五合，猪胆汁一合。

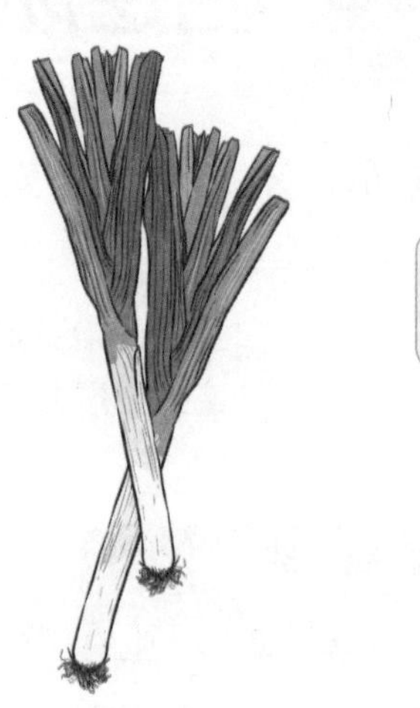

用 法

用水煎附子一小时，再加入葱白、干姜同煎，取汁，放入猪胆汁、人尿，分二次温服。

功 效

破阴回阳，宣通上下。

主 治

阴盛格阳证。症见厥逆无脉，下利不止，干呕心烦等。

方 解

阴证厥逆，下利不止，干呕心烦而无脉，是由于人体真阴真阳皆虚，而在里的阴寒太盛，将虚阳格在外所致。因此，除用干姜、附子的大热来助阳祛寒，还配合葱白来通阳气。但阴寒太盛的病必定会格拒阳药，再加人尿、猪胆汁等寒凉的药品为引导，使热药能入里发挥作用（即是热因寒用）。这就是遇到阴盛格阳的证候，要用以热药为主配合寒药的治疗方法的意义所在。

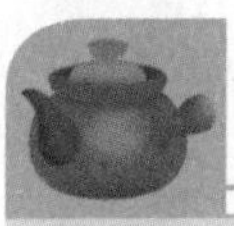

吴茱萸汤

本方出自《伤寒论》

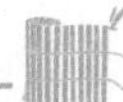

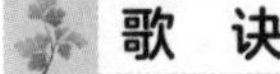

歌诀

吴茱萸汤人参枣　重用生姜温胃好
阳明寒呕少阴利　厥阴头痛皆能保

组成

吴茱萸一升，人参三两，大枣十二枚，生姜六两。

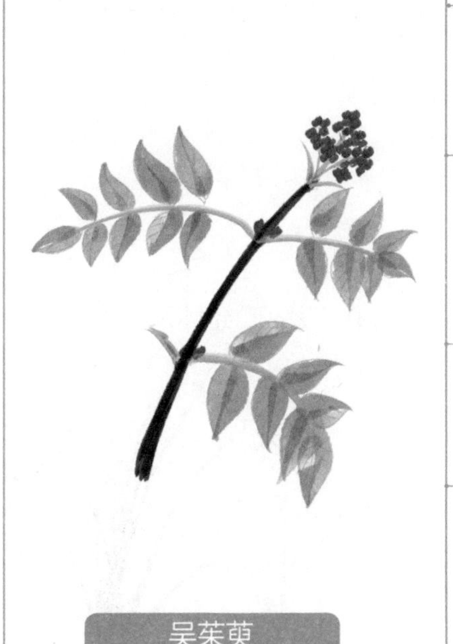

吴茱萸

入药部位：植物的未成熟果实。

性味与归经：辛、苦，大热。有小毒。归肝、胃、脾、肾经。

功效：温中止痛，降逆止呕，杀虫。

主治：脘腹冷痛，疝痛，经行腹痛，肝胃不和，呕吐涎沫等。

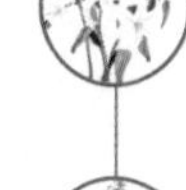

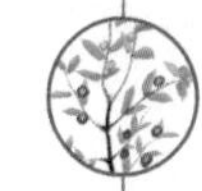

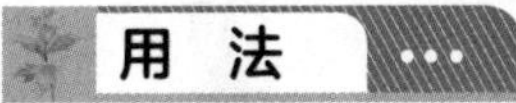

用法

水煎，分三次温服。

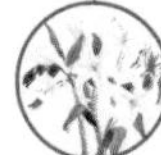

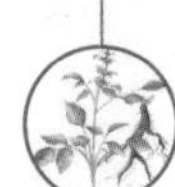

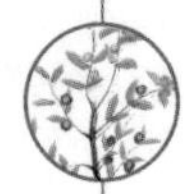

功 效

温胃散寒，止呕逆，补益脾胃，和中气。

主 治

胃虚胃寒，肝寒，肾寒等证。症见呕吐下利，胸膈满闷，胃脘痛，手足厥冷，烦躁，吐涎沫等。

方 解

吴茱萸温胃散寒，降逆止呕，温肾止吐利。生姜温胃散寒而止呕逆。人参、大枣能补益脾胃而和中气。所以凡是胃中有寒、食入即呕吐的，或少阴伤寒而呕吐下利、手足厥冷、烦躁不安、难以忍受的，以及厥阴有寒邪上冲而干呕、口吐涎沫、头痛等症，用本方都有良好的效果。

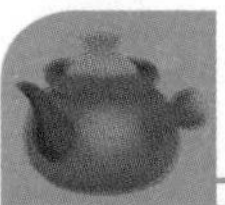

益元汤

本方出自《伤寒六书》

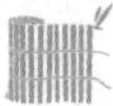

歌 诀

益元艾附与干姜　麦味知连参草将
姜枣葱煎入童便　内寒外热名戴阳

组 成

炮附子、干姜、黄连、人参各五分，五味子九粒，麦冬、知母各一钱，艾叶、炙甘草各三分。

用 法

加生姜三片、大枣三枚、葱白三茎同煎，煎成后再加童子小便一匙冷服。

功 效

补元阳，逐阴寒，引火归原。

主 治

戴阳证。症见心烦不宁，面赤身热等。

知母

方解

当真元虚到一定程度，而内里的阴寒又非常重的时候，往往发生虚阳被阴寒逼迫上越，出现面赤身热，烦躁不安，想坐到水中去，却又非要加厚衣被不可，同时要饮水，水到口中即吐的内有真寒、外生假热的戴阳证。这是一种非常危险的证候，所以一方面用干姜、附子配合温中逐冷、通十二经络而能回阳的艾叶来补阳救阳；另一方面又用人参、甘草补益阳气，麦冬、五味子配人参来生脉。再加黄连清上越的虚火，知母滋下焦的阴液，姜、枣调理脾胃，葱白通阳气，并和入童便冷服，既不致药入即吐，还能引无根之火下行归原，所以治戴阳证的效果颇好，这也是一张热因寒用的方剂。

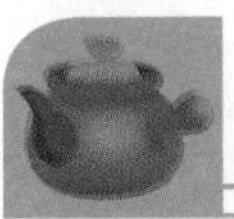

回阳救急汤

本方出自《伤寒六书》

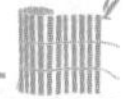

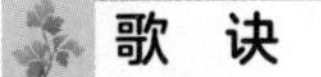

歌诀

回阳救急用六君　桂附干姜五味群
加麝三厘或胆汁　三阴寒厥见奇勋

组成

人参、白术、茯苓、炙甘草、陈皮、半夏、肉桂、熟附子、干姜、五味子。（原书无药量）

用法

加生姜三片同煎，临服时加麝香三厘冲服。中病以手足温和即止，不得多服。

功效

回阳救急，益气生脉。

主治

寒邪直中三阴，阴盛阳微证。症见四肢厥冷，恶寒战栗，身体倦卧，吐泻腹痛，口不渴，指甲口唇发青等。

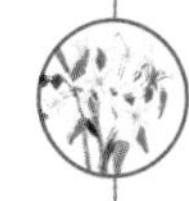

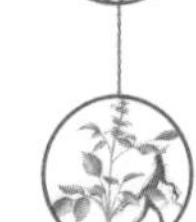

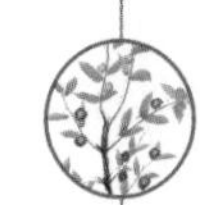

方解

熟附子峻补元阳，祛寒救逆，“六君子”（人参、白术、茯苓、炙甘草、陈皮、半夏）温补阳气，兼除寒痰而止吐泻，肉桂、干姜补肾中元阳，五味子收敛微阳，以免发生散越的危险，生姜温中散寒，助陈皮、半夏止呕吐。尤其是加入麝香三厘，通关窍，助药力，并能引导阳气迅速布达周身。但切记不可多用，多用反会造成阳气耗越。无脉加猪胆汁。本方治疗三阴寒厥的重证，有非常好的效果。

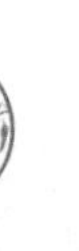

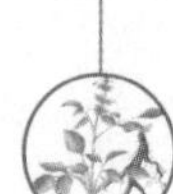

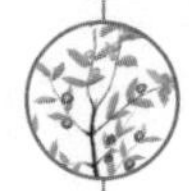

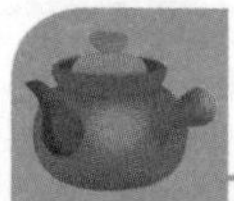

四神丸

本方出自《证治准绳》

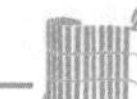

歌诀

四神故纸吴茱萸　肉蔻五味四般须
大枣百枚姜八两　五更肾泻火衰扶

组成

补骨脂四两，吴茱萸一两，肉豆蔻、五味子各二两。

入药部位
植物的干燥种仁。
性味与归经
味辛，性温。归脾、胃、大肠经。
功效
温中行气，涩肠止泻。
主治
脾胃虚寒，久泻不止，脘腹胀痛，食少呕吐等。
肉豆蔻

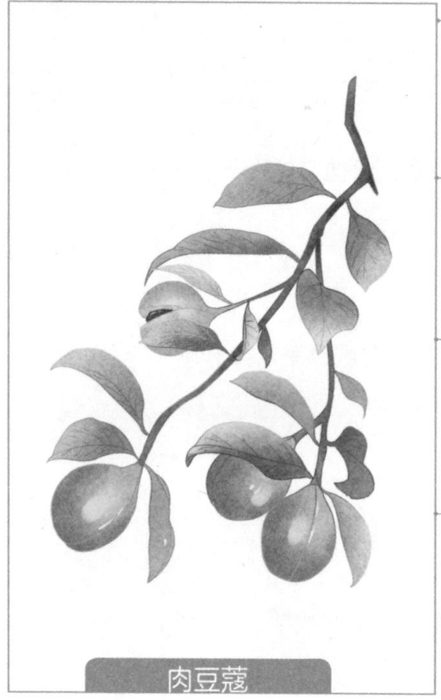

用 法

共研细末，用大枣百枚和生姜八两同煮，然后去生姜，取枣肉和药末捣匀做成丸药，每服五十至七十丸，空心或食前白汤送下。

功 效

温补脾肾，固肠止泻。

主 治

肾脾虚，五更泄泻证。症见泄泻不止，不思饮食，腹痛腰酸，疲乏无力等。

方 解

补骨脂温中补命门之火。吴茱萸温脾胃，散里寒而燥湿，肉豆蔻行气消食，暖胃涩肠，五味子温肾涩精而固下元阳气，生姜温胃散寒，大枣补脾养胃，所以命门火衰、脾胃虚寒、每日五更大便泄泻、饮食不健的证候，可以通过本方扶益命门火来暖脾，燥湿散寒而达到止泻的目的。

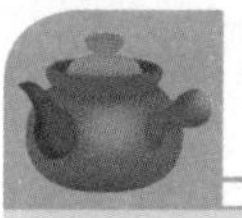

厚朴温中汤

本方出自《内外伤辨惑论》

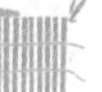

歌 诀

厚朴温中陈草苓　干姜草蔻木香停
煎服加姜治腹痛　虚寒胀满用皆灵

组 成

姜制厚朴、陈皮各一两，炙甘草、茯苓、草豆蔻、木香各五钱，干姜七分。

用 法

研为粗末，加生姜三片，水煎温服。

功 效

除满止痛，温中燥湿。

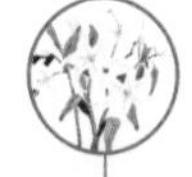

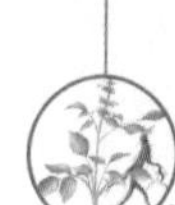

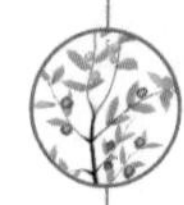

主 治

脾胃寒湿证。症见虚寒胀满，不思饮食，乏力，舌苔发白等。

方 解

厚朴温中散满。陈皮、木香，和中调气。然而气滞不行是由于里寒，所以又配合干姜、草豆蔻散寒行气，生姜暖胃和中。再加茯苓、甘草健脾渗湿。因此，凡是脾胃虚寒的腹痛、胃脘痛，以及脘腹胀满等证，用本方治疗皆有奇效。

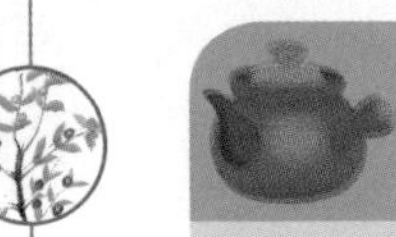

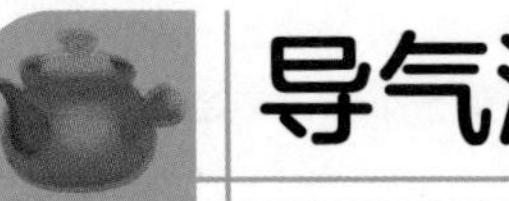

导气汤

本方出自《医方集解》

歌 诀

寒疝痛用导气汤　川楝茴香与木香
吴茱萸以长流水　散寒通气和小肠

组 成

川楝子四钱，小茴香二钱，木香三钱，吴茱萸一钱。

用 法

水煎服。

功 效

导气疏肝，散寒止痛。

主 治

寒疝证。症见阴囊冷痛，结硬如石，阴茎不举，或引睾丸作痛等。

方 解

寒疝俗称小肠气，是因为阴湿积在下焦，又受寒邪侵袭，于是阴囊清冷，结硬如石，牵引睾丸作痛。阴囊是足厥阴肝经所过之处，湿气久郁就会生热，所以首先用川楝子入肝舒筋以止痛，还能引导小肠和膀胱的湿热从小便出。小茴香暖下焦而散寒气，木香通调诸气，吴茱萸燥湿除寒而破结散郁。诸药合起来就成了一张散寒除湿，导气止痛，治疗寒疝疼痛的方剂。

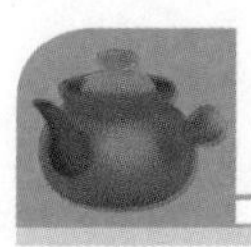

疝气汤

本方出自《丹溪心法》

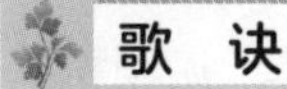

歌诀

疝气方用荔枝核　栀子山楂枳壳益
再入吴茱暖厥阴　长流水煎疝痛释

组成

荔枝核、栀子、炒山楂、枳壳、吴茱萸各等份。

用法

共研粗末，每次用河中长流水煎服二钱。

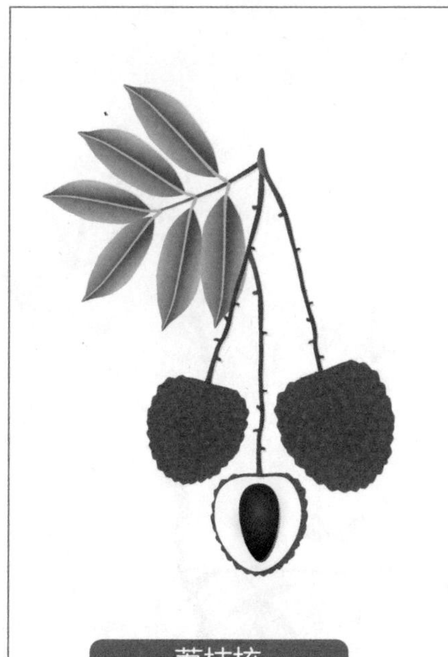

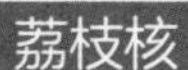

荔枝核

入药部位

植物的成熟种子。

性味与归经

甘、微苦，温。归肝经。

功效

疏肝理气，散结止痛。

主治

疝气，睾丸肿痛，脘腹疼痛，痛经，产后腹痛等。

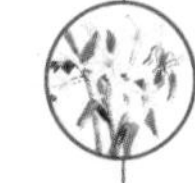

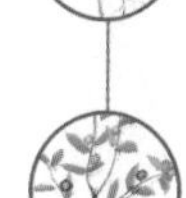

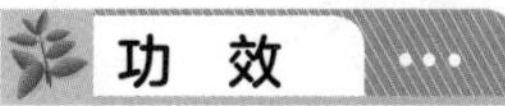

功效

散寒祛湿，调气止痛。

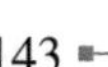

主 治

疝气疼痛证。症见阴囊冷痛，引睾丸作痛等。

方 解

荔枝核入肝经，除寒散滞，栀子泻三焦火而利湿从小便出，山楂散瘀消积，枳壳下气破结，吴茱萸入足厥阴肝经，温散寒邪，燥湿破结。而疝气都由寒湿积在足厥阴肝经，所以本方有效。

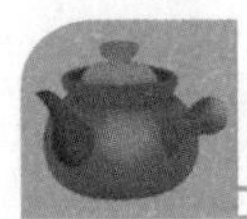

橘核丸

本方出自《济生方》

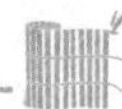

歌 诀

橘核丸中川楝桂　朴实延胡藻带昆
桃仁二木酒糊合　癞疝痛顽盐酒吞

组 成

橘核、炒川楝子、海藻、海带、昆布、桃仁各一两，桂心、厚朴、炒枳实、炒延胡索、木香、木通各半两。

用 法

共研细末，用酒煮糊为丸如梧桐子大，每次服七十丸，空腹用盐汤或温酒送下。

功 效

导气止痛，软坚散结。

主 治

癞疝证。症见睾丸肿胀偏坠，或坚硬如石，或阴囊肿胀，或上引脐腹绞痛等。

延胡索

方 解

橘核、木香，行肝经结气。桃仁、延胡索，和肝经血分。川楝子、木通，

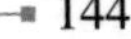

导引膀胱小肠之热由小便下行而祛湿。桂心温暖命门而散积寒。厚朴、枳实，下滞气而破坚结。海藻、海带、昆布，软坚消结而除肿胀。合起来就能调和气血，还能引药下行，所以能消坚散结，除肿止痛，有效地治疗癞疝顽痛的证候。

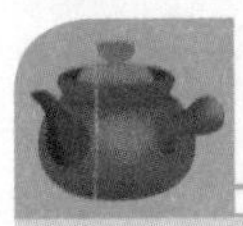

参附汤

本方出自《医方类聚》

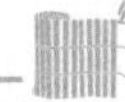

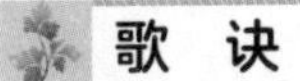

歌诀

参附汤疗汗自流　肾阳脱汗此方求
卫阳不固须芪附　郁遏脾阳术附投

组成

人参一两，附子（炮）五钱。

用法

加生姜十片，水煎服。

功效

回阳，益气，固脱。

主治

肾阳衰虚，元气暴脱证。症见冷汗恶寒，或手足厥冷，大便自利，腹痛，气短喘急等。

方解

人参有补元气、复脉固脱之效，附子有壮肾阳之效，生姜有温中散寒之效，大枣有补中益气之效。所以当正气大亏，肾中真阳外越，而见自汗肢冷、上气喘急等阳气欲脱的危象时，急用本方，有回阳救脱的效果。据现代经验，用黄精一两、炙甘草三钱代替人参，同样有效。

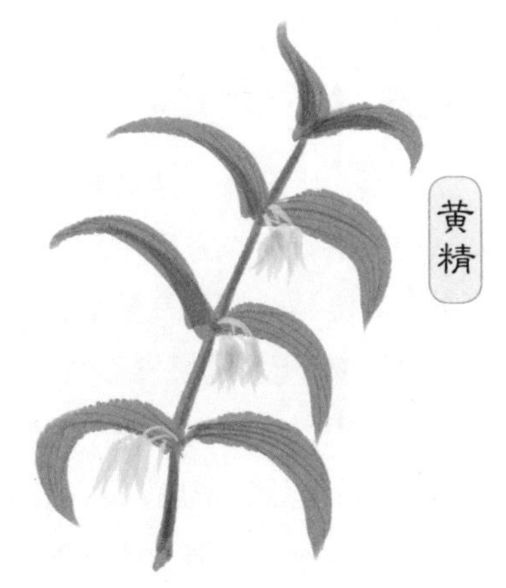

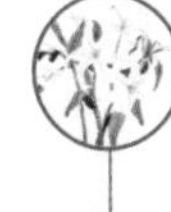

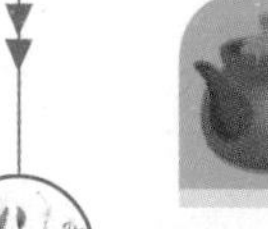

天台乌药散

本方出自《医学发明》

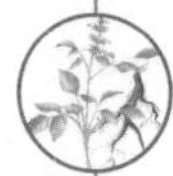

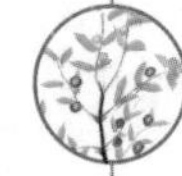

歌诀

天台乌药木茴香　川楝槟榔巴豆姜
再用青皮为细末　一钱酒下痛疝尝

组成

天台乌药、木香、小茴香、青皮、高良姜各半两，槟榔二个，川楝子十个，巴豆七十粒。

用法

先将巴豆微打破，同川楝子用麸炒黑，去巴豆与麸皮不用，余药研成细末和匀，每服一钱，温酒送下。

功效

导气疏肝，祛寒止痛。

主治

寒疝证。症见脐腹绞痛，冷汗，阴囊冷痛肿硬，痛引睾丸等。

方解

寒湿入于肝肾，结成寒疝，当用温散调气的方法，所以方中用乌药、木香、小茴香、青皮、槟榔行气散结，又用高良姜的辛热散寒。更妙的是巴豆与川楝子同炒，去巴豆不用，这就使川楝子入肝理气而不苦寒，并借巴豆的辛热，同入肝肾祛寒湿。同时用酒送服，增强了散寒理气的力量，所以止疝痛的效果良好。

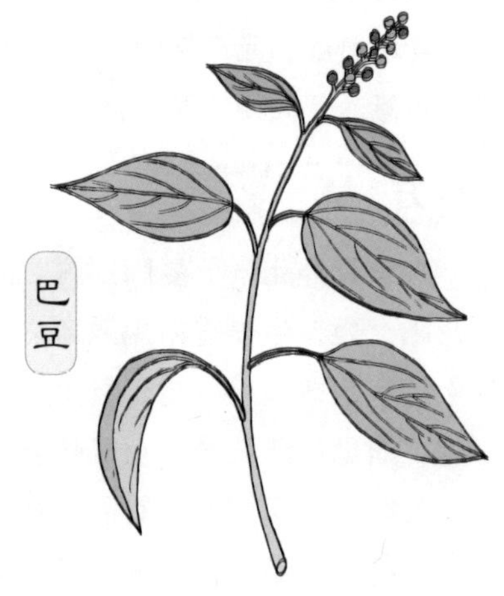
巴豆

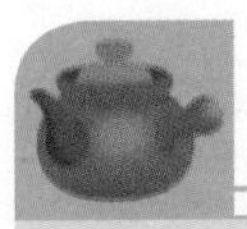

黑锡丹

本方出自《太平惠民和剂局方》

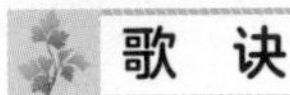

歌诀

黑锡丹能镇肾寒　硫黄入锡结成团
胡芦故纸茴沉木　桂附金铃肉蔻丸

组成

黑锡、硫黄各二两，胡芦巴、补骨脂、茴香、沉香、木香、附子、金铃子、肉豆蔻各一两，肉桂半两。

用法

先将黑锡和硫黄放新铁铫中如常法结成砂子，放地上出火毒，研成极细末。余药也研成极细末，然后和匀再研，至黑色光亮为度，用酒糊为丸，如梧桐子大，阴干，入布袋内擦令光莹，每服三四十粒，空腹姜盐汤或枣汤送下。

功效

温壮下元，镇纳浮阳。

主治

上盛下虚，胸胁脘腹胀痛，汗出肢厥等证。症见四肢逆冷，痰壅气喘，两胁刺痛，冷汗不止等。

方解

上盛是指痰壅于肺部，下虚是指肾阳衰虚。黑锡甘寒，硫黄大热，二药结成砂子，能护真阴，扶真阳，镇肾中上冲的浮阳。胡芦巴、补骨脂、茴香、肉豆蔻、附子、肉桂温肾助阳散寒。而附子、肉桂和沉香又能引虚阳下行，回入肾中，木香则能调和气机，金铃子苦寒，可防温燥太过，又能疏肝利气。所以本方对肾虚有寒，及虚阳浮越的上实下虚证有效。

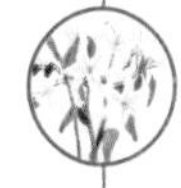

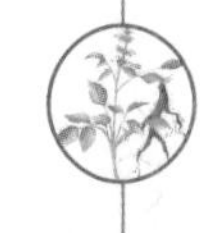

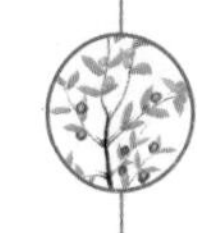

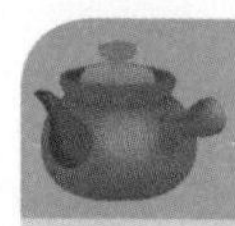

半硫丸

本方出自《太平惠民和剂局方》

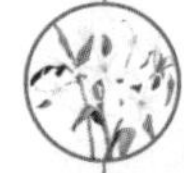

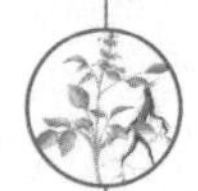

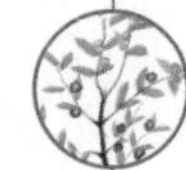

歌诀

半硫半夏与硫黄　虚冷下元便秘尝
心腹痃癖与冷气　风秘冷秘泄泻康

组成

上好透明的硫黄、半夏（汤洗七次，焙干）各等份。

用法

研成细末，以生姜汁同熬，和干蒸饼搅匀，入石臼中杵百下，做成丸如梧桐子大，每服十五至二十丸，空心温酒或生姜汤送下，妇人醋汤送下。

功效

温肾祛寒，通阳降浊。

主治

大便秘结或泄泻证。症见大便不通，大便秘涩，或腹泻不止等。

方解

硫黄大热，补命门真火，半夏辛温，散结降浊，生姜汁温中散寒，和胃健脾，纯是温热之品。当老年人下元虚冷而致便秘，犹如水寒成冰，非温不化，所以本方能用。若误用于老年人津液不足的便秘，不但无效，还会伤津，使大便更加燥结，此点须注意。

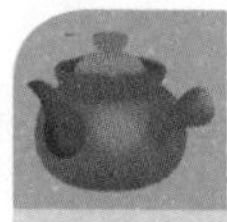

浆水散

本方出自《素问病机气宜保命集》

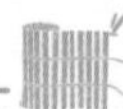

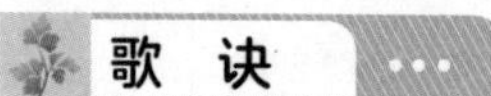

歌诀

浆水散中用地浆　干姜附桂与良姜
再加甘草同半夏　吐泻身凉立转阳

组 成

干姜、肉桂、炙甘草各五钱，附子半两，良姜二钱半，半夏一两。

用 法

共研细末，每次服三五钱，用浆水煎，冷服。

功 效

和胃降逆，温阳散寒。

主 治

霍乱证。症见身凉肢冷，汗多脉弱，阳虚欲脱，腹泻，呕吐等。

方 解

脾肾阳虚，寒气入侵，就会引起霍乱证。附子、干姜温补脾肾之阳，散寒和中。肉桂、半夏、良姜，有温补脾肾真阳，温胃和中的功能。炙甘草益气补脾，又可调和诸药。再加浆水甘酸微温，调理脏腑而止呕哕，所以对脾肾虚寒所致的霍乱证有效。

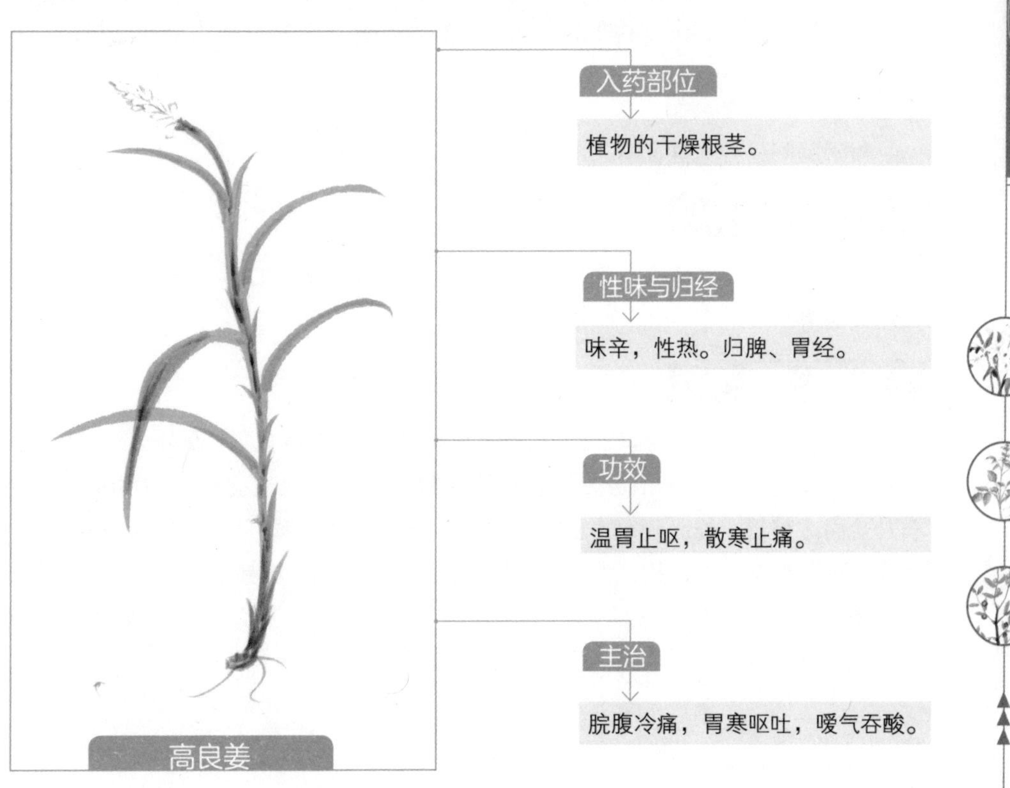

高良姜

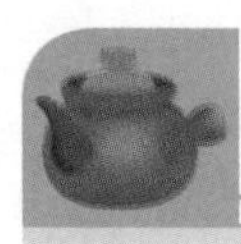

来复丹

本方出自《太平惠民和剂局方》

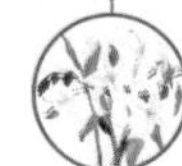

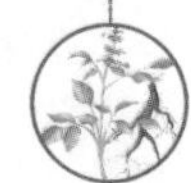

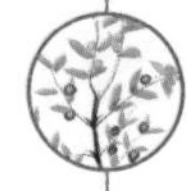

歌诀

来复丹用玄精石　硝石硫黄橘红着
青皮灵脂复元阳　上盛下虚可镇宅

组成

五灵脂（须择五台山者，用水澄去沙石，日干）、青皮（去白）、陈皮（去白）各二两，太阴玄精石（研飞）、硝石、舶上硫黄（用透明不夹沙石者）各一两。

用法

将硝石和硫黄共研细末，放入锅内以微火慢炒，再研极细。将五灵脂、青皮、陈皮研为细末，次入玄精石及硝石、硫黄末，拌匀，以好滴醋打糊为丸，如豌豆大。每服三十粒，空心，粥饮吞下，甚者五十粒。小儿三五粒，新生婴儿一粒。

功效

救阴助阳，行气通闭。

主治

上盛下虚，心肾不交，痰厥气闭证。症见四肢厥冷，心腹冷痛，大便泄泻，心烦失寐等。

方解

硫黄为纯阳之药，与硝石苦寒之味结合，为阴阳相济之象，既补火助阳散寒，又祛痰软坚导闭，二味相合，使硫黄降逆破结之力不致过猛而其力益纯。玄精石乃盐卤之精者，能制硫黄辛热燥烈之性，并能使之归镇下焦，以防虚阳浮越。青皮、陈皮俱为利气之药，纳气须先利气，二药为硫黄、玄精石归镇下焦之先导。五灵脂引石性之药内走厥阴（肝），外达少阳（胆）。因为本方能使肾中虚极的阳气恢复，好比冬尽春回，所以方名叫来复丹。

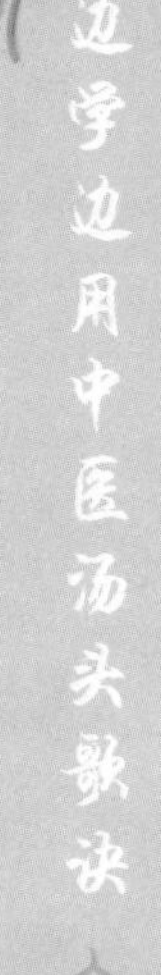

十二 祛暑之剂

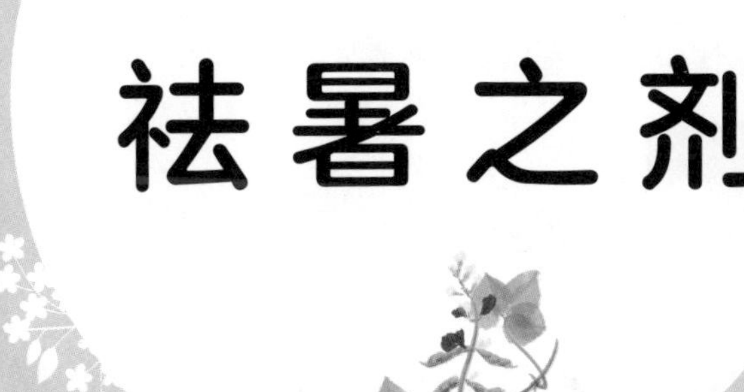

祛暑之剂就是清除暑邪、治疗暑病的方剂。但是暑邪不仅有耗伤人体气分的特点，并且多挟有湿邪，所以祛暑之剂常与益气或利湿的药物共同使用。此外，暑邪虽是由夏季天地间的热气变化而来，但也有因纳凉饮冷太过，反由寒邪触发的，这种情况同样非发汗不可。然而又不同于一般的发表，而是在照顾暑热伤气的前提下用适当的辛温药物进行治疗。因此，祛暑之剂实际上是根据病情的不同，分别通过清暑、利湿、益气、发汗等方法来达到治愈目的的方剂。

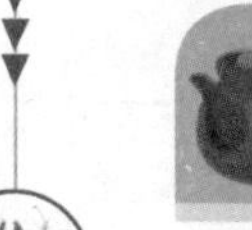

三物香薷饮

本方出自《太平惠民和剂局方》

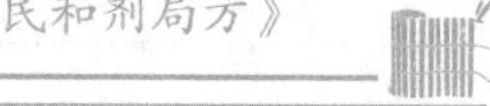

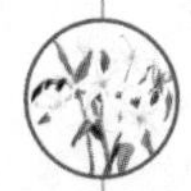

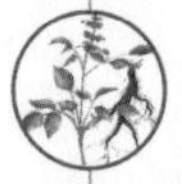

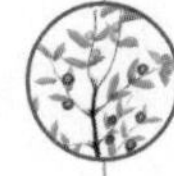

歌诀

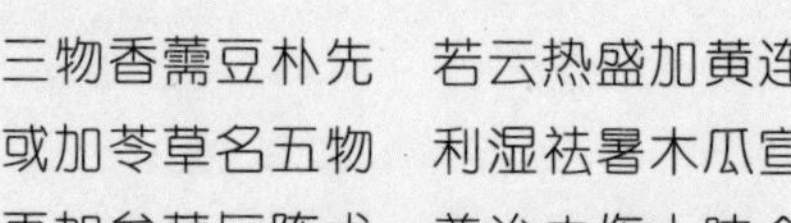

三物香薷豆朴先　若云热盛加黄连
或加苓草名五物　利湿祛暑木瓜宜
再加参芪与陈术　兼治内伤十味全
二香合入香苏饮　仍有藿薷香葛传

组成

香薷一斤，白扁豆、姜制厚朴各半斤。

用法

共研粗末，每服三钱，用水和酒煎七分，去滓，冷服。

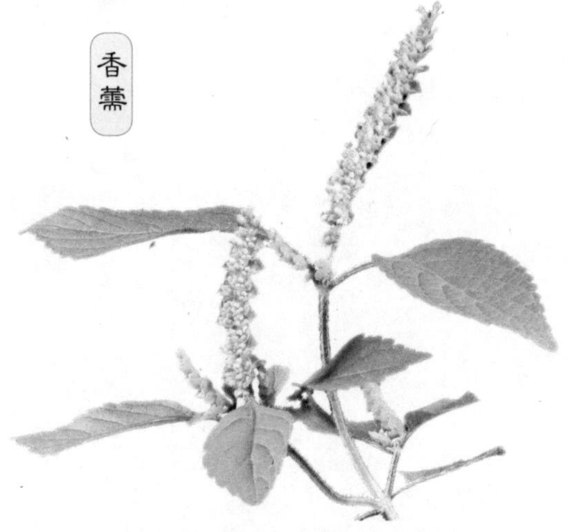
香薷

功效

散暑和脾，除湿解表。

主治

湿证。症见皮肤蒸热无汗，恶寒头痛，四肢酸痛，呕吐泄泻等。

方解

湿证是因夏日乘凉饮冷，外感寒湿之邪而引起。本方中香薷性味辛温而有芳香之气，既能发汗解肌，又能宣化湿邪。白扁豆可以清暑渗湿而和脾，厚朴可以除湿散满。三味药一起，即可以达到消暑和脾、除湿解表的作用。

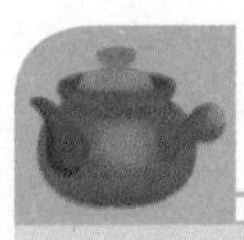

清暑益气汤

本方出自《脾胃论》

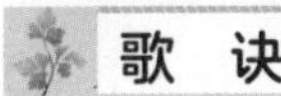

歌 诀

清暑益气参草芪　当归麦味青陈皮
曲柏葛根苍白术　升麻泽泻姜枣随

组 成

黄芪、苍术、升麻各一钱，人参、泽泻、炒神曲、陈皮、白术各五分，当归身、麦冬、炙甘草各三分，青皮二分半，黄柏、葛根各二分，五味子九粒。

用 法

加生姜二片、大枣二枚同煎，温服。

人参

功 效

补益肺气，生津液，清暑湿热邪。

主 治

暑湿证。症见四肢倦怠，精神不振，身热心烦，自汗口渴，不欲饮食，身体酸重，小便色赤不畅，大便溏黄等。

方 解

因此病主证为夏月伤暑。人参、黄芪补益被暑热所伤的元气，麦冬、五味子保肺气而生津液，当归养血和阴，互相配合，扶助正气。苍术、白术燥湿健脾，黄柏、泽泻清湿热，青皮、陈皮、炒神曲理气消食而和中，升麻、葛根，解肌清热而升清气，炙甘草调和诸药。于是合成一个扶正祛邪、清暑益气的方剂。

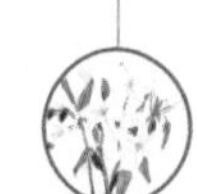

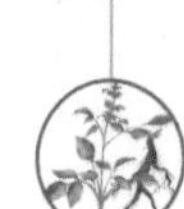

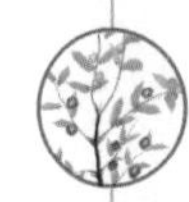

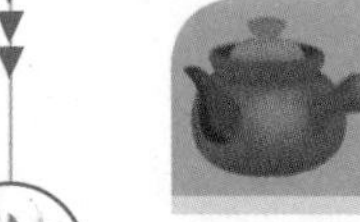

缩脾饮

本方出自《太平惠民和剂局方》

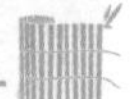

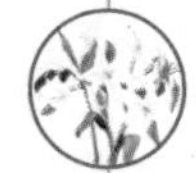

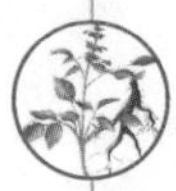

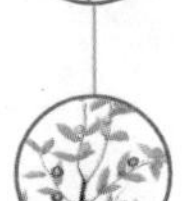

歌诀

缩脾饮用清暑气　砂仁草果乌梅暨
甘草葛根扁豆加　吐泻烦渴温脾胃
古人治暑多用温　暑为阴证此所谓
大顺杏仁姜桂甘　散寒燥湿斯为贵

组成

缩砂仁、煨草果、乌梅、炙甘草各四两，葛根、白扁豆各二两。

用法

共研粗末，每次用四钱，水煎冷服。

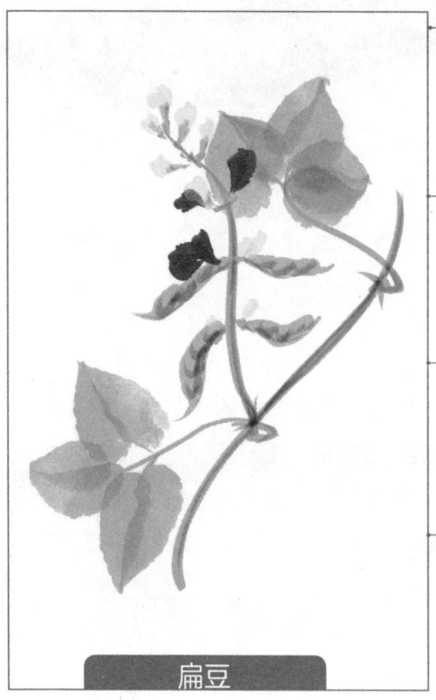

扁豆

入药部位

植物的种子。

性味与归经

味甘，微温。归脾、胃经。

功效

健脾和中，消暑化湿。

主治

暑湿吐泻，脾虚呕逆，食少久泄，赤白带下，小儿疳积。

功 效

清暑气，温脾胃。

主 治

暑湿伤脾胃证。症见呕吐，泄泻，心烦，口渴等。

方 解

砂仁、草果，辛温芳香，理气化湿，温理脾胃，白扁豆清暑渗湿，葛根能升胃气而生津液，乌梅清热止渴，甘草健脾和中。古人治疗阳气不足而被暑邪寒湿所伤的阴暑证多用温药，本方就是一个例子。

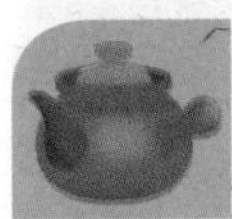

生脉散

本方出自《内外伤辨惑论》

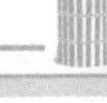

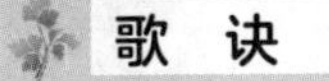

歌 诀

生脉麦味与人参　保肺清心治暑淫
气少汗多兼口渴　病危脉绝急煎斟

组 成

麦冬、人参各五分，五味子七粒。

用 法

水煎服。

功 效

益气保肺，养阴生津。

主 治

热伤气阴证。症见四肢疲倦，口渴咽干，气短多汗等。

气阴两伤证。症见口渴咽干，咳嗽少痰，舌苔少津等。

方 解

人参大补肺气，麦冬清心火而生津液，五味子收敛耗散的肺气，所以此方有保肺清心、补气生津而使脉搏复振的作用，所以叫生脉散。凡暑淫伤损元气，而致气少神疲、多汗口渴、脉微欲绝的危险病症，当急用本方煎汤服。

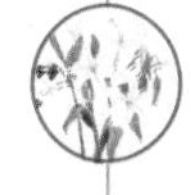

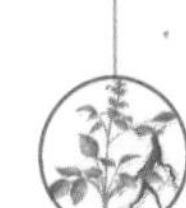

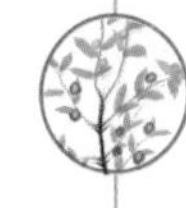

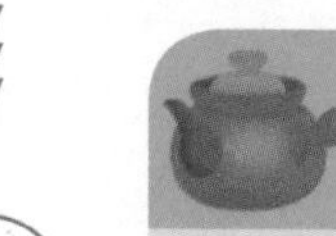

六一散

本方出自《伤寒直格》

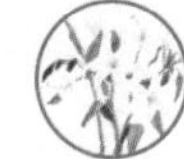

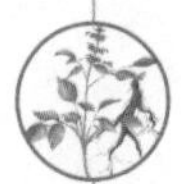

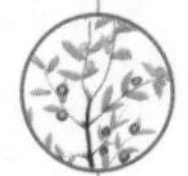

歌诀

六一滑石同甘草　解肌行水兼清燥
统治表里及三焦　热渴暑烦泻痢保
益元碧玉与鸡苏　砂黛薄荷加之好

组成

滑石六两，甘草一两。

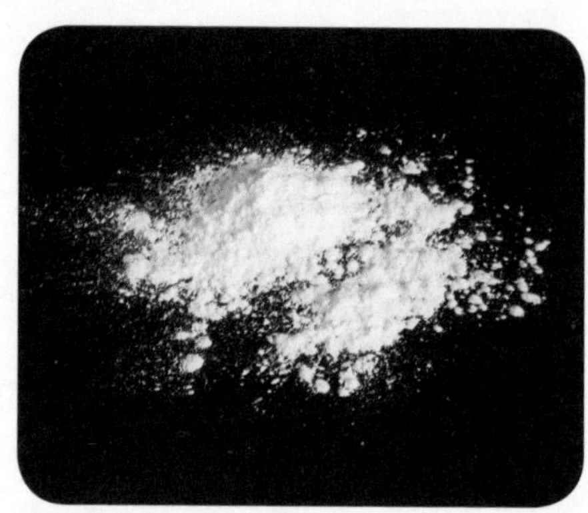

滑石

用法

共研细末，每次用三钱，和白蜜少许，冷水或灯心汤调服。

功效

清暑利湿。

主治

暑湿证。症见四肢疲乏，精神不振，身热心烦，自汗口渴，身体酸重，小便色赤不畅，大便色黄溏薄等。

方解

暑湿多因过食生冷而致水湿内停，损伤脾胃，复感暑湿之邪而引起。治疗本证应以清暑利湿为主。本方中滑石能解肌清热，滑窍行水而利湿，所以能统治表里上下三焦，再加甘草泻火和中，因此对治疗暑湿有效。

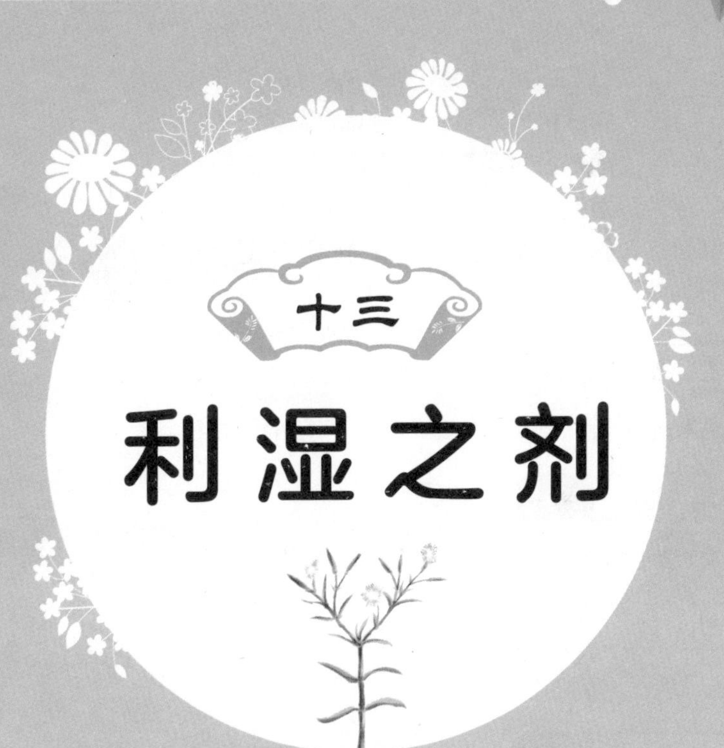

十三 利湿之剂

湿邪分外湿和内湿两类。由淋雨涉水，或衣里冷湿，或居处卑湿，致湿邪从肌表而入的称“外湿”。若因过食瓜果生冷，或恣饮酒酪，或素体脾虚，致湿邪内停的称“内湿”。外湿多病在肌表经络，内湿则多病在脏腑，所以一般治外湿宜发汗解肌，治内湿宜健脾渗利。

湿是阴邪，治宜辛温化燥，但若湿与热并，或湿郁生热时，又须采用苦寒燥湿。若湿积成水，壅盛而为肿为胀的，可根据二便是否通利，分别用攻逐峻利，或温阳利水来治疗，并结合邪正虚实的不同，适当配合培益脾土的方法作为辅佐。因此，利湿之剂就是祛除湿邪从肌表或二便外出的一类方剂。

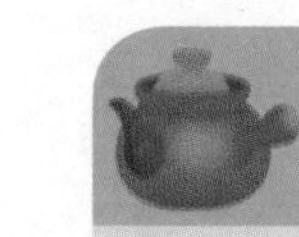

五苓散

本方出自《伤寒论》

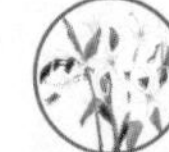

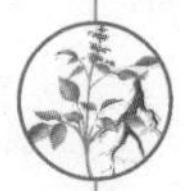

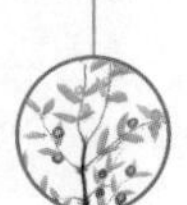

歌诀

五苓散治太阳腑　白术泽泻猪茯苓
膀胱化气添官桂　利便消暑烦渴清
除桂名为四苓散　无寒但渴服之灵
猪苓汤除桂与术　加入阿胶滑石停
此为和湿兼泻热　疸黄便闭渴呕宁

组成

白术、猪苓、茯苓各十八铢，泽泻一两六铢，桂枝半两。

用法

捣为散，每次用白饮汤（即米汤）和服五分，日三服。

功效

行水利湿，温阳化气。

主治

蓄水证。症见发热恶寒，烦渴，小便不利等。

水湿内停证。症见疲倦多汗，烦渴，小便不利，水肿泄泻，身体酸重等。

方解

猪苓、茯苓淡渗通膀胱而利水，泽泻泄膀胱之水，使小便通利，因之传入膀胱腑的邪热可从小便排出，再加白术健脾燥湿，使脾强而能制水。桂枝解肌通阳气，既除表邪，又助诸药利水行小便，若用官桂就增强了膀胱的气化功能，使小便通畅，引导水湿从下窍出。

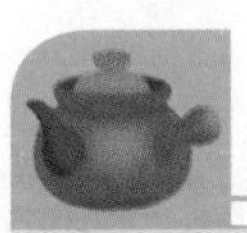

小半夏加茯苓汤

本方出自《金匮要略》

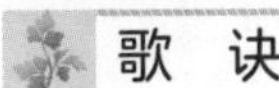

歌　诀

小半夏加茯苓汤　行水散痞有生姜
加桂除夏治悸厥　茯苓甘草汤名彰

组　成

半夏一升，茯苓三两，生姜半斤。

半夏

用　法

用水煎，分两次温服。

功　效

渗湿行水，消痞止呕。

主　治

膈间停水证。症见忽然呕吐，心下痞满，头晕心悸，口不渴等。

方　解

水滞留在胸膈胃脘间，致使清阳不升，胸阳不振，阴浊上逆，故而引发此病证。本方中半夏、生姜都是辛温药，能温胃散结而除饮，降逆而止呕，配茯苓淡渗行水，于是膈间停结的水气下行而去，呕吐痞满就自然消除了。本方是通阳行水和中的方剂，主要作用在去心下停水，免水饮侵入脾胃而致下利，如果水去之后，寒厥还未痊愈，须再用祛寒剂，温阳回厥。

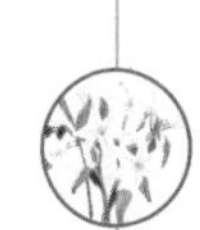

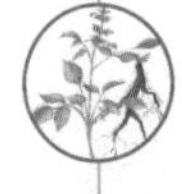

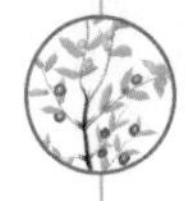

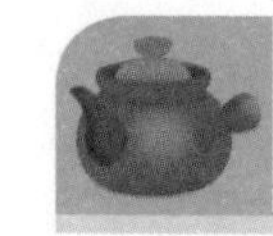

肾着汤

本方出自《金匮要略》

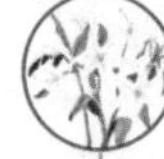

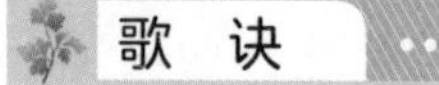

歌诀

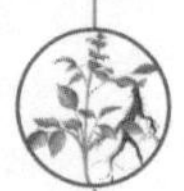

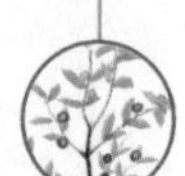

肾着汤内用干姜　茯苓甘草白术襄
伤湿身痛与腰冷　亦名甘姜苓术汤
黄芪防己除姜茯　术甘姜枣共煎尝
此治风水与诸湿　身重汗出服之良

组成

干姜、茯苓各四两，甘草、白术各二两。

用法

水煎，分三次温服。

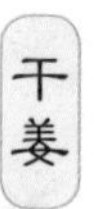

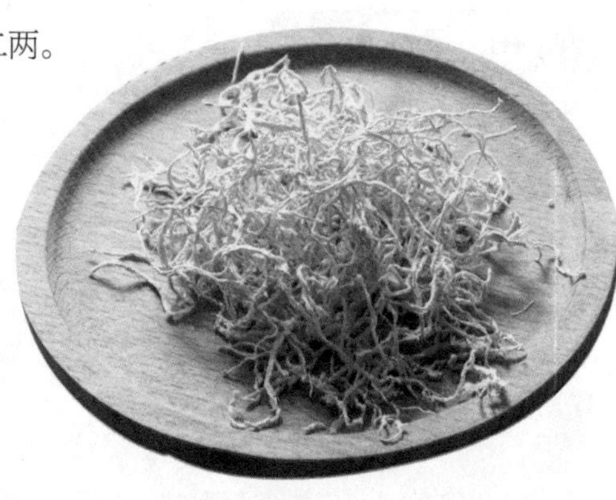

干姜

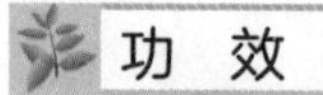

功效

温脾祛湿。

主治

肾着病。症见身体乏力，腰以下冷，腹重，小便自利，口不渴，饮食如故等。

方解

本方是治疗肾着病的，所以叫肾着汤。肾着病是因为久受寒湿之邪从下入侵而伤肾，以致身体重痛，腰以下冷痛，腰重，所以用干姜的辛热、白术的苦温来暖脾燥湿。又配以甘草和中补脾来化湿，茯苓健脾渗湿，使湿消、痛除。

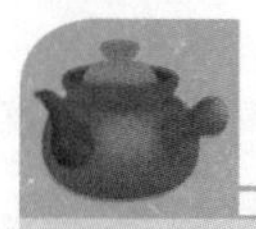

舟车丸

本方出自《医方集解》

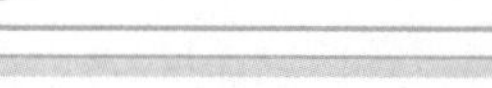

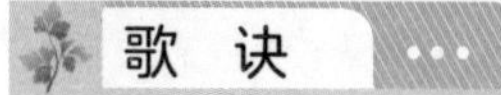

歌诀

舟车牵牛及大黄　遂戟芫花又木香
青皮橘皮加轻粉　燥实阳水却相当

组成

黑牵牛（炒）四两，大黄（酒浸）二两，甘遂（面裹煨）、大戟（面裹煨）、芫花（醋炒）、青皮（炒）、橘皮各一两，木香五钱，轻粉一钱。

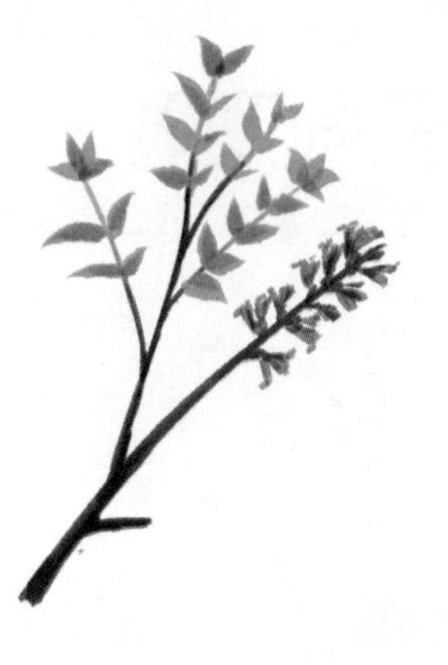

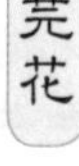

用法

共研细末，水泛为丸，每次服五分，早晨天明时用白开水送下，以大便下利三次为恰当。若仅一二次，并且不通利，第二次再服，用六七分，渐渐加到一钱，总以大便通畅下利为止。假使服后大便下利四五次，或服后因下利而精神萎靡，可减到二三分。或隔一二三日服一次，到痊愈为止。并忌食盐、酱一百天。

功效

逐水消肿。

主治

阳水证。症见口渴气粗，水肿腹坚，大小便秘涩等。

方解

本方用黑牵牛、大黄、甘遂、大戟、芫花攻逐积水。再加青皮、橘皮、木香疏利气机，轻粉通窍利水，是一个强力的逐水消肿方剂。必须是水肿水胀而见到口渴面赤、气粗或喘、腹胀坚实、大便秘结、小便不畅等燥实症状的阳水证，而且是身体壮实的人，才为对证，否则不可轻易服用。

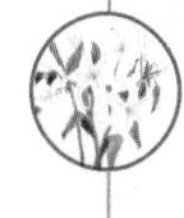

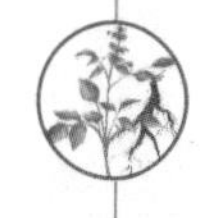

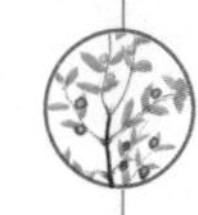

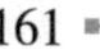

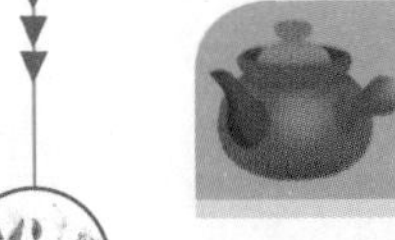

疏凿饮子

本方出自《济生方》

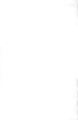

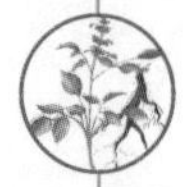

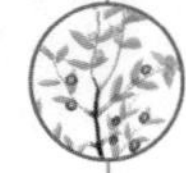

歌诀

疏凿槟榔及商陆　苓皮大腹同椒目
赤豆艽羌泻木通　煎益姜皮阳水服

组成

槟榔、商陆、茯苓皮、大腹皮、椒目、赤小豆、秦艽、羌活、泽泻、木通各等份。

用法

研细末，每服四钱，加生姜皮煎服。

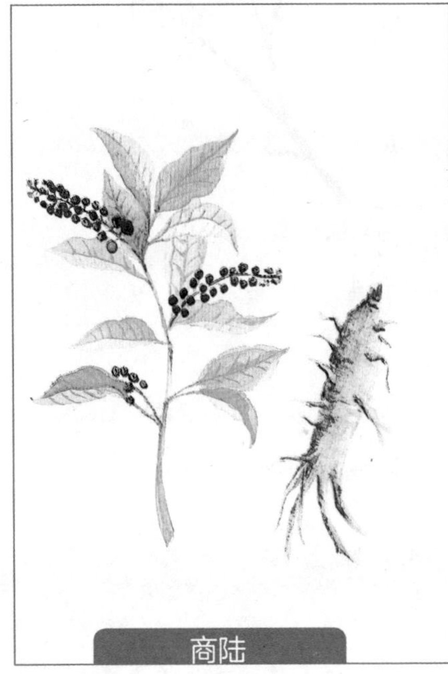

商陆

入药部位

植物的根。

性味与归经

苦，寒。有毒。归肺、脾、肾、大肠经。

功效

逐水，消肿。

主治

水肿胀满，疮疡肿毒等。

功效

解表祛湿，行水消肿。

主　治

阳水证。症见遍体水肿，口渴气粗，胸腹胀满，大小便秘结等。

方　解

槟榔、商陆、椒目能破结攻坚，行腹中之水而消胀，赤小豆、泽泻、木通，利水祛湿，茯苓皮、大腹皮、生姜皮能行皮肤之水而消胀，秦艽、羌活能解散肌表，使水从小便而去。本方对于遍身水肿，口渴气粗，胸腹胀满，大小便秘结的阳水证，可通过各药上下内外分消的作用而消退，犹如疏江凿河，引水入海而除泛滥之灾一样，所以叫作疏凿饮子。

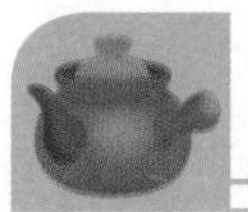

实脾饮

本方出自《济生方》

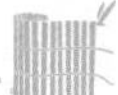

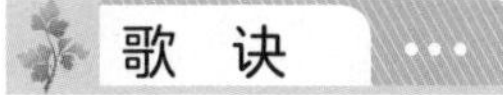

歌　诀

实脾苓术与木瓜　甘草木香大腹加
草蔻附姜兼厚朴　虚寒阴水效堪夸

组　成

茯苓、白术、木瓜、木香、大腹皮、草豆蔻、炮附子、干姜、厚朴各一两，炙甘草五钱。

用　法

共研粗末，每次用四钱，加生姜五片、大枣一枚煎服。

功　效

温阳健脾，行水消肿。

主　治

虚寒阴水证。症见下肢水肿，脘痞腹胀，手足不温，眩晕心悸，大便溏薄等。

方　解

白术、茯苓、炙甘草补脾祛湿。草豆蔻、干姜、附子，温脾寒。大腹皮、木瓜，

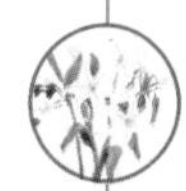

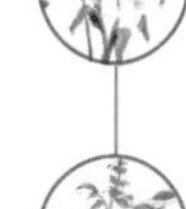

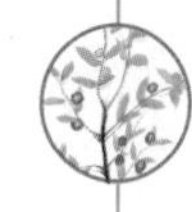

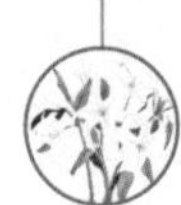
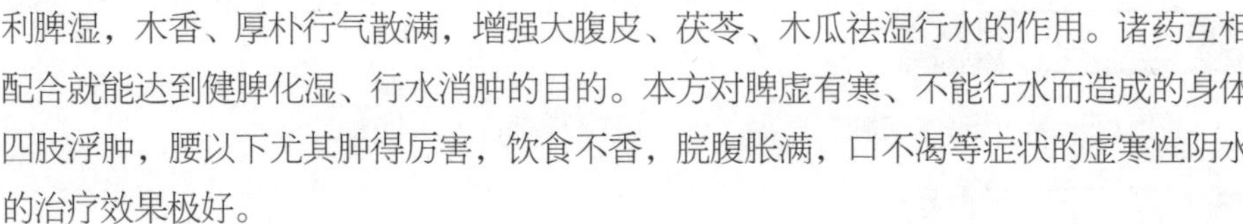

利脾湿，木香、厚朴行气散满，增强大腹皮、茯苓、木瓜祛湿行水的作用。诸药互相配合就能达到健脾化湿、行水消肿的目的。本方对脾虚有寒、不能行水而造成的身体四肢浮肿，腰以下尤其肿得厉害，饮食不香，脘腹胀满，口不渴等症状的虚寒性阴水的治疗效果极好。

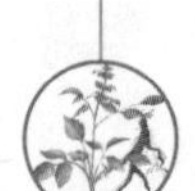
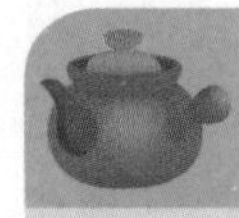

五皮饮

本方出自《中藏经》

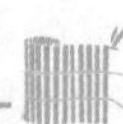
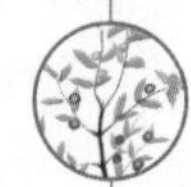
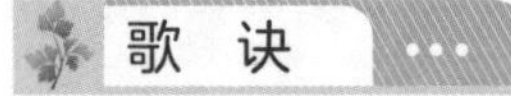

歌诀

五皮饮用五般皮　陈茯姜桑大腹奇
或用五加易桑白　脾虚肤胀此方司

组成

陈皮、茯苓皮、生姜皮、桑白皮、大腹皮各等份。

用法

研末，每次用三钱，煎服。

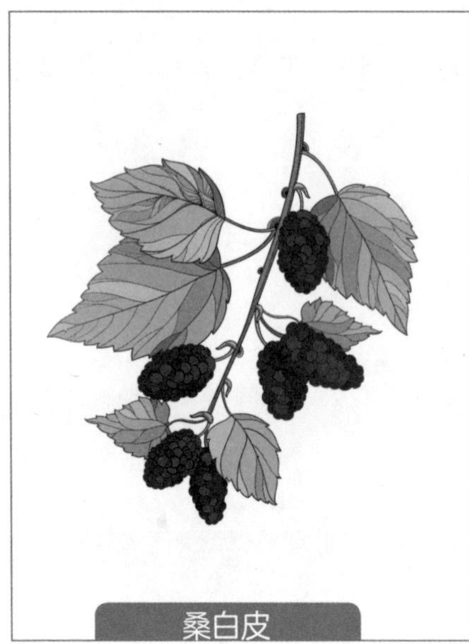

桑白皮

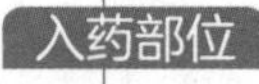

入药部位

植物的根皮。

性味与归经

甘，寒。归肺经。

功效

泻肺平喘，行水消肿。

主治

肺热咳嗽，喘逆痰多，面目浮肿，小便不利等。

功效

利水消肿，理气健脾。

主治

脾虚湿盛证。症见身疲肢乏，遍体水肿，小便不利，腹部胀胀，上气喘急，口中黏腻等。

方解

茯苓皮、生姜皮、大腹皮都能去皮肤中的停水，陈皮理气，桑白皮泻肺，配合大腹皮下气，使气行水散，肿胀消退。由于本方性质平和，泻水消肿还能健脾，是治疗脾虚湿盛证的效方。

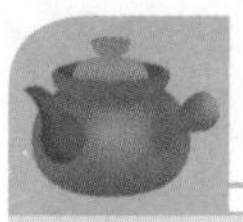

羌活胜湿汤

本方出自《内外伤辨惑论》

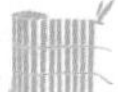

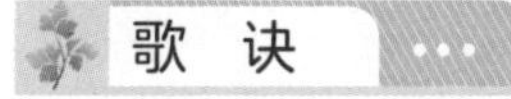

歌诀

羌活胜湿羌独芎　甘蔓藁本与防风
湿气在表头腰重　发汗升阳有异功
风能胜湿升能降　不与行水渗湿同
若除独活芎蔓草　除湿升麻苍术充

组成

羌活、独活各一钱，川芎、炙甘草、藁本、防风各五分，蔓荆子三分。

用法

用水煎服，大温服，空心食前。

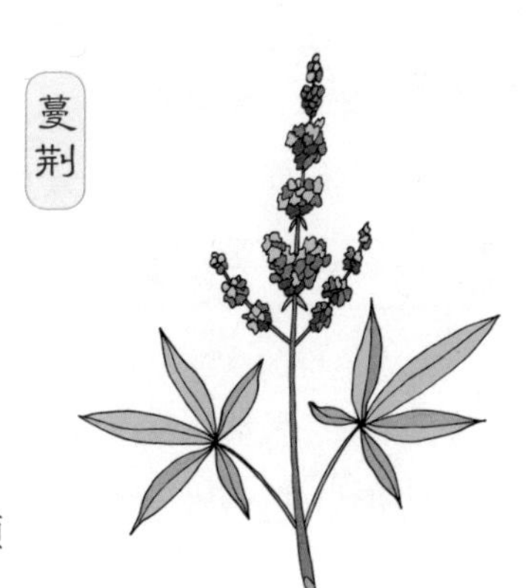

功效

祛风胜湿，解表止痛。

主治

风湿病（针对湿气在表）。症见头痛头重，颈肩痛，腰脊重痛，或全身疼痛，有轻微寒热等。

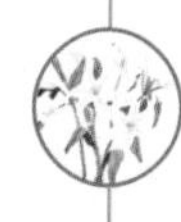
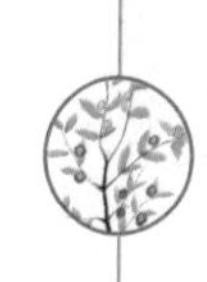
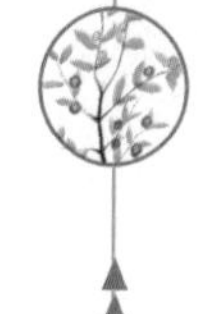

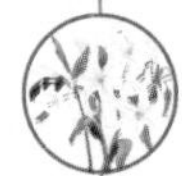

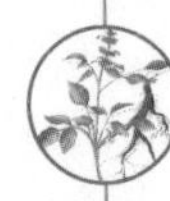

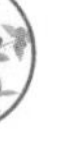

方解

湿气在表，应该用发汗的方法，用羌活、独活、川芎、藁本、防风、蔓荆子等辛温升阳、解表发汗的药，使湿气随汗而解，再以炙甘草调和诸药。本方是用风药胜湿，解除表邪，使气化正常，阳气上升，里面的停湿也能自然下降，和用行水渗湿的方法治疗里湿不同。

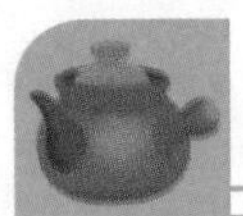

大橘皮汤

本方出自《奇效良方》

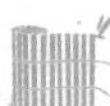

歌诀

大橘皮汤治湿热　五苓六一二方缀
陈皮木香槟榔增　能消水肿及泄泻

组成

茯苓一钱半，猪苓、泽泻、白术、木香、槟榔各一钱，官桂半钱，滑石四钱，甘草三分，橘皮三钱。

用法

加生姜五片，水煎服。

功效

清热利湿，理气行水。

主治

湿热内盛证。症见水肿，心腹胀痛，大便泄泻，小便不利等。

方解

本方治疗的病症是由于水湿并入大肠而致小便不利而大便泄泻，所以用五苓散行水，用六一散清热祛湿，再加槟榔下气，橘皮、木香理气，使气行而后水行，自然小便通利，泄泻可止。同时，水从小便而出，水肿就可以消退，所以本方也能治疗水肿。

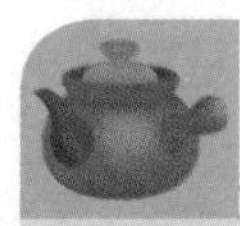

茵陈蒿汤

本方出自《伤寒论》

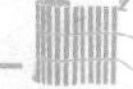

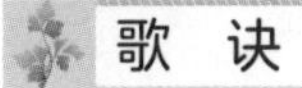

歌诀

茵陈蒿汤治疸黄　阴阳寒热细推详
阳黄大黄栀子入　阴黄附子与干姜
亦有不用茵陈者　仲景柏皮栀子汤

组成

茵陈六两，栀子十四枚，大黄二两。

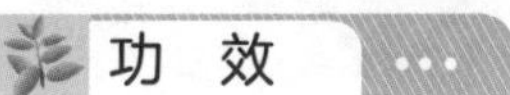

用法

先煮茵陈，后下二药，水煎，分三次服。

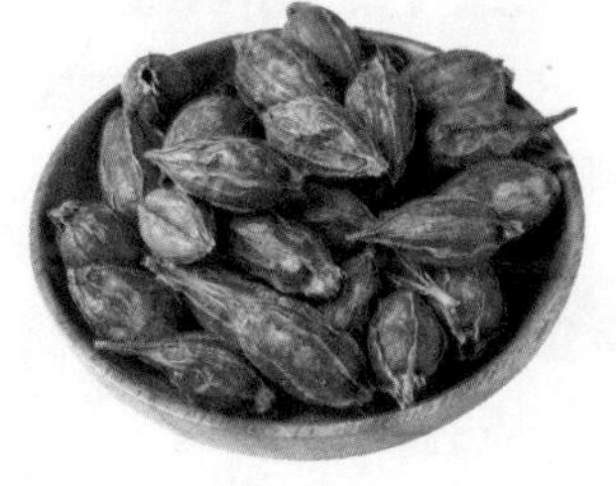

栀子

功效

清热泻火，利湿退黄。

主治

湿热黄疸证（即阳黄证）。症见一身面目及小便皆鲜黄，头部有汗，身上无汗，腹胀口渴，二便不利等。

方解

茵陈既能发汗，又能利小便，使瘀结在足阳明经和足太阴脾经的湿热得到清泄，是治黄疸的要药，所以用它作为方名。再配合栀子引导湿热从小便出，大黄引导湿热从大便出。属湿热性的阳黄服本方后小便通利，颜色像皂荚水一样，经一宿后腹胀即减，黄疸也就逐渐消退了。

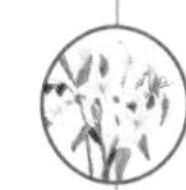

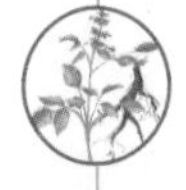

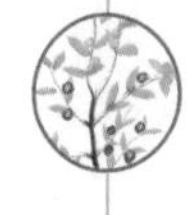

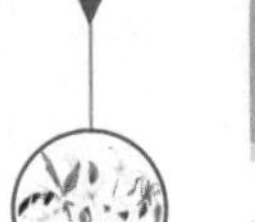
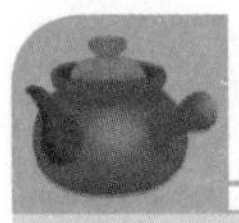

八正散

本方出自《太平惠民和剂局方》

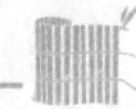
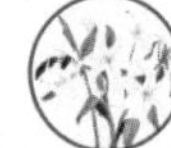

歌诀

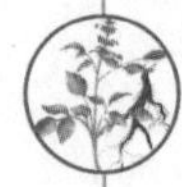

八正木通与车前　萹蓄大黄滑石研
草梢瞿麦兼栀子　煎加灯草痛淋蠲

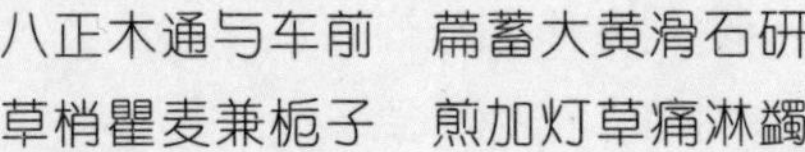
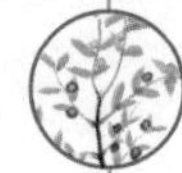

组成

木通、车前子、萹蓄、大黄、滑石、甘草梢、瞿麦、栀子各一斤。

用法

共研粗末，每次用二钱，加灯心草同煎服。

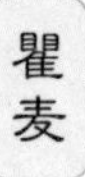
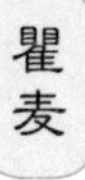

瞿麦

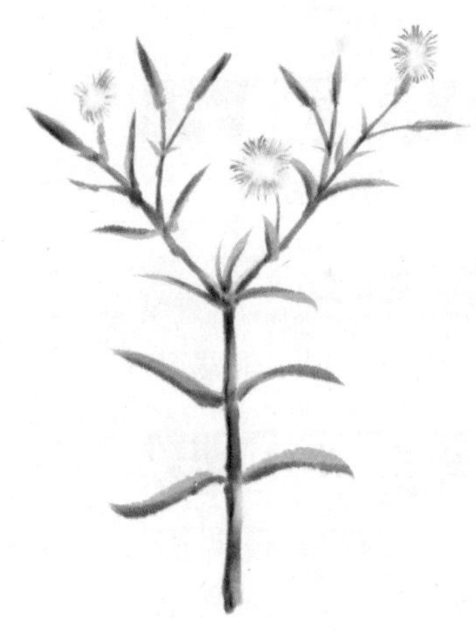

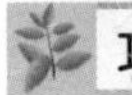

功效

泻火通淋。

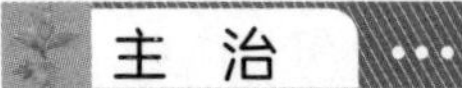

主治

热淋及血淋证。症见小便淋涩不通，小腹胀急，溺时有血而痛，口渴咽干等。

方解

用木通、瞿麦、灯心草降心火、清小肠、利小便，祛湿热而止血。栀子、大黄、车前子、滑石泻上中下三焦之火，清肺利膀胱，滑窍通小便。再配合利水通淋的萹蓄和治疗尿道涩痛的甘草梢，于是湿热从小便而去，淋痛和尿血也就祛除了。所以本方是治疗湿热郁结下焦的有效方剂。

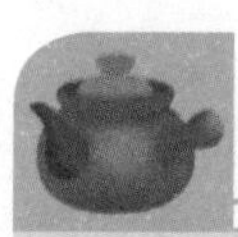

萆薢分清饮

本方出自《杨氏家藏方》

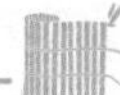

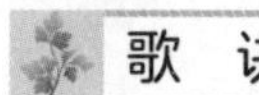

歌诀

萆薢分清石菖蒲　草梢乌药益智俱
或益茯苓盐煎服　通心固肾浊精驱
缩泉益智同乌药　山药糊丸便数需

组成

川萆薢、石菖蒲、乌药、益智仁各一两，甘草梢五钱。

用法

研成粗末，每次用五钱，加盐一捻，食前服。

功效

温肾利湿，分清化浊。

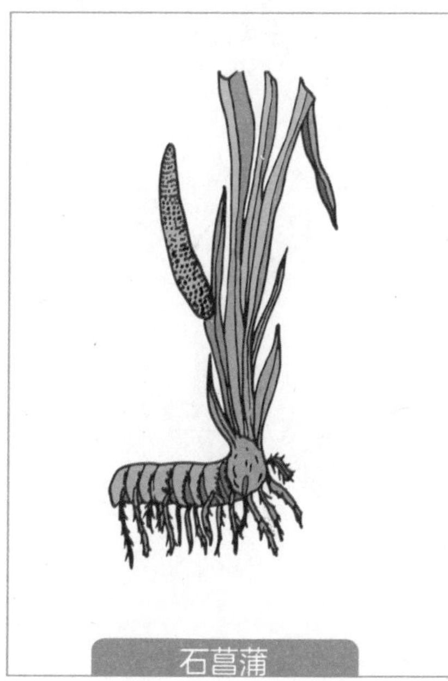

石菖蒲

入药部位

植物的根茎。

性味与归经

辛，温。归心、肝经。

功效

化痰湿，开窍，和中辟秽。

主治

痰湿蒙蔽清窍，高热引起的神昏，癫狂，痴呆，耳鸣耳聋，胸腹胀闷及噤口痢等。

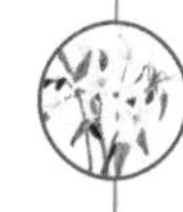

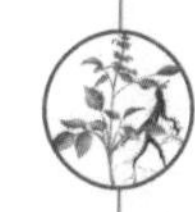

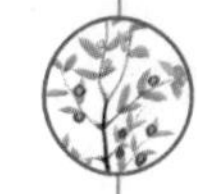

主治

膏淋及白浊证。症见小便频数，尿凝如膏糊、白如米泔等。

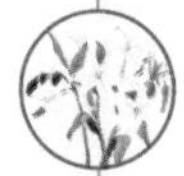

方解

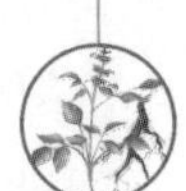

膏淋、白浊证是由于肾虚而膀胱有热，下元不固，败精渗入尿道而致。因此，用川萆薢利湿清热，祛浊分清，乌药调气，逐寒温肾，益智仁固肾气，石菖蒲通心窍，甘草梢驱除淋浊败精。

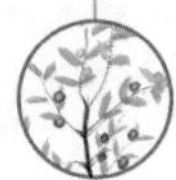

当归拈痛汤 本方出自《兰室秘藏》

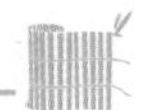

歌诀

当归拈痛羌防升　猪泽茵陈芩葛朋
二术苦参知母草　疮疡湿热服皆应

组成

羌活、茵陈、炙甘草各五钱，防风、猪苓、泽泻、知母、当归身各三钱，黄芩、升麻各一钱，葛根、苦参、人参各二钱，白术一钱五分，苍术三钱。

用法

研为粗末，每服一两，水煎服。

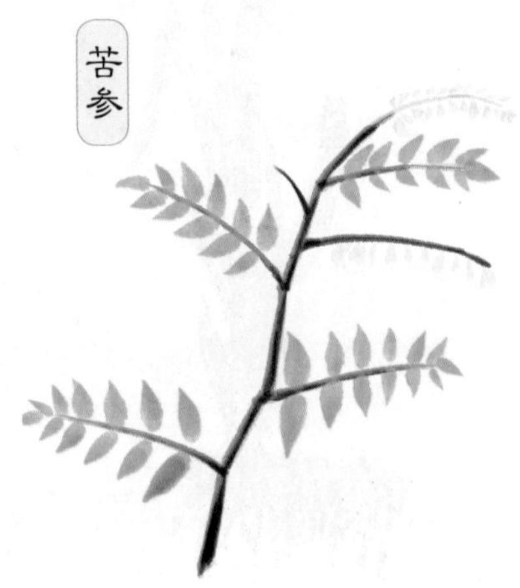

功效

清热利湿，疏风止痛。

主治

湿热相搏证。症见四肢关节烦痛，肩背沉重，或周身疼痛，或脚气肿痛，以及腿脚生疮，红肿作痛，脓水较多等。

方解

羌活、防风，宣透关节间风湿，升麻、葛根引清气上行，散肌肉间风湿。苍术、白术健脾燥湿，苦参、黄芩、知母、茵陈苦寒燥湿清热，猪苓、泽泻利小便而渗湿，再以当归和血活血，人参、炙甘草补养正气，使血气通利，经脉和畅。本方是燥湿清热、上下分消、宣通经脉关节的方剂，对于湿热所引起的脚气、疮疡、周身关节疼痛等证，服后都能消除。

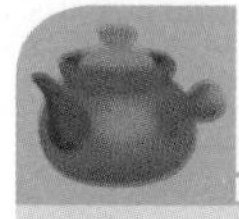

五淋散

本方出自《太平惠民和剂局方》

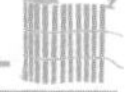

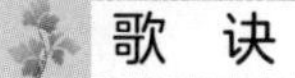

歌诀

五淋散用草栀仁　归芍茯苓亦共珍
气化原由阴以育　调行水道妙通神

组成

赤茯苓六两，生甘草、当归各五两，山栀子仁、赤芍药各二十两。

用法

研成细末，每次二钱，水煎服。

功效

清热泻火，利湿通淋。

主治

五淋证。症见尿频尿急，小便淋沥，如膏脂，涩痛不甚，腰腹坠痛，困倦无力等。

方解

淋证多因膀胱有热、下焦气化不利所致。栀子仁清三焦火而利水道，赤茯苓渗泻膀胱湿热，甘草泻火和中，更配当归、赤芍药以滋养肝肾之阴，使气化宣行，自然小便通利。所以，治膏淋、石淋、劳淋、气淋、血淋此五淋证，皆可用本方加减治疗。

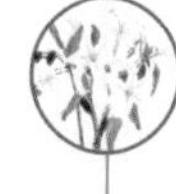

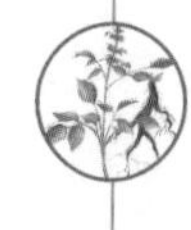

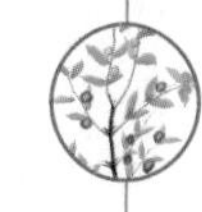

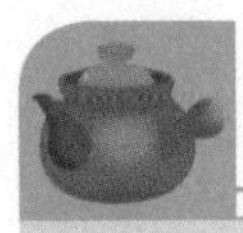

三仁汤

本方出自《温病条辨》

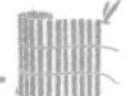

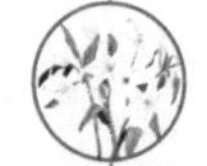

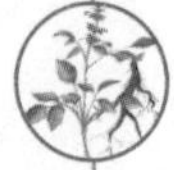

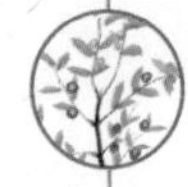

歌诀

三仁杏蔻薏苡仁　朴夏白通滑竹伦
水用甘澜扬百遍　湿温初起法堪遵

组成

杏仁、半夏各五钱，白蔻仁、厚朴、白通草、竹叶各二钱，生薏苡仁、飞滑石各六钱。

用法

用甘澜水八碗，煮取三碗，每次服一碗，日三服。

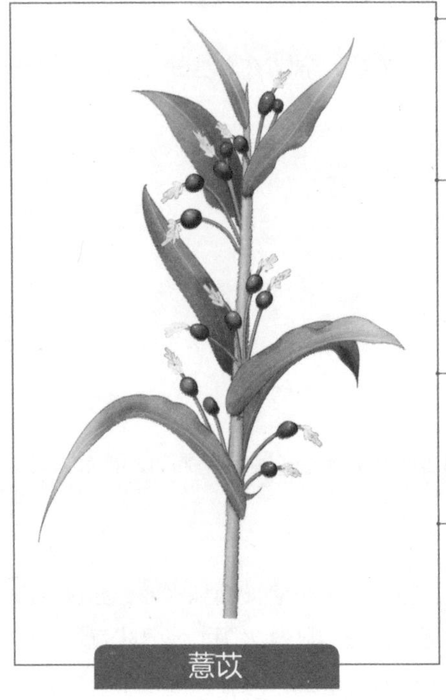

薏苡

入药部位

植物的成熟种仁。

性味与归经

甘、淡，微寒。归脾、胃、肺经。

功效

利水渗湿，健脾，除痹，排脓消痈。

主治

小便不利，水肿，脚气，湿温，泄泻，带下，肺痈，肠痈等。

功效

清利湿热，宣畅气机。

主治

湿温初起，邪在气分证。症见恶寒，发热头痛，胸闷不饥，肢体酸重，面色淡黄，有汗不解，口不渴等。

方解

杏仁开上焦肺气，竹叶清上焦邪热，白蔻仁、厚朴、半夏宣化中焦湿浊而利气机，薏苡仁、白通草、滑石渗利下焦之湿而泻热，使上下分利，湿化热清。更用甘澜水煎，使甘淡不致助湿，所以，本方是治疗湿温初起、湿重热轻的方剂。若无汗，可略加解表药如苏叶、薄荷之类。若里湿较重，可加藿香、佩兰、豆卷等宣湿化浊之品。

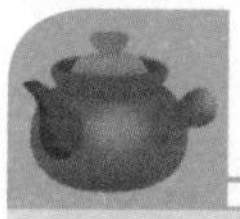

甘露消毒丹

本方出自《温热经纬》

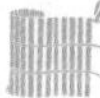

歌诀

甘露消毒蔻藿香　茵陈滑石木通菖
芩翘贝母射干薄　暑疫湿温为末尝

组成

飞滑石十五两，绵茵陈十一两，淡黄芩十两，石菖蒲六两，木通、川贝母各五两，射干、连翘、薄荷、白蔻仁、藿香各四两。

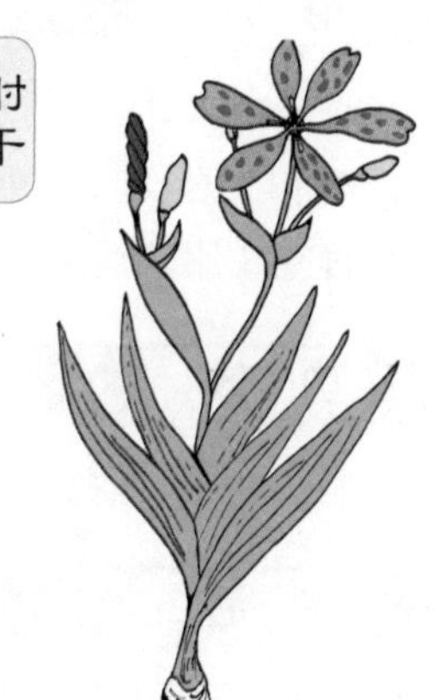
射干

用法

共研细末，每次用开水调服三钱，日服二次。也可用神曲糊丸，如弹子大，用开水化服。

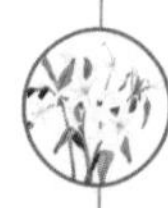
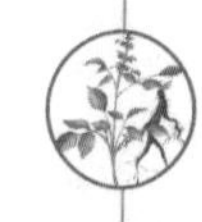
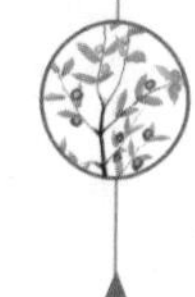

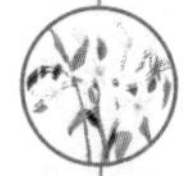
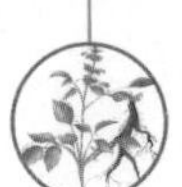
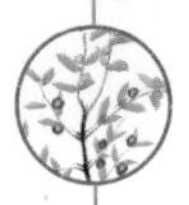

功 效

清热解毒，利湿化浊。

主 治

湿温时疫证。症见身热倦怠，胸闷腹胀，四肢酸楚，小便赤涩，以及颐肿，咽痛，身黄，吐泻疟疾，痢疾等。

方 解

藿香、白蔻仁、石菖蒲芳香化浊，黄芩、连翘清热解毒，薄荷疏解表邪，射干消退咽肿，贝母化痰清肺，飞滑石、木通、茵陈，清利湿热，使邪从小便而出。诸药相合，有清热解毒、化浊利湿的作用。

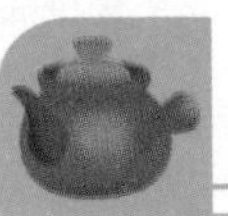

鸡鸣散

本方出自《证治准绳》

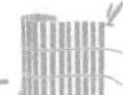

歌 诀

鸡鸣散是绝奇方　苏叶茱萸桔梗姜
瓜橘槟榔煎冷服　肿浮脚气效彰彰

组 成

苏叶、吴茱萸各三钱，桔梗、生姜各半两，木瓜、橘皮各一两，槟榔七枚。

用 法

研成粗末，隔宿用水三大碗，慢火煎至一碗半，药渣再用水二大碗，煎至一碗，二汁相和，至次日五更鸡鸣时分二三次冷服（冬月可略温服）。早饭须待药力过后再吃（服药后隔两小时左右吃饭）。

功 效

温化寒湿，散邪降浊。

主 治

湿脚证。症见腿足浮肿疼痛，难于行走，胸闷恶心，恶寒等。

方解

脚气由寒湿着于下焦所致，本方用生姜、吴茱萸散寒，橘皮、槟榔祛湿，用苏叶行气和血，木瓜舒筋通络，桔梗宣畅三焦，使肌表之邪从微汗而解，久着之湿从大便而出，因此，治湿脚气有良效。至于原书规定在鸡鸣时服药，是取空腹则药力易行的意思。

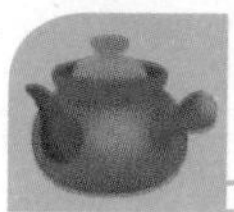

中满分消汤（丸）

本方出自《兰室秘藏》

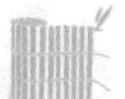

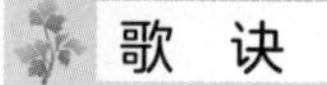

歌诀

中满分消汤朴乌　归萸麻夏荜升胡
香姜草果参芪泽　连柏苓青益智需
丸用芩连砂朴实　夏陈知泽草姜俱
二苓参术姜黄合　丸热汤寒治各殊

组成

川乌、当归、麻黄、荜澄茄、柴胡、生姜、干姜、人参、泽泻、黄连、青皮各二分，厚朴、吴茱萸、草果、黄芪、黄柏各五分，升麻、木香、半夏、茯苓、益智仁各三分。

用法

水煎服。

功效

祛寒化湿，消胀除满。

主治

脾胃虚寒，清浊不分证。症见胃脘腹胀满，二便不通，四肢厥逆，腹中寒，食入反出等。

寒疝，奔豚证。症见脐腹绞痛，四肢厥逆，腹气上冲等。

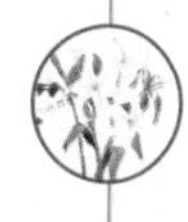

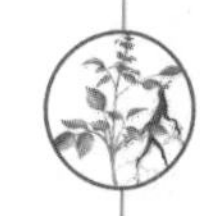

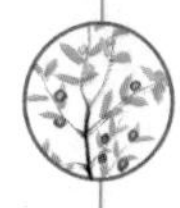

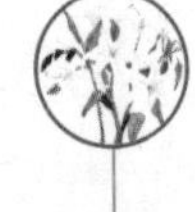

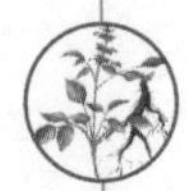

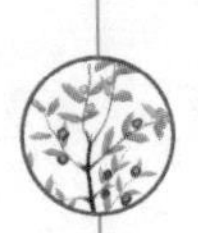

方 解

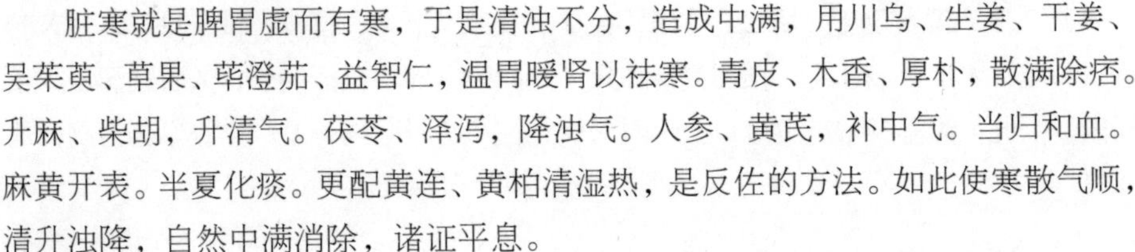

脏寒就是脾胃虚而有寒，于是清浊不分，造成中满，用川乌、生姜、干姜、吴茱萸、草果、荜澄茄、益智仁，温胃暖肾以祛寒。青皮、木香、厚朴，散满除痞。升麻、柴胡，升清气。茯苓、泽泻，降浊气。人参、黄芪，补中气。当归和血。麻黄开表。半夏化痰。更配黄连、黄柏清湿热，是反佐的方法。如此使寒散气顺，清升浊降，自然中满消除，诸证平息。

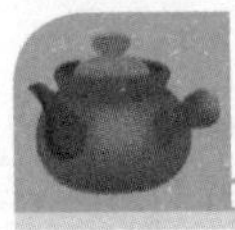

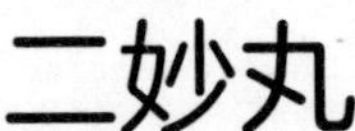

二妙丸

本方出自《丹溪心法》

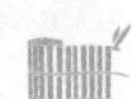

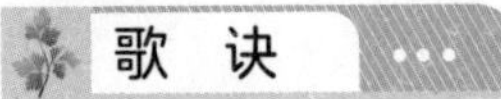

歌 诀

二妙丸中苍柏煎　若云三妙膝须添
痿痹足疾堪多服　湿热全除病自痊

组 成

黄柏、苍术各等份。（原书未著分量，可遵医嘱服用）

用 法

二味同炒研末，姜汁泛丸，每服三钱。

功 效

清热燥湿。

主 治

湿热气盛和湿热下注证。症见恶寒无汗，全身骨酸，股膝无力，足踝痿弱，小便短赤等。

方 解

黄柏性寒，有清热、泻火、燥湿、解毒等功效，苍术性温，有行气燥湿、健脾益气等功效，所以，二药合用，药方虽简单，但可以起到良好的祛湿清热的效果，是清热燥湿的首选方剂。

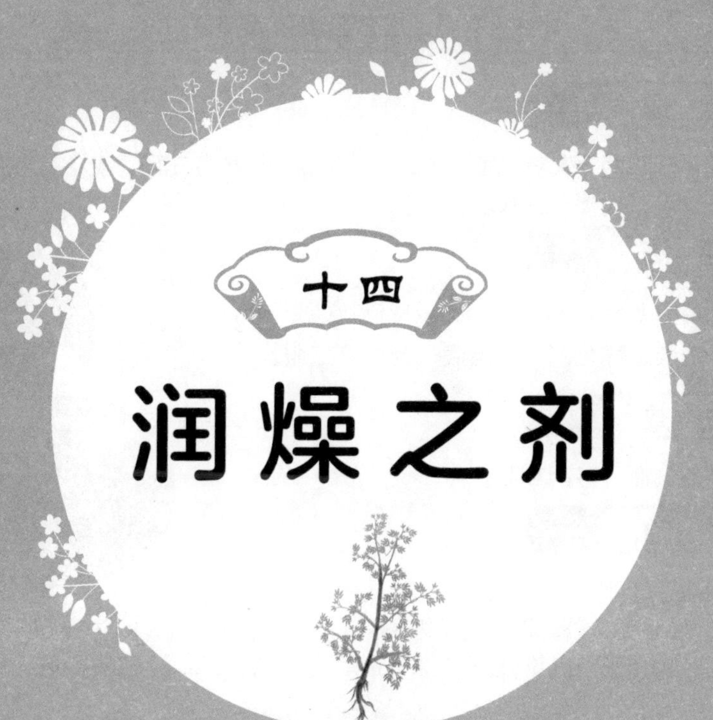

十四 润燥之剂

润就是滋润、润泽，燥就是干燥。由于造成脏腑干燥的原因有外感燥邪所伤和津液精血不足两种，所以凡是清泻燥邪和生津益血，使脏腑得到滋润的方剂，叫作润燥之剂。

外感燥邪有凉温之别，治法也分温润和清润两种，但因肺主燥，所以燥邪多伤在肺，治疗原则离不开清肺透邪。内燥或因汗下伤津，或因高热伤阴，或因风热内扰，或因相火久亢，等等，治疗时应分别配合清风热、降相火、和荣血、通导肠胃等方法，生津益血、滋阴补精，来达到滋润脏腑的目的。简单地说，可按上下的不同，分别掌握。上燥救津、中燥增液、下燥滋血，是治疗内燥的总则。

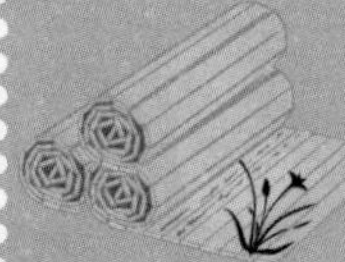

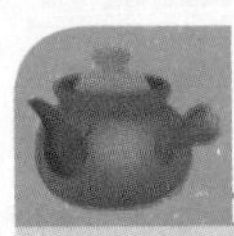

炙甘草汤

本方出自《伤寒论》

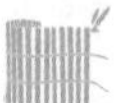

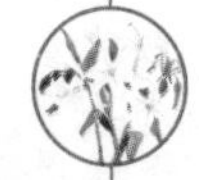

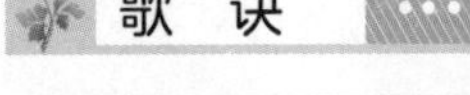

歌诀

炙甘草汤参姜桂　麦冬生地大麻仁
大枣阿胶加酒服　虚劳肺痿效如神

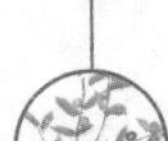

组成

炙甘草四两，人参、阿胶各二两，生姜、桂枝各三两，麦冬、大麻仁各半升，生地黄一斤，大枣三十枚。

用法

大枣

以精酒七升，水八升，先煮八味，煮取三升，去滓，内胶，烊化消尽，温服一升，日三服。

功效

补益气血，滋阴和阳。

主治

阴血不足，阳气虚弱证。症见脉结代，心动悸，虚羸少气，舌光少苔，或质干而瘦小等。

虚劳肺痿证。症见咳唾涎沫，带有血丝，咽干舌燥，气短心跳，大便干结，脉虚数等。

方解

因为是治疗伤寒病而见到的心动悸不安的证候，所以也叫复脉汤。

人参、炙甘草、大枣，甘温益气，生地、麦冬、阿胶，滋养营血，麻仁甘润补血，桂枝通阳，生姜温胃。

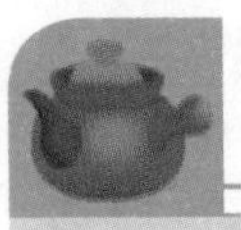

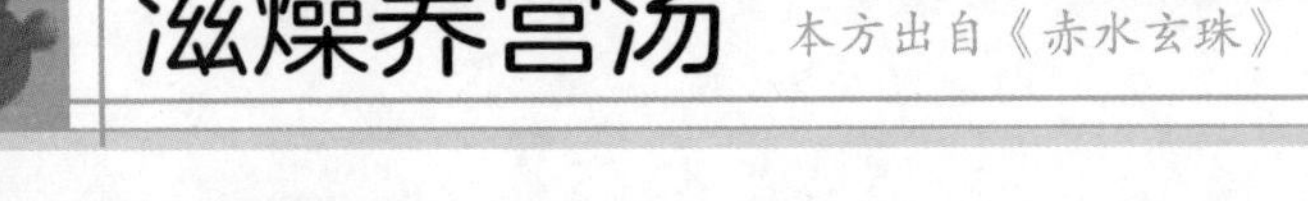

滋燥养营汤

本方出自《赤水玄珠》

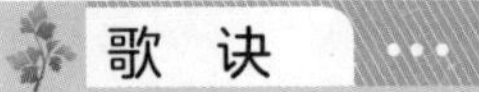

歌诀

滋燥养营两地黄　芩甘归芍及艽防
爪枯肤燥兼风秘　火燥金伤血液亡

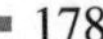

组成

当归二钱，生地黄、熟地黄、酒炒黄芩、炒芍药、秦艽各一钱五分，甘草五分，防风一钱。

地黄

用法

水煎服。

功效

润燥散风，滋养营血。

主治

火热肺金，内虚外燥证。症见血伤而燥，皮肤干燥，爪甲枯槁，以及因为风热内扰而血虚肠燥，大便不通等。

方解

当归、芍药养血润燥，生地、熟地滋补肾水而清肺火，黄芩清肺热，秦艽、防风散风，甘草泻火。

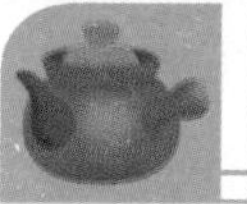

活血润燥生津饮

本方出自《医方集解》

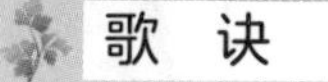

歌诀

活血润燥生津饮　二冬熟地兼瓜蒌
桃仁红花及归芍　利秘通幽善泽枯

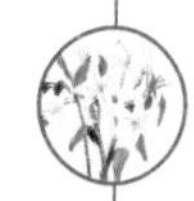

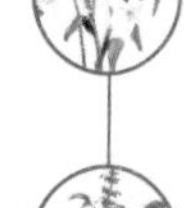

组成

当归、白芍、熟地各一钱，天冬、麦冬、瓜蒌各八分，桃仁、红花各五分。

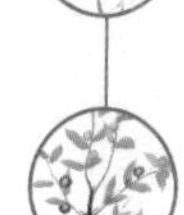

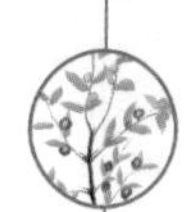

用法

水煎服。

功效

润燥养血。

主 治

内燥血枯证。症见津液枯少，大便秘结，肌肤干燥，口渴咽干等。

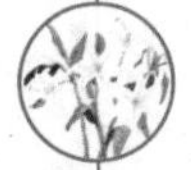

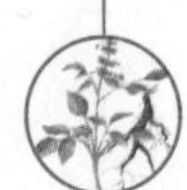

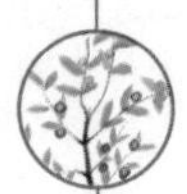

方 解

当归、白芍、熟地滋阴养血，天冬、麦冬、瓜蒌生津润燥，又因血虚生热而津液亏损，血的流通必然滞涩不利，所以，再加桃仁、红花活血养血，使血行通畅，内脏很快得到滋润。

韭汁牛乳饮 本方出自《丹溪心法》

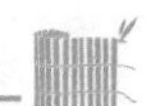

歌 诀

韭汁牛乳反胃滋　养营散瘀润肠奇
五汁安中姜梨藕　三般加入用随宜

组 成

韭菜汁、牛乳各等份。

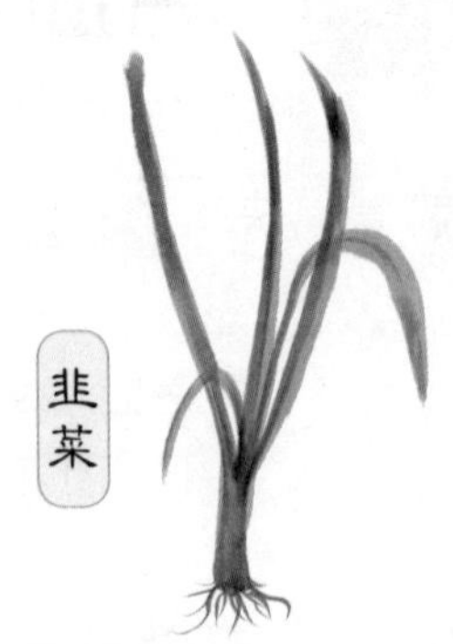

用 法

上二汁相合，时时小口饮服。有痰阻者，用生姜汁半两，和匀，温服。

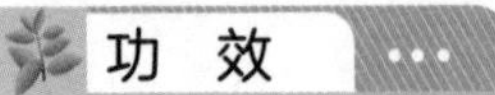

功 效

养营散瘀，润燥养血。

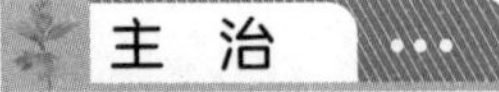

主 治

津亏血枯，血瘀阻滞证。症见反胃或噎膈，食后胃脘疼痛，便秘等。

方 解

反胃、噎膈是由于火盛血枯，胃中干燥，或由瘀血寒痰阻滞胃口，以致食入即痛，不久吐出，同时肠中干燥，大便秘结。所以，用韭菜汁辛温散瘀而益胃，牛乳甘温养血而润胃肠之燥。

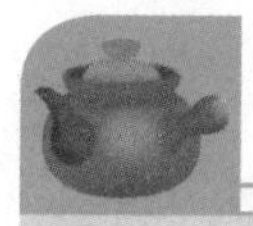

润肠丸 本方出自《脾胃论》

歌诀

润肠丸用归尾羌　桃仁麻仁及大黄
或加艽防皂角子　风秘血秘善通肠

组成

当归尾、羌活、大黄各五钱，桃仁、大麻仁各一两。

用法

捣研极细末，用白蜜炼和做成丸药，如梧桐子大，每次服三五十丸，白开水送下。

功效

润燥活血，疏风通便。

主治

风秘，血秘。症见大便秘涩，不思饮食，以及脾胃伏火之便秘等。

方解

当归尾、桃仁活血润燥，羌活疏散风邪，大黄破结通便，麻仁滑肠利窍，所以，能治疗脾胃中有伏火，大便秘涩不通，以及风热肠燥的风秘和血虚有火而肠燥的血秘。

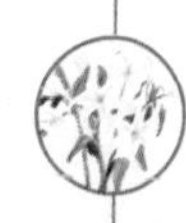

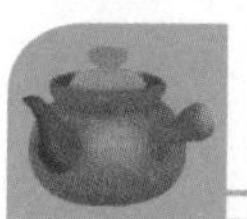

通幽汤 本方出自《脾胃论》

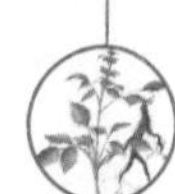

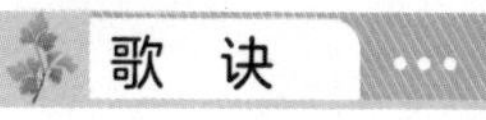

歌诀

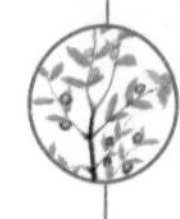

通幽汤中二地俱　桃仁红花归草濡
升麻升清以降浊　噎塞便秘此方需
有加麻仁大黄者　当归润肠汤名殊

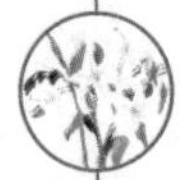

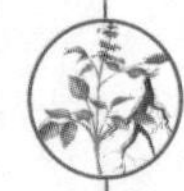

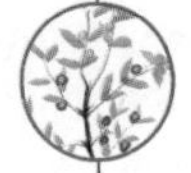

组成

生地、熟地各五分，桃仁（研）、当归身、升麻、炙甘草、红花各一钱。

用法

水煎温服。

功效

养血润燥，活血通塞。

主治

血虚血瘀所致幽门不通证。症见噎塞，幽门不通，上攻，吸门不开，气不得上下，大便艰难等。

方解

幽门不通是因为胃中有热而干燥，于是浊气不得下降，不仅大便艰难，还会因浊气上逆造成噎塞。本方中，生地、熟地、归身养血润燥，桃仁、红花活血润燥，炙甘草、升麻，舒畅胃气而上升清气，下降浊气，使幽门得通，噎塞便秘自然消除。

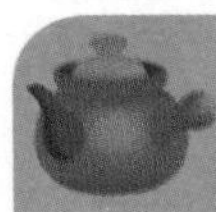

搜风顺气丸

本方出自《太平圣惠方》

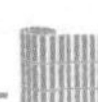

歌诀

搜风顺气大黄蒸　郁李麻仁山药增
防独车前及槟枳　菟丝牛膝山茱仍
中风风秘及气秘　肠风下血总堪凭

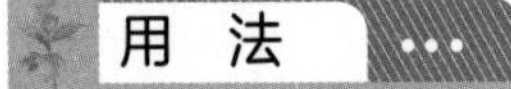

组成

大黄（九蒸九晒）五两，郁李仁、火麻仁、山药、车前子、怀牛膝、山茱萸各二两，防风、独活、槟榔、炒枳壳、菟丝子各一两。

用法

共研细末，和白蜜做成丸药，如梧桐子大，每次服二三十丸，清茶或温酒、米汤送下。

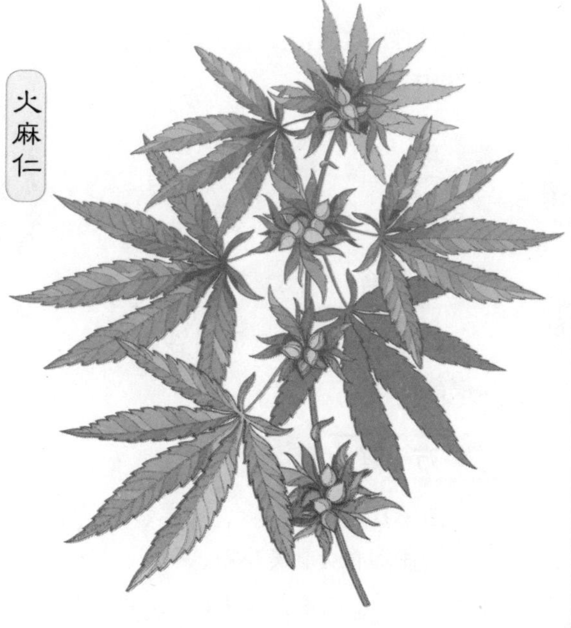

功效

搜风顺气，补益肝肾。

主治

风邪外袭，肠燥津亏证。症见中风风秘，气秘，大小便不畅，周身虚痒，以及肠风下血等。

方解

大黄是下燥结而清瘀热的猛药，经过蒸晒性能比较缓和，配合火麻仁、郁李仁的甘润滑利，是润燥通便的主要药物。独活、防风入下焦搜散风邪，枳壳、槟榔破结滞顺气宽肠，车前子利小便而不耗气，山药益气固脾，山茱萸、菟丝子温补肝肾，益阴壮阳。又有怀牛膝引诸药下行入肝肾，使药力更加专在下焦。

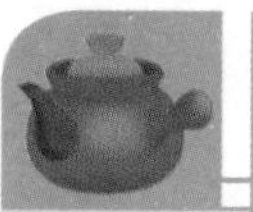

消渴方

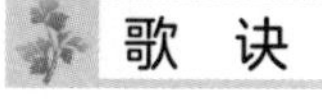本方出自《丹溪心法》

歌诀

消渴方中花粉连　藕汁地汁牛乳研
或加姜蜜为膏服　泻火生津益血痊

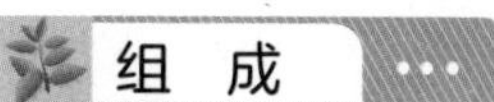

组成

黄连末、天花粉末、藕汁、生地汁、牛乳。（原书未著分量，可遵医嘱服用）

用法

用黄连末、天花粉末和入藕汁、生地汁、牛乳中熬成膏，再加生姜汁、白蜜熬和均匀，

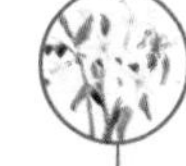
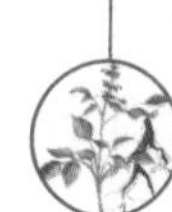
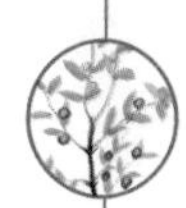

服用时将膏放在舌上，含化后用少许白开水送下。

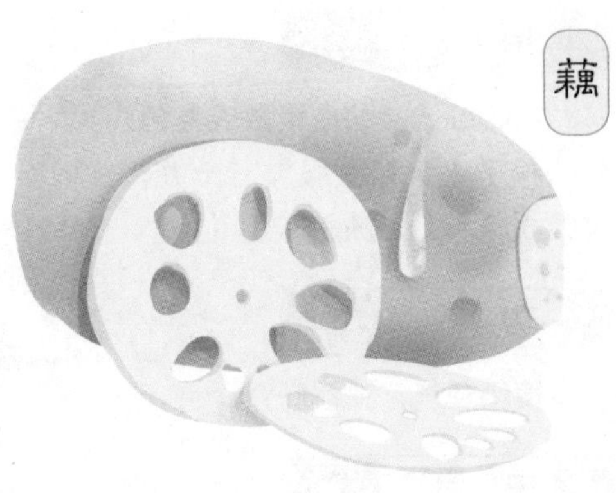

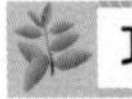

功 效

泻火生津，益血润燥。

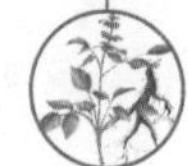

主 治

胃热消渴证。症见消谷善饥，口渴欲饮等。

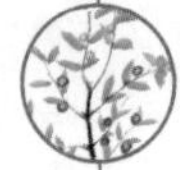

方 解

消渴就是易饥多食，口渴多饮，主要由于胃中有热所致。

黄连泻心火，天花粉、藕汁，清火生津液，生地黄滋益肾水，牛乳补血润燥。生姜汁和胃，白蜜益胃生津。但是，消渴证若见到小便频数、浑浊如膏脂的症状，是肾虚有热，本方就不适宜了。

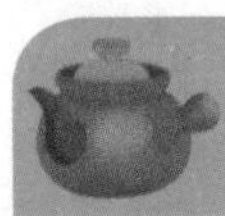

白茯苓丸 本方出自《太平圣惠方》

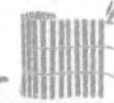

歌 诀

白茯苓丸治肾消　花粉黄连萆薢调
二参熟地覆盆子　石斛蛇床膍胵要

组 成

白茯苓、天花粉、黄连、萆薢、人参、玄参、熟地、覆盆子各一两，石斛、蛇床子各七钱五分，鸡内金三十具（微炒）。

用 法

共研细末，和白蜜做成丸药，如梧桐子大，每服三十丸，用磁石煎汤送下。

功 效

益肾清热，滋阴润燥。

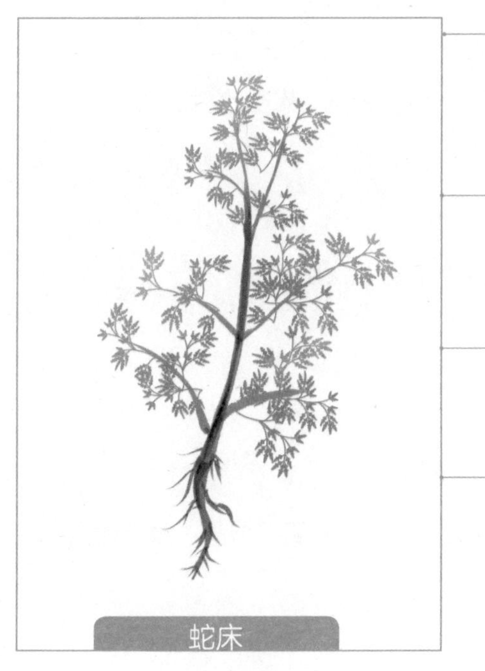

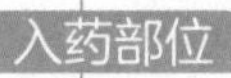

入药部位

植物的成熟果实。

性味与归经

辛、苦，温。归肾经。

功效

温肾壮阳，燥湿杀虫。

主治

肾虚阳痿，女子不育，阴部湿痒，疥疮，顽癣等。

主　治

肾消证。症见口渴多饮，小便反多，尿浑如膏脂，两腿渐细，腿脚无力等。

方　解

茯苓降心火下通肾水，黄连降心火，石斛平胃热，熟地、玄参补肾水，覆盆子、蛇床子固肾精，人参补气，天花粉生津，萆薢清利下焦湿热，鸡内金消水谷，通小肠膀胱而止小便数。再加磁石重坠，引诸药入肾，使肾中虚热清，肾精固，而后肾虚得到恢复，肾消自然痊愈。

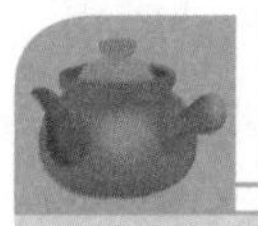

猪肾荠苨汤

本方出自《备急千金要方》

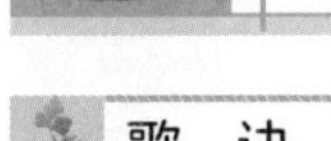

歌　诀

猪肾荠苨参茯神　知芩葛草石膏因
磁石天花同黑豆　强中消渴此方珍

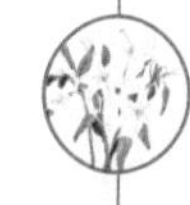
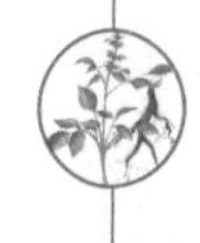
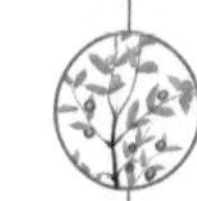

组　成

猪肾一具，荠苨、石膏各三两，人参、茯神、知母、黄芩、葛根、甘草、磁石、天花粉各二两，黑大豆一升。

用　法

用水先煮猪肾、黑大豆取汁，再和药煎，分三次服。

功　效

解毒生津，清热泻火。

主　治

肾阴虚火旺证。症见小便频数，口渴多饮，并有阴茎挺举，精自流出，或发痈疽等。

方　解

知母、石膏、黄芩清热泻火，葛根、天花粉清热生津，人参、茯神、甘草补益正气，荠苨、黑大豆能清解金石药的热毒，猪肾、磁石既能补肾，又能引诸药同入肾中。

地黄饮子

本方出自《易简方》

歌　诀

地黄饮子参芪草　二地二冬枇斛参
泽泻枳实疏二腑　躁烦消渴血枯含

组　成

生地、熟地、人参、黄芪、炙甘草、天冬、麦冬、枇杷叶、石斛、泽泻、枳实各等份。

用　法

共研粗末，每次用三钱煎服。

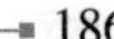

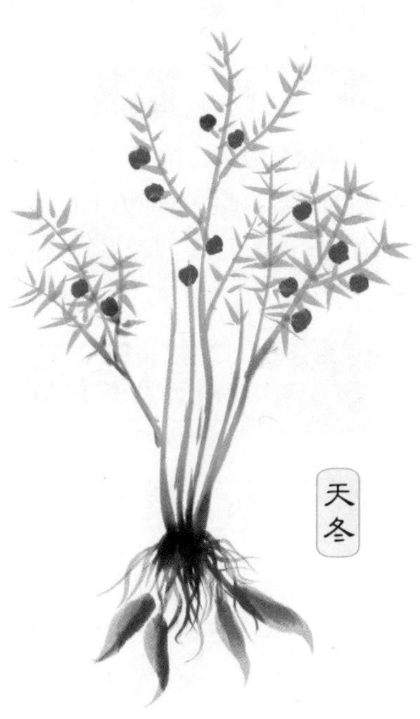

功 效

益气滋阴，除烦止渴。

主 治

消渴，阴虚火旺证。症见咽干，面赤，烦躁，小便频数等。

方 解

生地、熟地、天冬、麦冬滋阴益血以润燥，人参、黄芪、炙甘草补气以生血，石斛养胃阴，枇杷叶清肺火，泽泻疏利膀胱，枳实疏利大肠。诸药合用有生精补血、润燥止渴的作用。

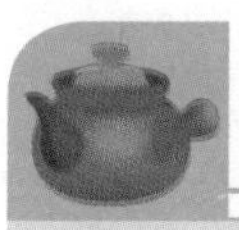

酥蜜膏酒

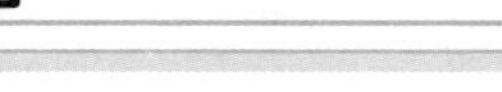
本方出自《备急千金要方》

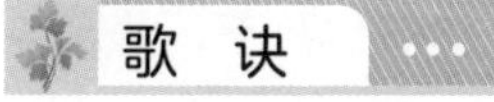

歌 诀

酥蜜膏酒用饴糖　二汁百部及生姜
杏枣补脾兼润肺　声嘶气惫酒喝尝

组 成

酥、白蜜、饴糖、百部汁、生姜汁、杏仁（研）、枣肉各一升。

用 法

用微火缓缓煎熬如膏，每次用酒细细咽下方寸匕（一汤匙）。

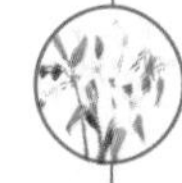

功 效

补脾润肺，生津润喉。

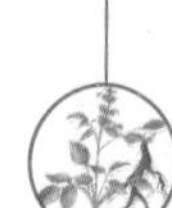

主 治

阴虚肺燥证。症见气息喘惫，语声嘶塞，并见咳吐痰沫等。

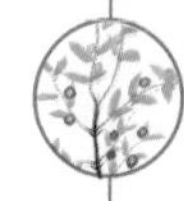

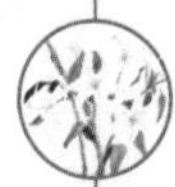

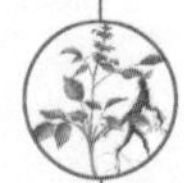

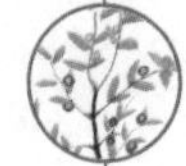

方　解

酥、白蜜、饴糖、杏仁、枣肉都是补脾润肺的药品。百部能清肺止嗽，生姜能散寒化痰，酒能助药力上行于胸膈之间。但是风寒郁在肺中，咳嗽声嘶的外感实证，切不可误用。

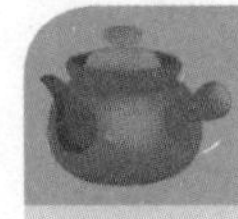

清燥汤

本方出自《脾胃论》

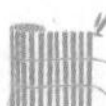

歌　诀

清燥二术与黄芪　参苓连柏草陈皮
猪泽升柴五味曲　麦冬归地痿方推

组　成

黄芪一钱半，苍术一钱，白术、陈皮、泽泻各五分，人参、白茯苓、升麻各三分，炙甘草、猪苓、神曲、麦冬、归身、生地各二分，黄连、黄柏、柴胡各一分，五味子九粒。

用　法

共研粗末，每次煎服五钱。

功　效

清除湿热，滋肺润燥。

主　治

湿热阻肺证。症见腰下痿软，瘫痪不能动，行步不正，两足欹侧等。

方　解

黄芪、人参、白术、炙甘草、白茯苓补脾益肺，麦冬、五味子保肺生津，黄连、黄柏燥湿清热，生地、归身滋养阴血，陈皮、神曲、苍术健脾燥湿，再加升麻、柴胡以升清阳，泽泻、猪苓以降浊阴，使湿热从小便而出。

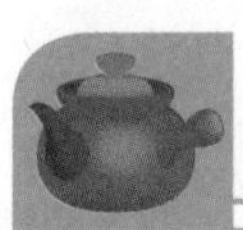

沙参麦冬饮

本方出自《温病条辨》

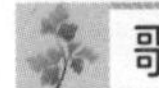

歌诀

沙参麦冬饮豆桑　玉竹甘花共合方
秋燥耗伤肺胃液　苔光干咳此堪尝

组成

沙参、麦冬各三钱，玉竹二钱，生甘草一钱，生扁豆、冬桑叶、天花粉各一钱五分。

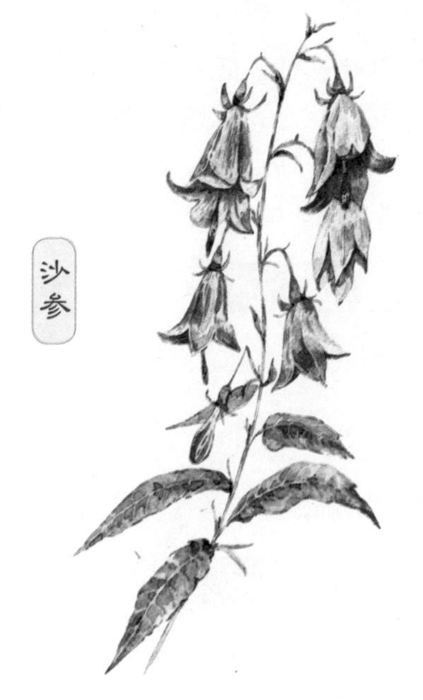

沙参

用法

水煎服。

功效

清养肺胃，生津润燥。

主治

秋燥伤肺，肺胃阴伤证。症见咽干口渴，干咳少痰，或有发热，舌光绛而干等。

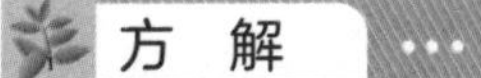

方解

秋令燥气伤人，阴液受伤，必须用甘寒清润的方法治疗。方中沙参、麦冬、玉竹能清热润燥而滋养肺胃的阴液，天花粉生津止渴，甘草泻火和中，扁豆健胃而消残余的暑气，冬桑叶则能清疏肺中燥热，散邪止咳。

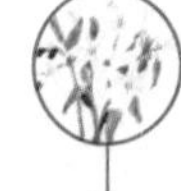

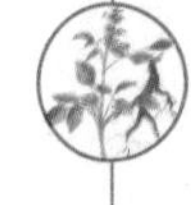

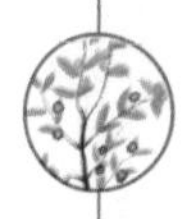

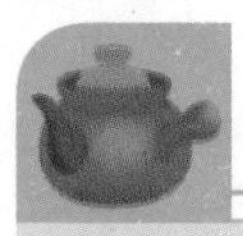

清燥救肺汤

本方出自《医门法律》

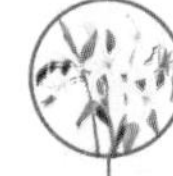

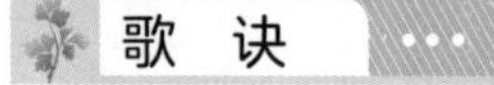

歌诀

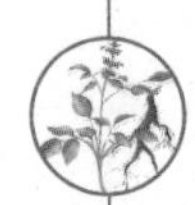

清燥救肺参草杷　石膏胶杏麦芝麻
经霜收下干桑叶　解郁滋干效可夸

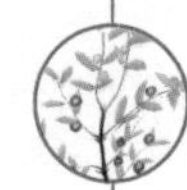

组成

冬桑叶三钱，煅石膏二钱五分，阿胶八分，人参、杏仁各七分，麦冬一钱二分，甘草、黑芝麻各一钱，枇杷叶一片。

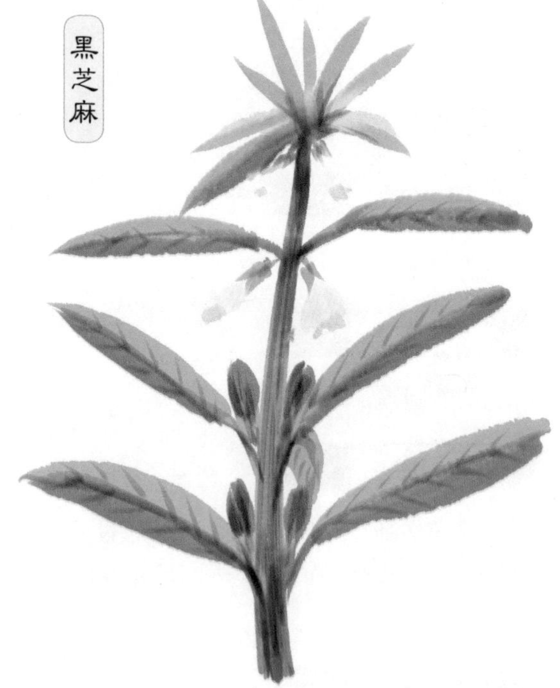
黑芝麻

用法

水煎热服。

功效

清燥润肺，养阴益气。

主治

温燥伤肺证。症见头痛身热，干咳无痰，气逆而喘，咽干鼻燥，口渴心烦，舌边尖俱红，苔薄而干等。

方解

桑叶宣肺，石膏清热，杏仁、枇杷叶润肺降逆，麦冬、阿胶、黑芝麻滋阴润燥，人参、甘草健脾益气，因此，本方既能解除肺中因燥邪造成的郁气咳逆，又能滋润干燥而恢复肺中被燥邪耗伤的阴液。但是，本方只宜于温燥，若是凉燥，切勿误用。

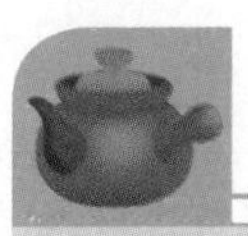

琼玉膏

本方出自《洪氏集验方》

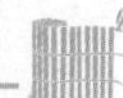

歌诀

琼玉膏中生地黄　参苓白蜜炼膏尝
肺枯干咳虚劳症　金水相滋效倍彰

组成

生地十六斤，人参二十四两，茯苓四十八两，白蜜十斤。

用法

先将生地捣汁，人参、茯苓研末，与蜜和匀，装瓷器中封好，隔水煮成膏，每次用开水冲服二汤匙。

功效

滋阴润肺，益气补脾。

主治

肺肾阴虚证。症见干咳，咽燥咯血，肌肉消瘦，气短乏力等。

方解

生地滋肾壮水，白蜜养肺润燥，二药配合，有肺肾相生的优点，比单独使用的效果要好，人参、茯苓则能益气补脾，脾健则能帮助肺虚恢复，也正是补脾益肺。所以，本方对于肺虚阴伤、干咳不已的证候，有相当好的疗效，但必须常服。

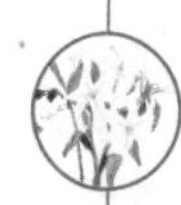

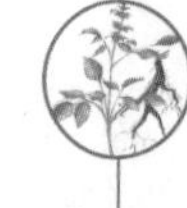

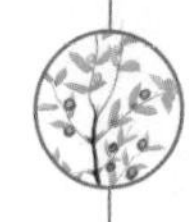

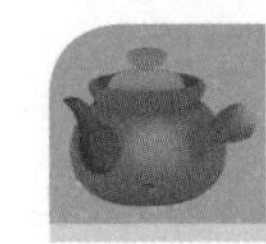

黄连阿胶汤

本方出自《伤寒论》

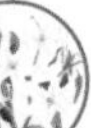

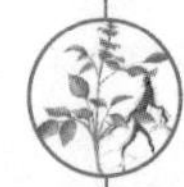

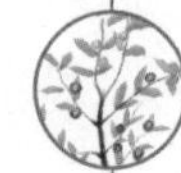

歌诀

黄连阿胶鸡子黄　芍药黄芩合自良
更有驻车归醋用　连胶姜炭痢阴伤

组成

黄连四两，阿胶三两，黄芩、芍药各二两，鸡子黄二枚。

用法

先用水煮三味取汁，再入阿胶烊化（隔水加热，使阿胶溶化）和匀，稍冷后再与鸡子黄搅和，分三次温服。

功效

清热除烦，滋阴安神。

主治

阴虚火旺，心肾不交证。症见心烦，不得睡眠，口燥咽干，舌红苔黄，脉细数等。

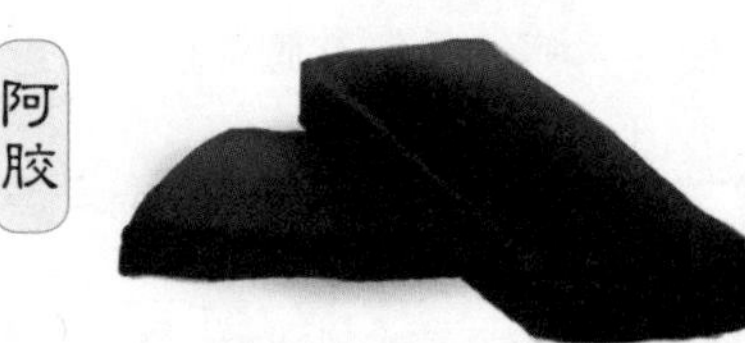

阿胶

方解

黄连直折心火，黄芩助黄连泻火除烦，芍药、阿胶滋阴养血，鸡子黄补心中之血，血足则神安能眠。

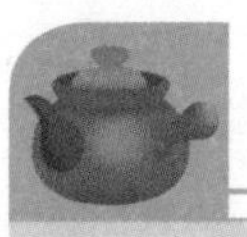

滋肾通关丸 本方出自《兰室秘藏》

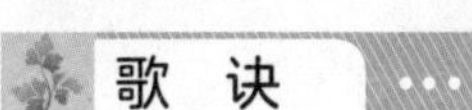

歌诀

滋肾通关桂柏知　溺癃不渴下焦医
大补阴丸除肉桂　地龟猪髓合之宜

组成

黄柏（酒炒）、知母（酒炒）各一两，肉桂五分。

用法

共研细末，蜜和做丸，如梧桐子大，每服三钱，开水送下。

功效

清热降火，滋肾通关。

主治

下焦瘀热证。症见小便癃闭，点滴不畅，甚则不通，口不渴等。

方解

湿热在下焦，肾与膀胱的阴分被耗伤，气化不行，小便不得出，所以，用黄柏、知母的苦寒清热燥湿而兼滋阴，再配少许肉桂，湿养命门真阳，蒸水化气，小便自通。

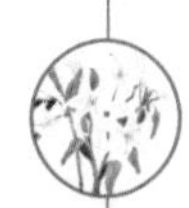

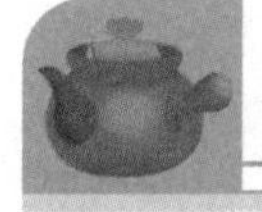

增液汤 本方出自《温病条辨》

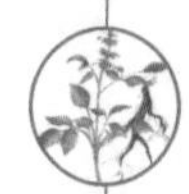

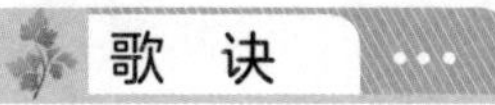

歌诀

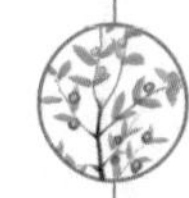

增液汤中参地冬　鲜乌或入润肠通
黄龙汤用大承气　甘桔参归妙不同

组 成

玄参一两，细生地、麦冬（连心）各八钱。

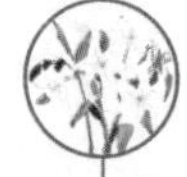

用 法

水煎服。

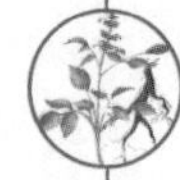

功 效

增液润燥。

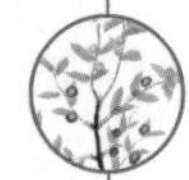

主 治

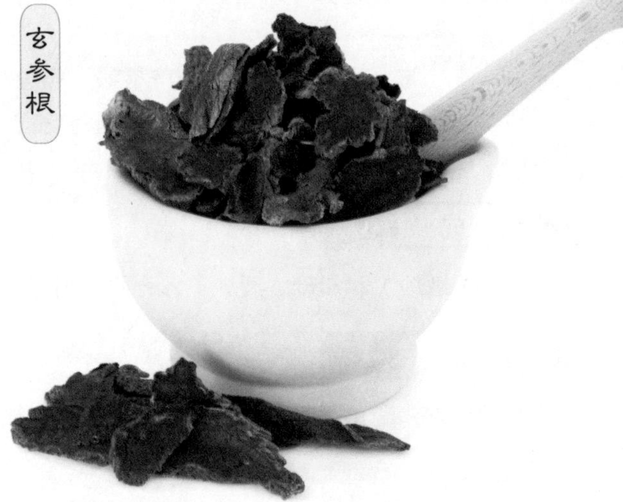

阳明温病，津亏便秘证。症见阳明温病，阴液耗伤，津亏肠燥，大便秘结，口渴，脉细数或细沉无力等。

方 解

玄参、细生地、麦冬都是甘寒滋润生津的药物，所以名增液汤。因温热病的便秘乃因温热损伤津液，以致不能濡润大肠，因此，不宜再用苦寒之药劫液伤津，只能用甘寒养液、增水行舟之法。加入鲜首乌润肠通便，效果更好。

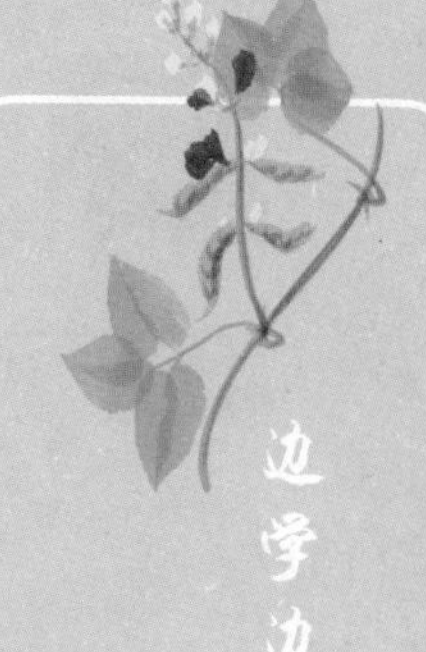

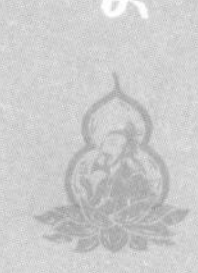

十五 泻火之剂

凡能清热泻火、凉血解毒的方剂，就叫作泻火之剂，也可叫作清热之剂。

客邪在表的发热，应用发表之剂，就能表解热退。腑实积滞的内热，应用攻里之剂，就能积去热平。泻火之剂则用于既无表邪，又无积滞，而里热独炽的病症，最为合适。

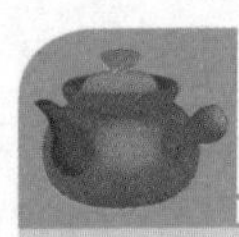

黄连解毒汤

本方出自《备急千金要方》

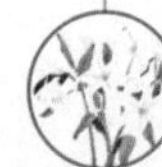

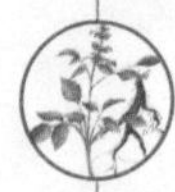

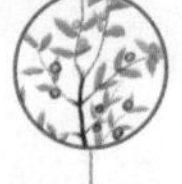

歌诀

黄连解毒汤四味　黄柏黄芩栀子备
躁狂大热呕不眠　吐衄斑黄均可使
若云三黄石膏汤　再加麻黄及淡豉
此为伤寒温毒盛　三焦表里相兼治
栀子金花加大黄　润肠泻热真堪倚

组成

黄连三两，黄柏、黄芩各二两，栀子十四枚。

用法

以水六升，煮取二升，分二次服。

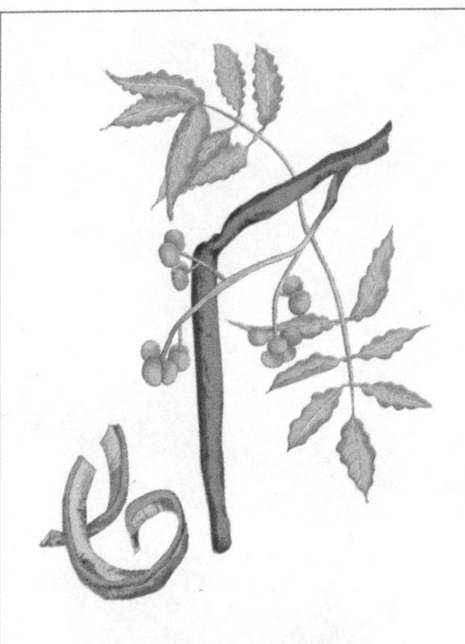

黄柏

入药部位

植物根或茎的皮。

性味与归经

苦，寒。归肾、膀胱、大肠经。

功效

清热燥湿，泻火解毒，清虚热。

主治

湿热泻痢，湿热黄疸，小便淋沥涩痛，赤白带下，阴部肿痛，足膝肿痛，热毒疮疡，湿疹等。

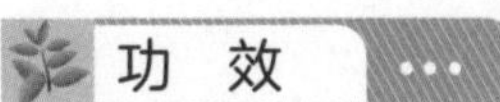

功效

泻火解毒。

主治

三焦火毒热盛证。症见烦躁昏狂，大热干呕，口燥咽干，错言乱语，不得睡眠，吐血衄血，以及阳毒发斑等。

方解

黄连泻中焦火热，黄芩泻上焦火热，黄柏泻下焦火热，栀子通泻三焦火热从膀胱而出。诸药性味全是苦寒。

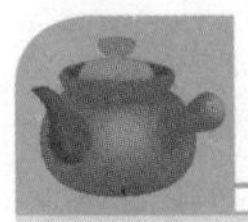

附子泻心汤

本方出自《伤寒论》

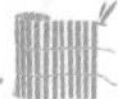

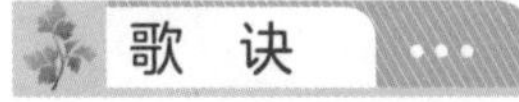

歌诀

附子泻心用三黄　寒加热药以维阳
痞乃热邪寒药治　恶寒加附治相当
大黄附子汤同意　温药下之妙异常

组成

大黄二两，黄连、黄芩、附子各一两。

用法

水煎，分两次温服。

功效

泄热除痞，助阳固表。

主治

热痞兼表阳虚证。症见心下痞满，胸中烦热，口渴，而后恶寒汗出等。

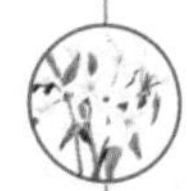

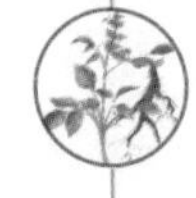

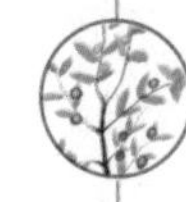

方解

伤寒心下痞是因为表邪没能得到适当的治疗，以致内入胸中，化为热邪，所以用三黄的苦寒来泻热除痞。而恶寒汗出是病人阳虚的现象，所以用附子助阳固表。因此，本方的寒热并用是对于具体病情分途施治的治疗方法。

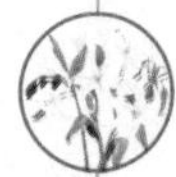

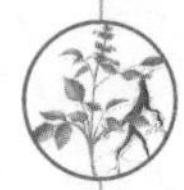

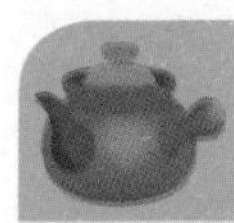

半夏泻心汤

本方出自《伤寒论》

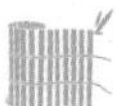

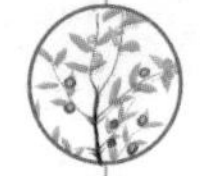

歌诀

半夏泻心黄连芩　干姜甘草与人参
大枣和之治虚痞　法在降阳而和阴

组成

半夏三两，黄连一两，黄芩、干姜、炙甘草、人参各二两，大枣四枚。

用法

水煎，分三次温服。

功效

消痞散结，健脾益气。

主治

寒热错杂之痞证。症见胸中痞满，发热而呕，饮食不下等。

方解

因误下，中焦气化失常，出现胸中痞满，发热而呕，饮食不下等证。方中黄芩、黄连，苦寒泻热而降阳，干姜、半夏，辛温散痞而和阴，再加人参、炙甘草、大枣以补益被下药误伤的脾胃之气。诸药合用，使阴阳升降恢复正常，自然上下交通，痞满呕逆都可痊愈。

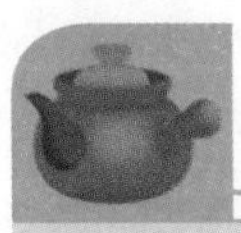

白虎汤

本方出自《伤寒论》

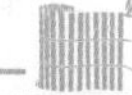

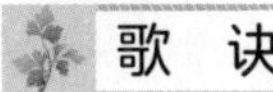

歌诀

白虎汤用石膏偎　知母甘草粳米陪
亦有加入人参者　躁烦热渴舌生苔

组成

石膏一斤，知母六两，炙甘草二两，粳米六合。

用法

水煎温服。

功效

清热生津。

主治

阳明气分热盛证。症见身大热而不恶寒，大汗出，烦躁口渴而能饮水，舌上有黄苔，脉洪大有力而数等。

方解

石膏大寒，与知母配合，清肺胃实热。甘草、粳米益气养胃，与石膏、知母相合，又有生津的作用。

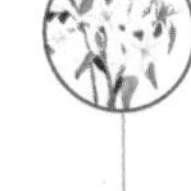

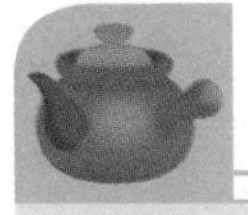

竹叶石膏汤

本方出自《伤寒论》

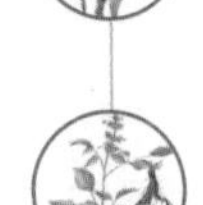

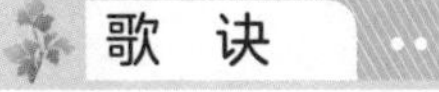

歌诀

竹叶石膏汤人参　麦冬半夏竹叶灵
甘草生姜兼粳米　暑烦热渴脉虚寻

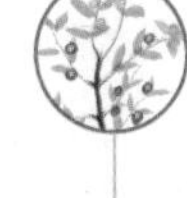

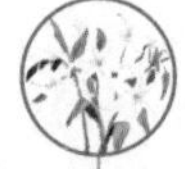
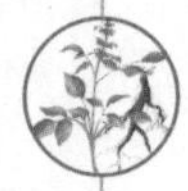
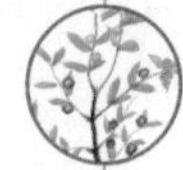

组 成

竹叶二把，石膏一斤，制半夏、粳米各半升，麦冬一升，人参、甘草各二两。

用 法

水煎温服。

功 效

清热生津，益气止呕。

主 治

伤寒、温病、暑病之后，余热未清，气津两伤证。症见口渴气少，气逆而呕，以及暑邪伤人，烦热口渴，脉虚等。

方 解

竹叶、石膏清肺胃之热，人参、甘草、麦冬、粳米益气补虚而生津，再加半夏调胃降逆而平呕。因此，无论是病后虚热，还是热伤气虚，都可服用。

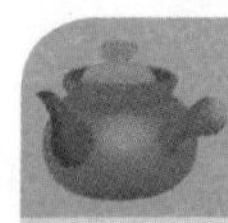

升阳散火汤

本方出自《脾胃论》

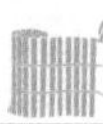

歌 诀

升阳散火葛升柴　羌独防风参芍侪
生炙二草加姜枣　阳经火郁发之佳

组 成

葛根、升麻、羌活、独活、人参、白芍药各五钱，柴胡八钱，生甘草二钱，炙甘草三钱，防风二钱半。

用 法

共研粗末，每次用五钱，加生姜、大枣同煎温服。

功 效

升脾胃阳气，散中焦郁火。

主 治

火郁脾土证。症见四肢发热，肌热，骨髓中热，热如火燎，扪之烙手等。

方 解

柴胡发散少阳之火，升麻、葛根发散阳明之火，羌活、防风发散太阳之火，独活发散少阴之火。上几味都是味薄气轻，上行升散的药物，使三焦舒畅，阳气升腾，火郁得以解散。又恐升散太过，耗伤正气，所以配合人参、甘草以益气健脾，白芍药以敛阴清热，生姜、大枣以调和脾胃。于是发中有收，散中有补，邪气去而正气不伤。

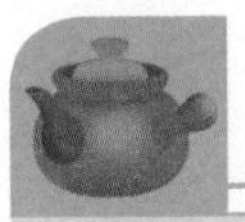

凉膈散

本方出自《太平惠民和剂局方》

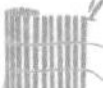

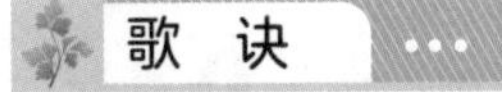

歌 诀

凉膈硝黄栀子翘　黄芩甘草薄荷饶
竹叶蜜煎疗膈上　中焦燥实服之消

组 成

芒硝、大黄、炙甘草各二十两，黄芩、薄荷、栀子各十两，连翘四十两。

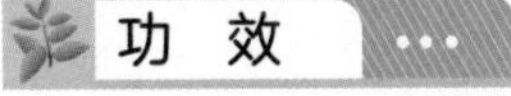

用 法

共研粗末，每次用二钱，加竹叶七片、白蜜少许同煎温服。

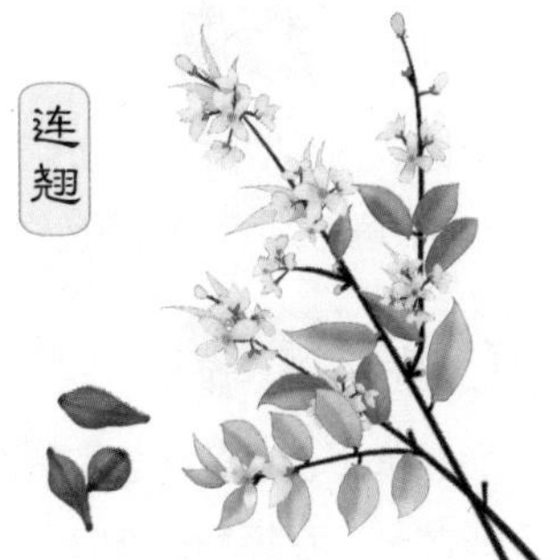

连翘

功 效

泻火通便。

主 治

上中二焦热邪炽盛证。症见烦躁口渴，目赤头眩，大小便秘，吐血衄血等。

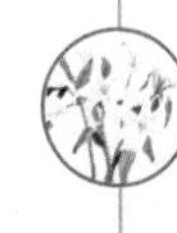

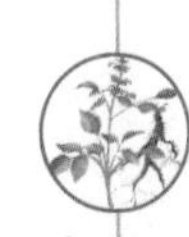

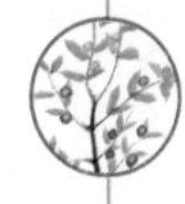

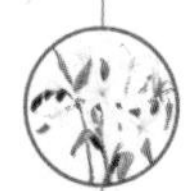

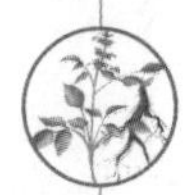

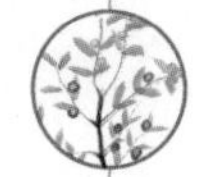

方解

大黄、芒硝荡涤中焦实热，配合甘草，使不致猛泻，黄芩、薄荷、连翘清散上焦实热，栀子通泻三焦之火，引热下行，竹叶清热，引药上行，白蜜甘缓，使药力在膈间缓缓而下。

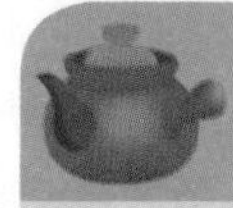

清心莲子饮

本方出自《太平惠民和剂局方》

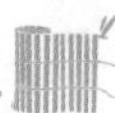

歌诀

清心莲子石莲参　地骨柴胡赤茯苓
芪草麦冬车前子　躁烦消渴及崩淋

组成

石莲子、人参、赤茯苓、炙黄芪各七钱半，地骨皮、柴胡、炙甘草、麦冬、车前子各五钱。

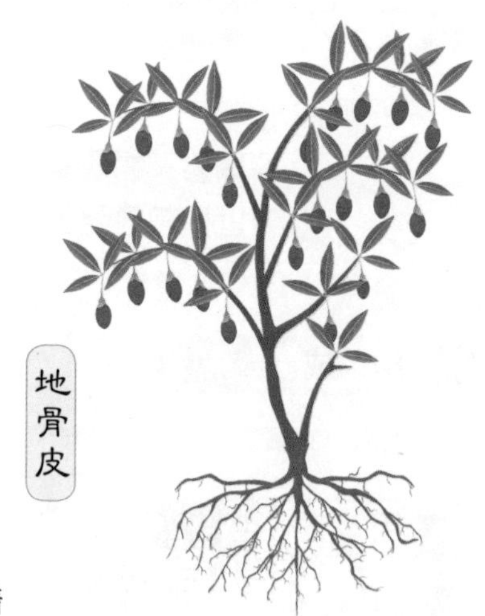

用法

研为粗末，每次用水煎服三钱。

功效

清心利湿，益气养阴。

主治

心火旺，气阴两虚，湿热下注证。症见遗精淋浊，血崩，遇劳则发；或酒色过度，肾阴大虚，则口苦咽干，渐成消渴，发热烦躁等。

方解

人参、黄芪、甘草补益阳气而清虚火，地骨皮清肝肾虚热，柴胡散肝胆相火，麦冬清心肺之火，赤茯苓、车前子利下焦湿热，石莲子清心火而通肾水。于是因火热引起的诸证都可以消除。

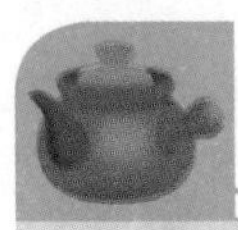

甘露饮

本方出自《太平惠民和剂局方》

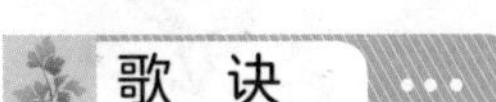

歌诀

甘露两地与茵陈　芩枳枇杷石斛伦
甘草二冬平胃热　桂苓犀角可加均

组成

生地、熟地、茵陈、黄芩、枳壳、枇杷叶、石斛、炙甘草、天冬、麦冬各等份。

用法

共研粗末，每次用水煎服二钱。

功效

滋阴祛火，清热利湿。

主治

胃肾阴虚，胃中湿热上蒸证。症见口臭喉疮，及吐衄齿龈出血等。

方解

胃肠湿热久蒸，损伤胃阴，所以用生地、熟地、天冬、麦冬、甘草、石斛等补益胃肾之阴，兼清虚热，而用茵陈、黄芩的苦寒清热祛湿。再配枇杷叶、枳壳降气清上蒸的湿热，使诸证自除。

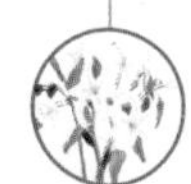

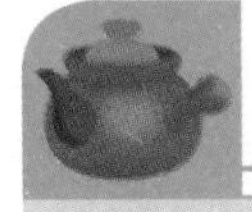

清胃散

本方出自《兰室秘藏》

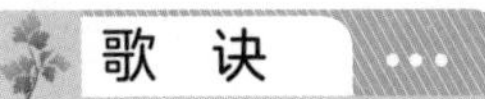

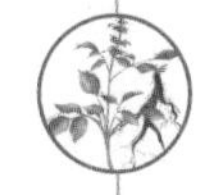

歌诀

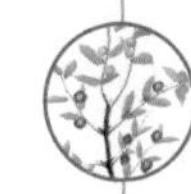

清胃散用升麻连　当归生地牡丹全
或益石膏平胃热　口疮吐衄及牙宣

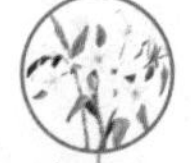
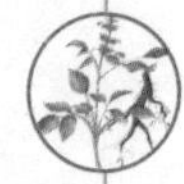
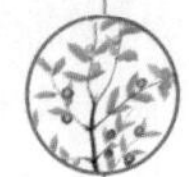

组成

升麻一钱，黄连、当归、生地各三分，牡丹皮五分。

升麻

用法

研为细末后，用水煎，冷服。

功效

清脏腑热，清胃凉血。

主治

胃火牙痛证。症见喜冷恶热，牵连头脑，满面发热，或唇口颊腮肿痛生疮，或吐血衄血，或牙宣出血，或牙龈溃烂等。

方解

黄连泻心脾之火，当归和血，生地、牡丹皮清热凉血，升麻升胃中清阳，于是热平肿退，血止痛除。若胃中热盛，可再加石膏同煎，以增强清热的作用。

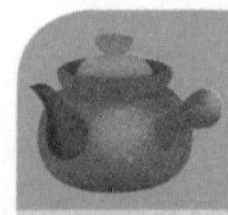

泻黄散

本方出自《小儿药证直诀》

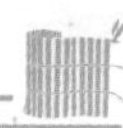

歌诀

泻黄甘草与防风　石膏栀子藿香充
炒香蜜酒调和服　胃热口疮并见功

组成

甘草三两，防风四两，石膏五钱，栀子一钱，藿香七钱。

用法

和蜜酒同炒至香，研成细末，每次用一钱到二钱，水煎温服。

功效

泻脾胃伏热。

主 治

脾胃伏热证。症见口燥唇干，口臭口疮，心烦口渴，容易饥饿等。

方 解

栀子清心肺三焦之火使从小便出，石膏大寒泻胃热，甘草泻火调胃，藿香理气调胃，使伏热得清而胃气不伤。再加防风升阳，发脾中伏火。所以，对于胃热上蒸而致的口疮等症，都能见到功效。

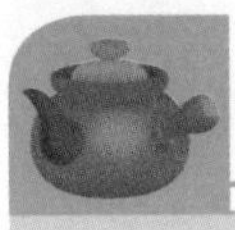

钱乙泻黄散

本方出自《证治准绳》

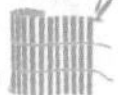

歌 诀

钱乙泻黄升防芷　芩夏石斛同甘枳
亦治胃热及口疮　火郁发之斯为美

组 成

升麻、防风、白芷、黄芩、枳壳各一钱半，半夏一钱，石斛一钱二分，甘草七分。

用 法

加生姜三片煎服。

白芷

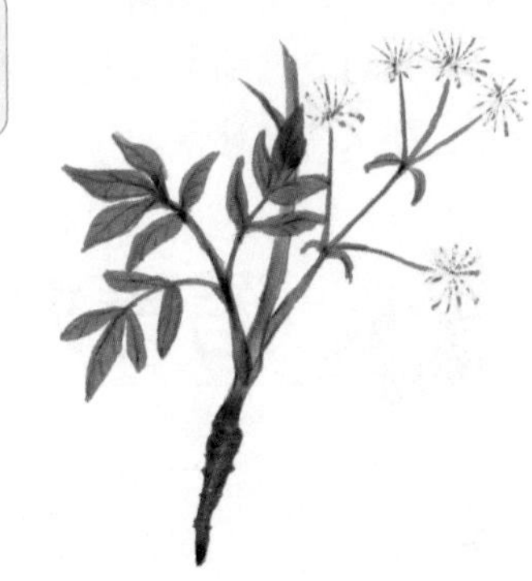

功 效

发散脾胃郁火。

主 治

脾胃风热郁火证。症见口唇燥裂，或生口疮等。

方 解

升麻、白芷散胃经风热，防风祛风而散脾火，黄芩泻中上二焦的热，枳壳利中上二焦的气，石斛清热养胃，半夏、生姜调和胃气，甘草泻脾火。

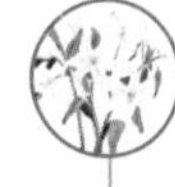

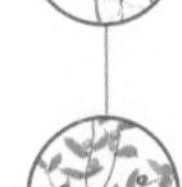

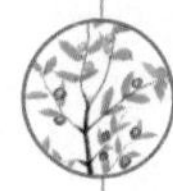

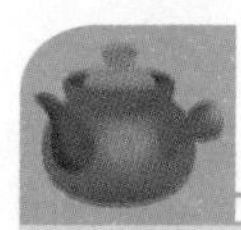

泻白散

本方出自《小儿药证直诀》

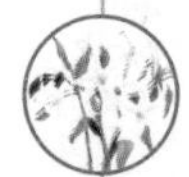

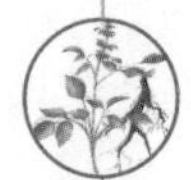

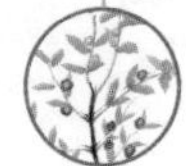

歌诀

泻白桑皮地骨皮　甘草粳米四般宜
参茯知芩皆可入　肺炎喘嗽此方施

组成

桑白皮、地骨皮各一两，甘草一钱，粳米三钱。

用法

用水煎服。

功效

清泻肺火，止咳平喘。

主治

肺热气壅证。症见肺火蒸热，喘嗽气急等。

方解

桑白皮泻肺中邪气，除痰止嗽，地骨皮泻肺中伏火，凉血退热，甘草泻火益脾，粳米清肺补胃。

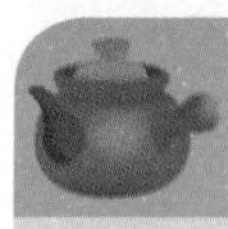

泻青丸

本方出自《小儿药证直诀》

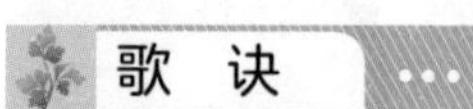

歌诀

泻青丸用龙胆栀　下行泻火大黄资
羌防升上芎归润　火郁肝经用此宜

组成

龙胆草、山栀、大黄、羌活、防风、当归、川芎各等份。

用法

研成细末，和白蜜做成丸药（每次服三钱，小儿酌减），用竹叶煎汤送下。

功效

清泻肝经实火。

主治

肝经实火郁结证。症见不能安眠，易惊多怒，目赤肿痛，甚至搐搦等。

方解

肝经实火郁结，非苦寒不能平，龙胆草、大黄入肝经泻火下行。羌活、防风搜风散火上升，山栀散三焦郁火从小便出，都是清热散火的药品。当归、川芎养血润肝，有补有泻，有散有润。所以，实火郁结在肝经的证候，宜用此方治疗。

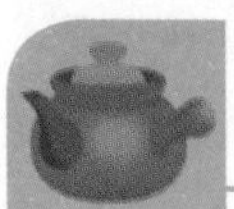

龙胆泻肝汤

本方出自《医方集解》引《局方》

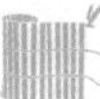

歌诀

龙胆泻肝栀芩柴　生地车前泽泻偕
木通甘草当归合　肝经湿热力能排

组成

龙胆草、生地、车前子各三钱，栀子、黄芩、柴胡、泽泻、当归各二钱，木通、甘草各一钱。

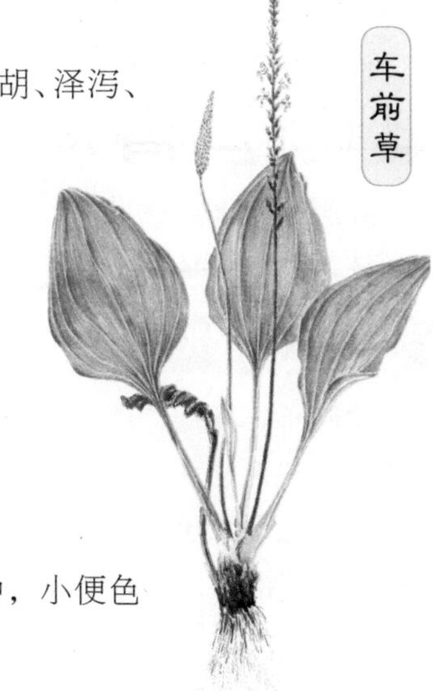
车前草

用法

水煎温服。

功效

泻肝胆实火，清下焦湿热。

主治

肝胆实火上扰证。症见胁痛口苦，耳聋耳肿，小便色赤不畅，尿前疼痛，以及阴肿阴痒等。

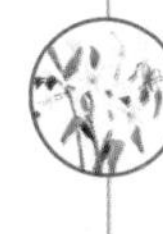
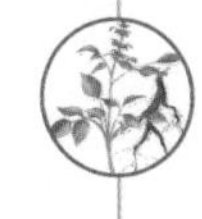
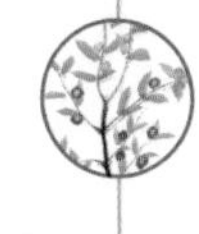

方解

龙胆草泻足厥阴肝经之热，柴胡清足少阳胆经之热，黄芩、栀子清肺与三焦之热，泽泻、木通、车前子泻小肠、膀胱之湿从小便出。生地滋阴生津，于是湿去热清。但是这些苦寒药物合在一起，既易伤脾胃，又会化燥伤阴，因此加甘草调和苦寒之性，当归养血补肝。

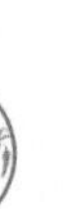

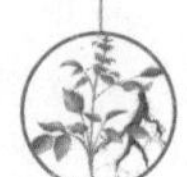

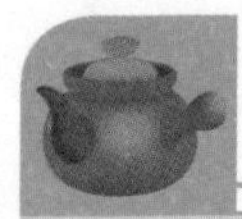

当归龙荟丸

本方出自《宣明论方》

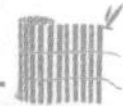

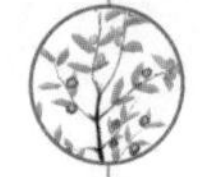

歌诀

当归龙荟用四黄　龙胆芦荟木麝香
黑栀青黛姜汤下　一切肝火尽能攘

组成

当归、龙胆草、黄连、黄柏、黄芩、栀子各一两，大黄、芦荟、青黛各半两，木香二钱，麝香半钱。

用法

共研细末，用白蜜和成丸药，如小豆大，每次服二十丸，生姜汤送下。

龙胆草

功效

清热泻肝，攻下行滞。

主治

肝胆实火证。症见神志不宁，惊悸搐搦，头晕目眩，两胁痛引起少腹，大便秘结，小便赤涩等。

方解

龙胆草、青黛、芦荟直入肝经而泻火，大黄、黄连、黄柏、黄芩、栀子通泻上中下三焦之火，并配合木香、麝香等走窜通窍的药物来调气，助诸药清热泻火的力量更加迅速猛烈。又恐苦寒太过，所以用当归和血补肝。因此，一切肝胆火都能攘除，但对虚火切不可误用。

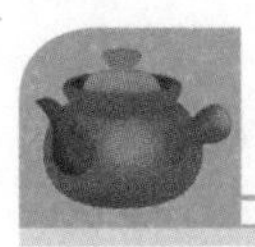

左金丸

本方出自《丹溪心法》

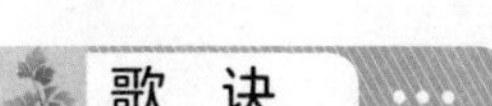

歌诀

左金茱连六一丸　肝经火郁吐吞酸
再加芍药名戊己　热泻热痢服之安
连附六一治胃痛　寒因热用理一般

组成

黄连六两，吴茱萸一两。

用法

研细末，水泛成丸，每次用开水送下五分之一钱。

功效

清肝泻火，降逆止呕。

主治

肝火犯胃证。症见左胁作痛，吐酸吞酸，舌红脉数等。

方解

吴茱萸虽是辛热，但能行气解郁，引热下行，况且只有黄连的六分之一，所以合起来不仅治肝火没有抵触，还能制止黄连苦寒伤损胃阳。

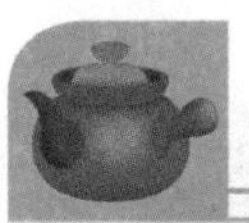

导赤散

本方出自《小儿药证直诀》

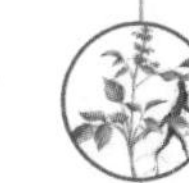

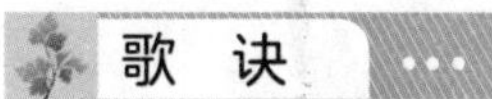

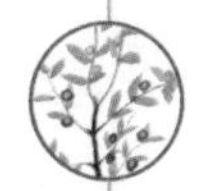

歌诀

导赤生地与木通　草梢竹叶四般攻
口糜淋痛小肠火　引热同归小便中

组成

生地、木通、甘草梢各等份。

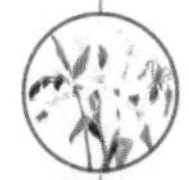

用法

同研成细末，每次用三钱，加竹叶同煎温服。

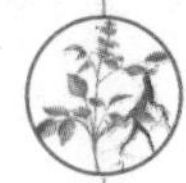

功效

清心凉血，利水养阴。

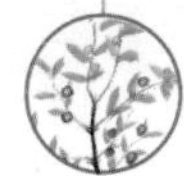

主治

心经热盛证。症见小便色赤而淋沥疼痛，口糜舌疮，咬牙口渴等。

方解

生地凉心血，竹叶清心气，木通降心火，入小肠，甘草梢下达阴茎而止痛。诸药合用就能引导心和小肠中的伏火从小便出。

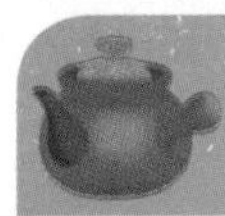

清骨散

本方出自《证治准绳》

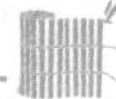

歌诀

清骨散用银柴胡　胡连秦艽鳖甲符
地骨青蒿知母草　骨蒸劳热保无虞

组成

银柴胡一钱半，胡黄连、秦艽、炙鳖甲、地骨皮、青蒿、知母各一钱，炙甘草五分。

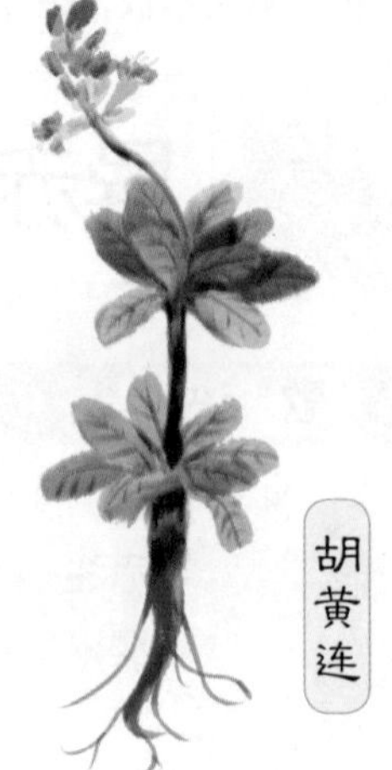

用法

用水煎服。

功效

清除骨蒸劳热。

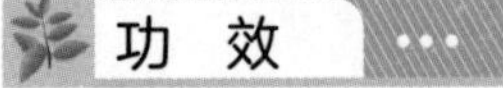

主 治

虚劳骨蒸证。症见低热日久不退，身体羸瘦，唇红颧赤，舌红少苔，两脉细数等。

方 解

银柴胡、秦艽、青蒿能除肝胆之热从肌表散。地骨皮、胡黄连、知母能除阴分之热从内而清。鳖甲补阴，并能引诸药入骨退蒸热。甘草益气，助诸药在内清劳热。所以真阴虚竭，热从肌骨间蒸蒸而发的证候，服本方后可保无虞。

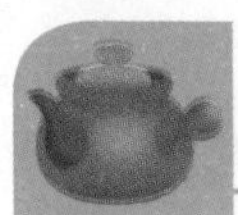

普济消毒饮

本方出自《东垣试效方》

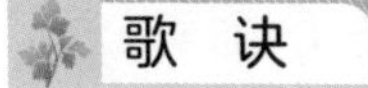

歌 诀

普济消毒芩连鼠　玄参甘桔蓝根侣
升柴马勃连翘陈　僵蚕薄荷为末咀
或加人参及大黄　大头天行力能御

组 成

黄芩、黄连各五钱，玄参、甘草、陈皮、柴胡、桔梗各二钱，板蓝根、马勃、连翘、薄荷、牛蒡子各一钱，升麻、僵蚕各七分。

用 法

共研细末，用汤调和，时时呷下。也可用蜜拌和成丸，放口中噙化。

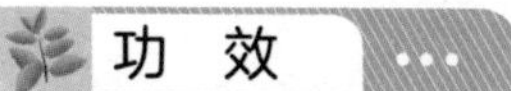

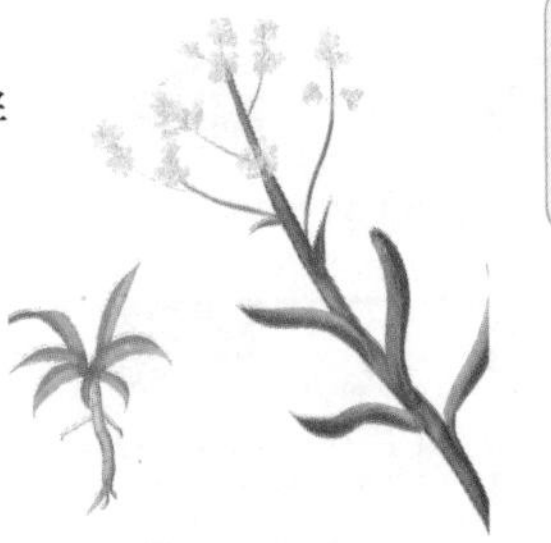

板蓝根

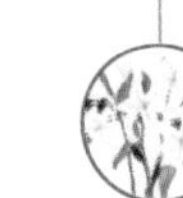

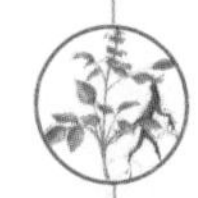

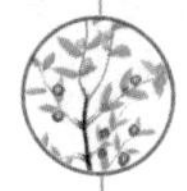

功 效

清热消毒，散风退肿。

主 治

大头天行证，症见恶寒发热，头面红肿灼痛，目不能开，咽喉不利，口干舌燥，舌红苔白而黄，脉数有力等。

方 解

大头天行又叫大头瘟，是由时行瘟毒的邪热在心肺之间，上攻头面所引起的一种传染病，初发病时觉得憎寒壮热，接着头面都肿大，甚至目不能开，同时有肢体酸楚、咽痛口渴等症。本方中，黄芩、黄连泻心肺间的邪热，玄参、陈皮、甘草泻火补气，连翘、薄荷、牛蒡子清热散风，板蓝根、马勃、僵蚕散肿消毒，升麻、柴胡升阳明、少阳二经的阳气，桔梗引药上行，对大头天行有较好的疗效，也可治疗腮腺炎。若正气虚弱，可加人参（党参）扶正祛邪，大便秘结可加大黄泻热通便。

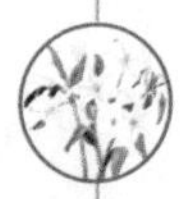

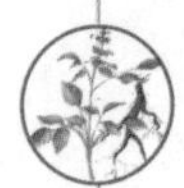

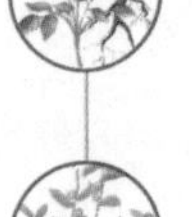

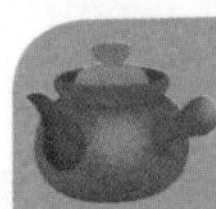

清震汤

本方出自《素问病机气宜保命集》

歌 诀

清震汤治雷头风　升麻苍术两般充
荷叶一枚升胃气　邪从上散不传中

组 成

升麻、苍术各五钱，全荷叶一个。

用 法

水煎服。

功 效

升清解毒，燥湿健脾。

主 治

雷头风。症见头面有疙瘩肿痛，憎寒壮热等。

方 解

此病起发甚快，由风热外攻，痰火内郁而起，有如雷霆般的迅速，故称雷头风（一般头痛，都名头风）。升麻既能升清气，又能解百毒，苍术能燥湿健脾，发汗解肌。再加荷叶升胃中清气，助辛温升散的药物上行而发散，并保护胃气，使邪不传里。诸药合用，使病退人安。

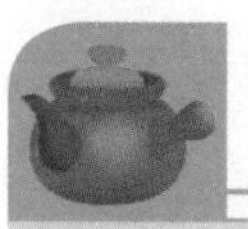

桔梗汤

本方出自《济生方》

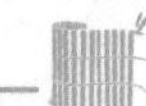

歌诀

桔梗汤中用防己　桑皮贝母瓜蒌子
甘枳当归薏杏仁　黄芪百合姜煎此
肺痈吐脓或咽干　便秘大黄可加使

组成

桔梗、防己、桑白皮、贝母、瓜蒌子、枳壳、当归、薏苡仁各一两，黄芪一两半，杏仁、百合、甘草各半两。

用法

加生姜同煎服。

功效

清热补肺，利气除痰，消痈排脓。

百合

主治

肺痈证。症见心胸气壅，咳吐脓血，咽干口渴，两脚肿满，大便多涩等。

方解

黄芪补肺气，杏仁、桑白皮、薏苡仁、百合补肺利气而清火，瓜蒌子、贝母润肺除痰，甘草、桔梗开提肺气，清利咽膈，防己散肿除风，泻湿清热，当归和血，枳壳利气。但原方用量太小，临证时可酌情加大，若大便秘结可再加大黄。

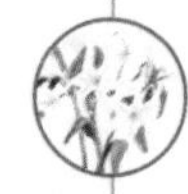

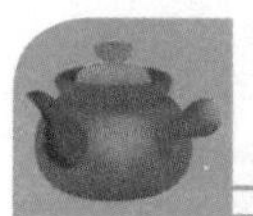

清咽太平丸

本方出自《医方集解》

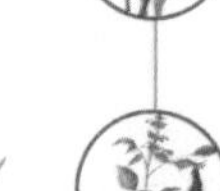

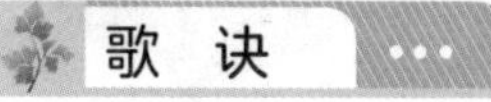

歌诀

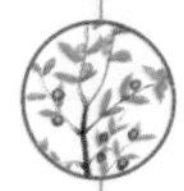

清咽太平薄荷芎　柿霜甘桔及防风
犀角蜜丸治膈热　早间咳血颊常红

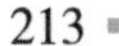

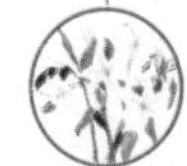
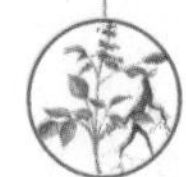
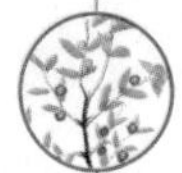

组 成

薄荷一两，川芎、柿霜、甘草、防风、犀角各二两，桔梗三两。

用 法

共研细末，和白蜜做成丸药，如弹子大，每服一丸，开水调下。

功 效

清热止血，清利咽喉。

主 治

膈上有热，肺燥阴伤证。症见早晨咯血，咽喉不清利，两颊常泛红色等。

方 解

薄荷消散风热。防风泻肺清火。犀角清热凉血。柿霜生津润肺。甘草、桔梗，清咽利膈。川芎升清散瘀而调血气。

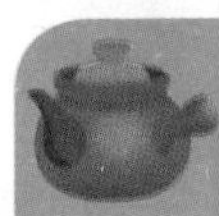

消斑青黛饮

本方出自《伤寒六书·杀车槌法》

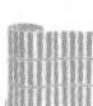

歌 诀

消斑青黛栀连犀　知母玄参生地齐
石膏柴胡人参草　便实参去大黄跻
姜枣煎加一匙醋　阳邪里实此方稽

组 成

青黛、栀子、黄连、犀角、知母、玄参、生地、石膏、柴胡、人参、甘草。（原书未著分量，可遵医嘱服用）

用 法

和生姜、大枣同煎，临服加醋一匙。

功 效

清火解毒，凉血消斑。

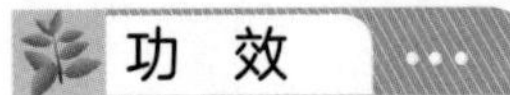
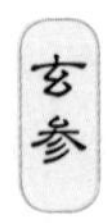
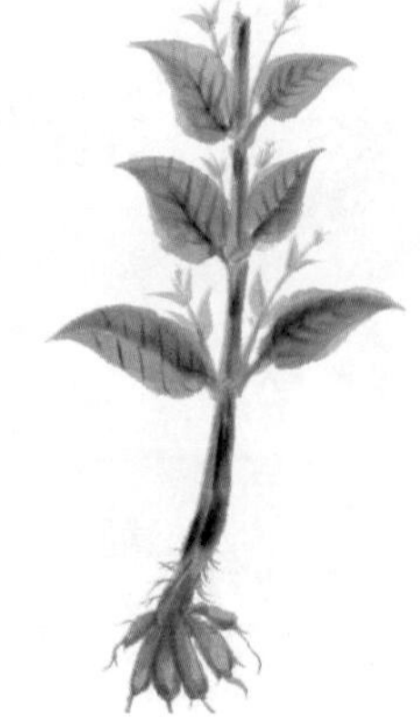

主 治

阳毒发斑证。症见皮肤斑疹，色红而深，发热不退，口渴烦躁，舌质苔红，苔干少液等。

方 解

阳毒发斑虽是由于胃经邪热太盛，但其余各经也有火邪相助。因此，本方不仅以犀角、石膏，清胃火而解毒，并有青黛清肝火，黄连泻心火，栀子清三焦之火，玄参、知母、生地滋阴清肾火，共同清解郁热之毒。更加柴胡引邪透达肌表，姜、枣调和营卫，人参、甘草益气和胃。斑已外见，便不宜再用升散，本方在用大量寒药的同时，用一味柴胡，清透并用，免毒内陷。但又恐柴胡过散，所以加醋，既有酸敛的作用，又能引药入肝经血分，所以对阳邪里实的发斑，此方可以采用。若大便结实，须将本方中的人参减去，加入大黄，增加通结泻热的功能。

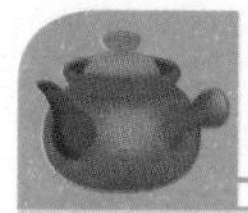

辛夷散 本方出自《济生方》

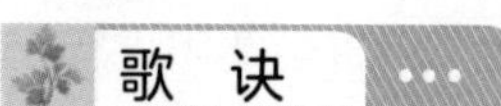

歌 诀

辛夷散里藁防风　白芷升麻与木通
芎细甘草茶调服　鼻生瘜肉此方攻

组 成

辛夷、藁本、防风、白芷、升麻、木通、川芎、细辛、甘草各等份。

用 法

研成细末，每次用清茶调三钱。

功 效

清热通窍，祛风燥湿。

主 治

肺虚加之风寒湿热之气证。症见鼻中生息肉，气息不得通，不闻香臭等。

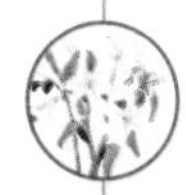

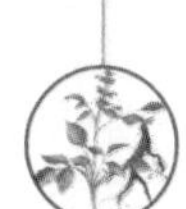

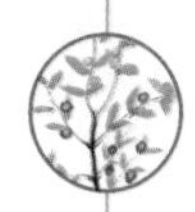

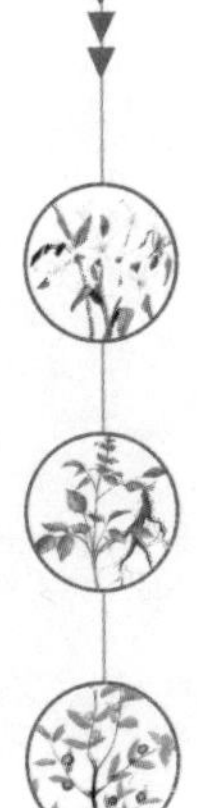

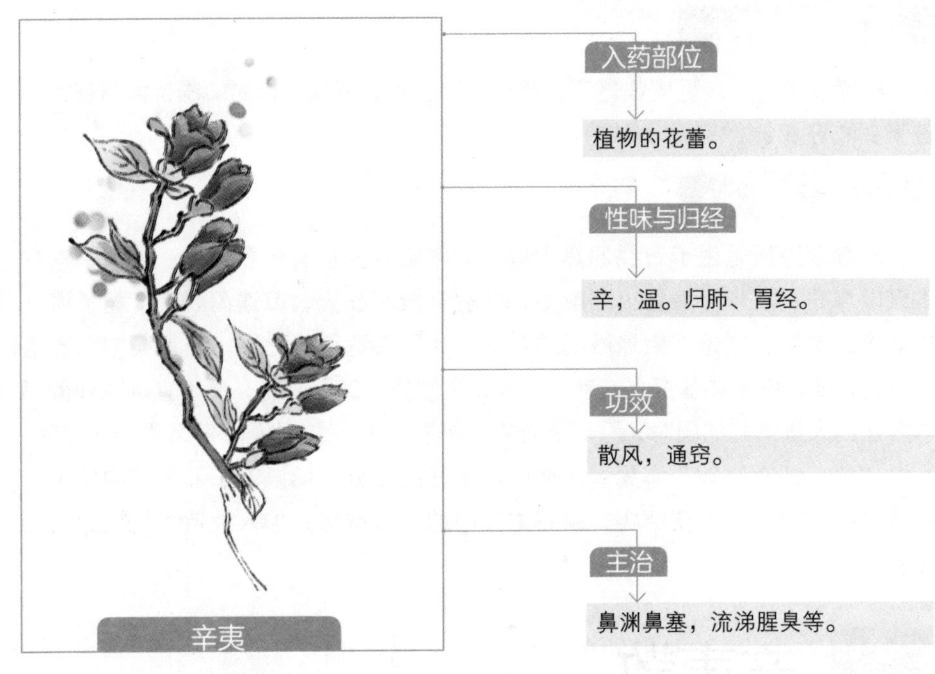

方解

此病是由于肺中郁热上蒸于脑而致。辛夷、升麻、白芷，引胃中清阳上行于脑，防风、藁本，上入巅顶以祛风燥湿而清热，细辛散热通窍，川芎散郁而助阳气上行，这些都是上行升散，清热通窍的药品，治巅顶风热湿热自是对证。但恐辛燥太过，所以又用木通泻火下行，甘草甘缓，并借清茶降火的作用来调服末药，升降并用，不致以散太过。因此，鼻中息肉可用此方攻除。

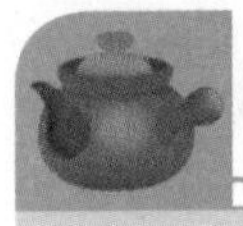

苍耳散

本方出自《济生方》

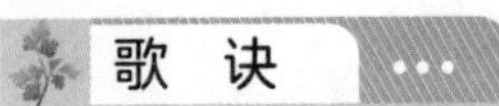

歌诀

苍耳散中用薄荷　辛夷白芷四般和
葱茶调服疏肝肺　清升浊降鼻渊瘥

组成

苍耳子二钱半，薄荷叶、辛夷各半两，白芷一两。

用 法

共研细末，每服二钱，用葱茶调服。

苍耳子

功 效

散风热，通鼻窍。

主 治

鼻渊。症见鼻塞，流浊涕不止等。

方 解

此病是由风热上扰脑中，清阳不能上升，浊阴反而逆上所致。而苍耳子最善于通顶门连脑，祛一切风气，因此用它作为方名。同时白芷上行头面，祛风通窍。辛夷散风热、通九窍。薄荷疏肝泄肺、清利头目。葱白升阳。茶能降浊。所以鼻渊用此方治疗适宜。

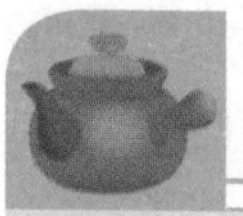

妙香散

本方出自《杂病源流犀烛》

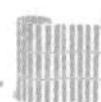

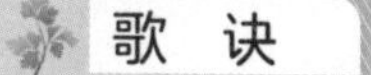

歌 诀

妙香山药与参芪　甘桔二茯远志随
少佐辰砂木香麝　惊悸郁结梦中遗

组 成

山药、黄芪、茯苓、茯神、远志各一两，人参、甘草、桔梗各五钱，木香二钱半，麝香一钱，辰砂（即朱砂，另研）三钱。

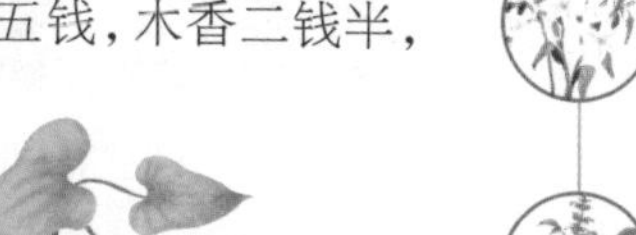

山药

用 法

研成极细末和匀，每次用酒送下二钱。

功 效

安神宁志，补益气血。

主 治

忧思郁结证。症见惊悸不安，梦遗失精等。

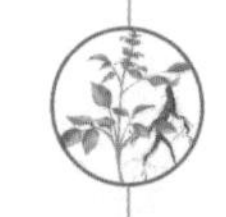

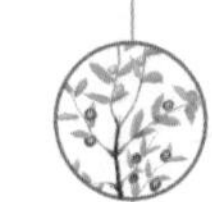

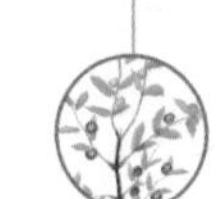

方解

山药益阴清热，固涩精液，人参、黄芪补气，远志、茯苓、茯神清心宁神。桔梗开肺气，木香舒肝脾，辰砂镇心神，麝香解郁结，甘草补脾气。于是神宁气固，心安郁解，梦遗失精自止。

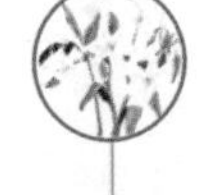

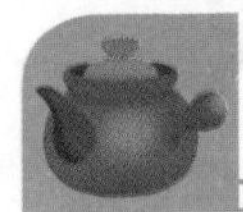

紫雪丹

本方出自《太平惠民和剂局方》

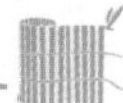

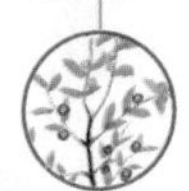

歌诀

紫雪犀羚朱朴硝　硝磁寒水滑和膏

丁沉木麝升玄草　更用赤金法亦超

组成

磁石、寒水石、滑石、石膏各三斤，犀角屑、羚羊角屑、青木香、沉香各五两，玄参、升麻各一斤，丁香一两，甘草八两，朴硝十斤，硝石四升，麝香一两二钱半，朱砂三两，黄金一百两。

用法

水煎，待冷却凝结如霜即成，用铅罐收贮，每服一至二钱，冷水调服。

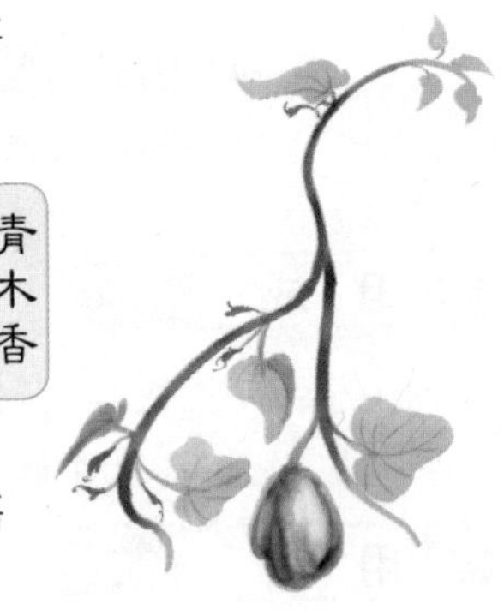

功效

安神开窍，泻火散结，解毒息风。

主治

温热病之热邪内陷心包证。症见高热烦躁，谵语昏狂，四肢抽搐，尿赤便闭，以及小儿高热惊厥等。

方解

石膏、寒水石、滑石、硝石泻诸经实火，磁石、玄参补益肾阴，犀角、羚羊角清心凉肝以息痉，朱砂、黄金镇心以安神，升麻、甘草清热解毒，丁香、沉香、青木香温胃调气，朴硝通便泻热，麝香透关通窍。但本方药力较猛，必须体气强壮，确是实火温热的证候才可施用。

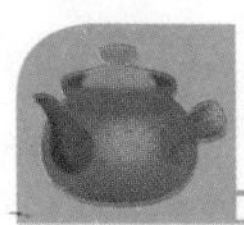

至宝丹

本方出自《太平惠民和剂局方》

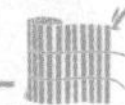

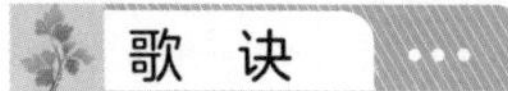

歌诀

至宝朱砂麝息香　雄黄犀角与牛黄
金银二箔兼龙脑　琥珀还同玳瑁良

组成

生乌犀角、生玳瑁、琥珀、雄黄、朱砂各一两，龙脑、麝香各一分，牛黄半两，金箔（半入药，半为衣）、银箔各五十张，安息香一两半。

用法

上药研极细末和匀，将安息香隔水煮烊，与药末调和成丸，如梧桐子大，每服三至五丸，人参汤送下（现都做成每丸一钱，每服一丸，开水送下）。

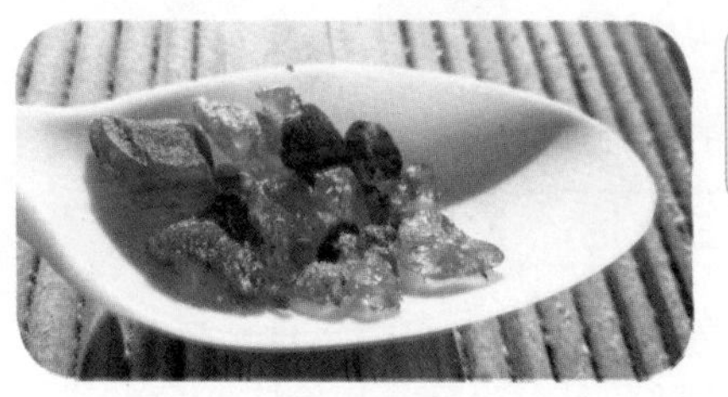

琥珀

功效

清热解毒，开窍醒脑。

主治

中风，中暑，中恶，小儿惊厥，以及温邪内闭等证。症见昏厥，谵语烦躁，不省人事等。

方解

乌犀角、玳瑁、牛黄以清热解毒，龙脑、麝香、安息香能开窍醒脑，朱砂、琥珀、金箔、银箔能镇心安神，雄黄能劫痰解毒。产后血晕及死胎不下，也可服用此方。如果是高热伤阴，阴液枯竭及肝阳上升的发痉，则不宜服用。

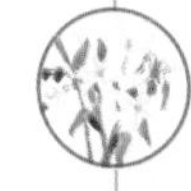

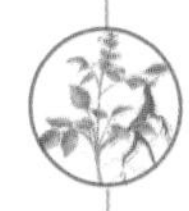

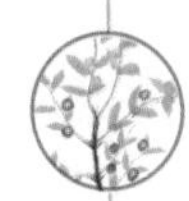

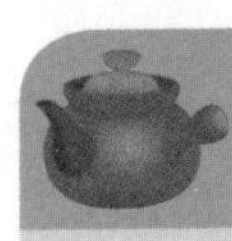

万氏牛黄丸 本方出自《痘疹世医心法》

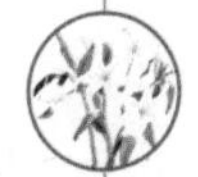
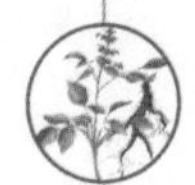
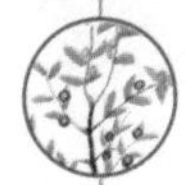

歌诀

万氏牛黄丸最精　芩连栀子郁砂并
或加雄角珠冰麝　退热清心力更宏

组成

牛黄二分五厘，生黄连五钱，黄芩、山栀各三钱，郁金二钱，朱砂一钱五分。

用法

共研细末，用腊雪水调面糊和丸，如黍米大，每服七八丸，或每丸重三分半，每服一丸（重病酌加），灯芯汤送下。

功效

清心泻火，安神开窍。

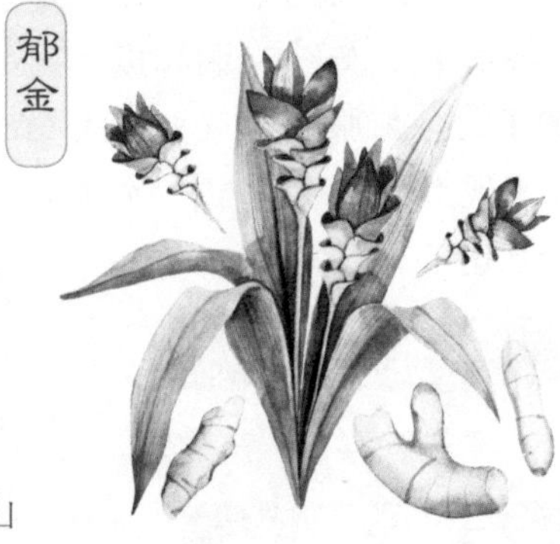
郁金

主治

温邪内陷，热入心包证。症见痰涎壅塞，神识昏迷，牙关紧闭，以及小儿急惊风等。

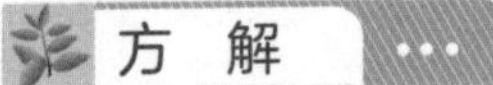

方解

牛黄清热化痰而透心包，黄连、黄芩、山栀泻三焦实火，郁金宣郁开窍，朱砂镇心安神。

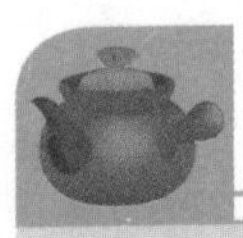

玉女煎 本方出自《景岳全书》

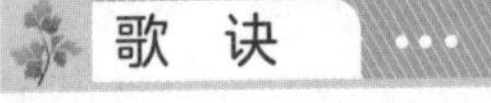

歌诀

玉女煎中地膝兼　石膏知母麦冬全
阴虚胃火牙疼效　去膝地生温热痊

组成

熟地三至五钱，石膏三至五钱或一两，麦冬二钱，知母、牛膝各钱半。

用法

水煎服。

功效

清胃养阴。

主治

胃热阴虚证。症见肾阴不足，胃火旺盛，牙痛，头痛等。

方解

熟地、牛膝，滋肾水。石膏清胃火。麦冬、知母，养肺胃之阴。诸药合用，使水足则火自平，牙痛、头痛也就自然消除。若是温热病的气血两伤而有虚火上扰，可去牛膝，并将熟地改为生地。

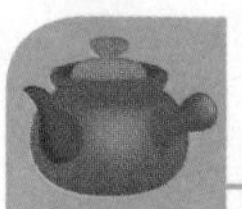

清瘟败毒饮

本方出自《疫疹一得》

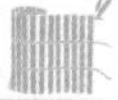

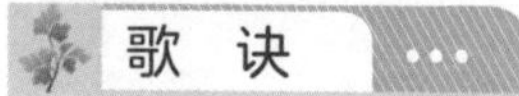

歌诀

清瘟败毒地连芩　丹石栀甘竹叶寻
犀角玄翘知芍桔　瘟邪泻毒亦滋阴

组成

生石膏大剂六至八两，中剂二至四两，小剂八钱至二钱；小生地大剂六钱至一两，中剂三至五钱，小剂二至四钱；乌犀角大剂六至八钱，中剂三至五钱，小剂二至四钱；真川连大剂四至六钱，中剂二至四钱，小剂一至一钱半；黄芩、丹皮、栀子、甘草、鲜竹叶、玄参、连翘、赤芍、知母、桔梗各适量。

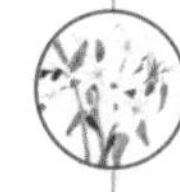

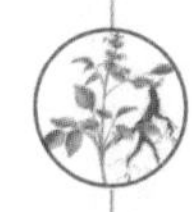

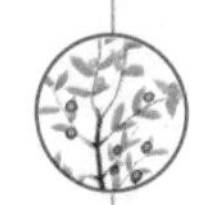

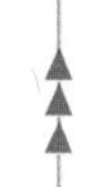

用法

先用水煮石膏，后下诸药，乌犀角磨汁或研粉冲服。

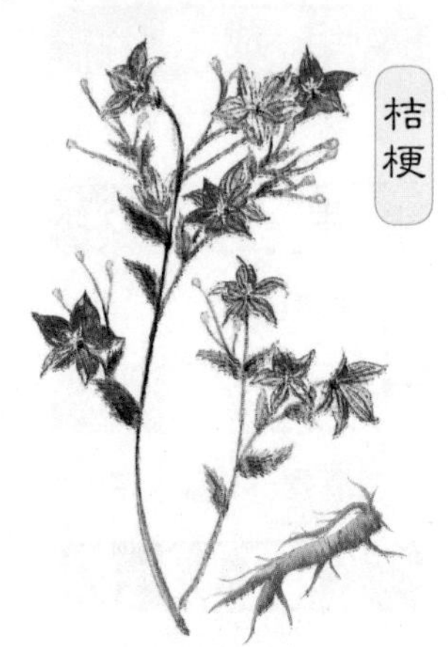

功效

清热凉血，泻火救阴。

主治

一切火热证。症见表里热盛，狂躁燥心，口干咽痛，大热干呕，错语不眠，吐血衄血，以及发斑等。

方解

本方重用石膏，直入胃经，使其敷布于十二经，清邪热，更配以乌犀角、黄连、黄芩泻上焦心肺火热。栀子、丹皮、赤芍清肝经火热，玄参、连翘清热解毒。生地、知母清热滋阴，桔梗、竹叶，引药上行，甘草和胃解毒，因此本方是一个大寒解毒的重剂，适用于实热炽盛的时疫瘟病，是治疗气血邪热俱盛的有效方剂。临证时可根据病情，酌量审定各药用量，免太过不及的流弊。

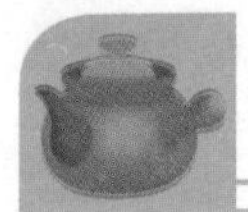

化斑汤 本方出自《温病条辨》

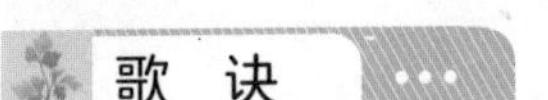

歌诀

化斑汤用石膏元　粳米甘犀知母存
或入银丹大青地　温邪斑毒治神昏

组成

石膏一两，知母四钱，甘草、元参各三钱，犀角二钱，粳米一合。

用法

水煎服。

功效

清热解毒，凉血化斑。

主 治

温病发斑。症见斑疹，发热口渴，谵语神昏等。

方 解

温毒入里，营血热炽，是发斑的主要原因，所以用白虎汤清阳明胃经温热，加犀角、元参清热解毒，凉血滋阴。

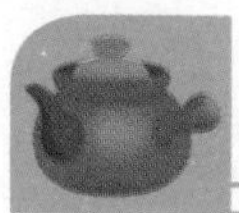

神犀丹

本方出自《温热经纬》

歌 诀

神犀丹内用犀君　金汁参蒲芩地群
豉粉银翘蓝紫草　温邪暑疫有奇勋

组 成

犀角（磨汁）、石菖蒲、黄芩各六两，鲜生地（绞汁）、银花各一斤，金汁、连翘各十两，板蓝根九两，豆豉八两，元参七两，天花粉、紫草各四两。

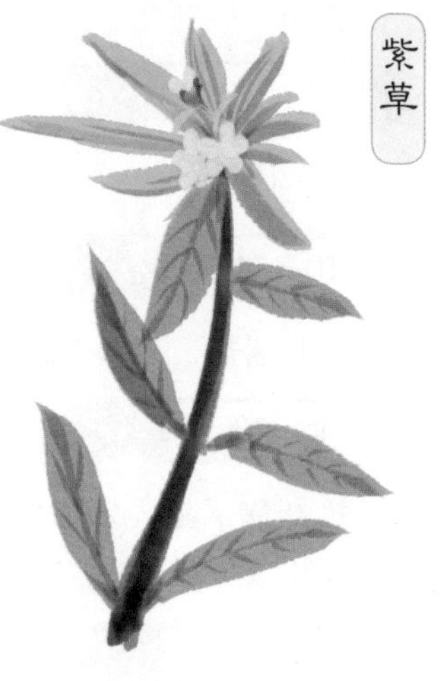
紫草

用 法

将各药研细，用犀角汁、生地汁和捣为丸，每丸重三钱，用凉开水化服，日服二丸，小儿减半。

功 效

清热凉血，辟秽解毒。

主 治

温热暑疫，内陷心包证。症见高热痉厥，谵语昏狂，以及发斑等。

方 解

犀角（可用水牛角代）清心凉血解毒，是本方的主药。紫草、银花、板蓝根助主药清热解毒，黄芩、连翘泻火，金汁清热解毒，凉血消斑。生地、元参、

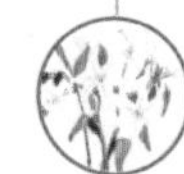
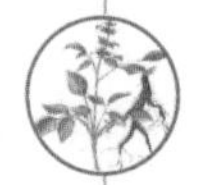
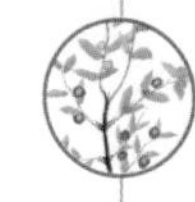

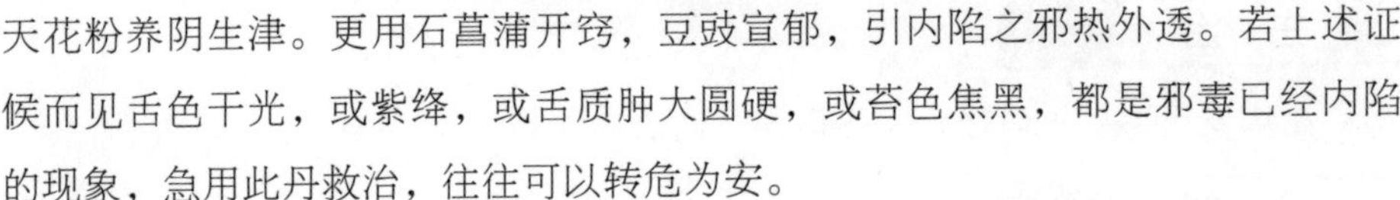

天花粉养阴生津。更用石菖蒲开窍，豆豉宣郁，引内陷之邪热外透。若上述证候而见舌色干光，或紫绛，或舌质肿大圆硬，或苔色焦黑，都是邪毒已经内陷的现象，急用此丹救治，往往可以转危为安。

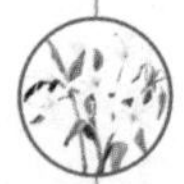

如制作此丹时，单用药汁和药，不易黏合，切勿加蜜，免甘缓延迟药力的发作，可用豆豉煮烂捣和做丹。

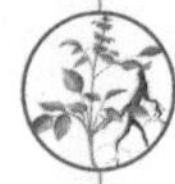

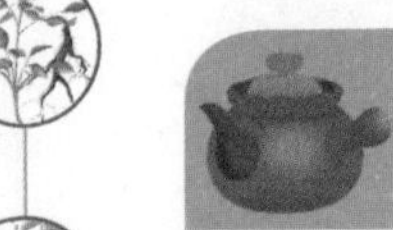

青蒿鳖甲汤

本方出自《温病条辨》

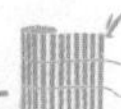

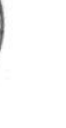

歌诀

青蒿鳖甲知地丹　阴分伏热此方攀
夜热早凉无汗者　从里达表服之安

组成

青蒿、知母各二钱，鳖甲五钱，生地四钱，丹皮三钱。

用法

水煎服。

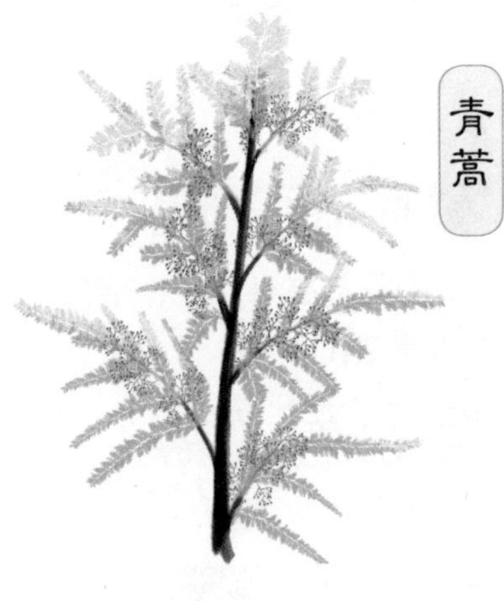

功效

养阴清热，透邪外出。

主治

热性病后期，邪伏阴分证。症见夜热早凉，热退无汗等。

方解

青蒿清热透邪，知母、鳖甲、生地滋阴清热，丹皮凉血泻热，诸药配合而成养阴清热，透邪外出的方剂。

邪伏阴分，阴血被邪热灼耗。入夜发热，至早晨暂退，但无汗，是正虚不能胜邪。此方透热易伤阴，滋阴易留邪，所以需清热透邪同养阴凉血并用，使邪热清而阴不伤。本方药味虽少，但配伍周密，对于热性病后期见上述症状的，服后便安。

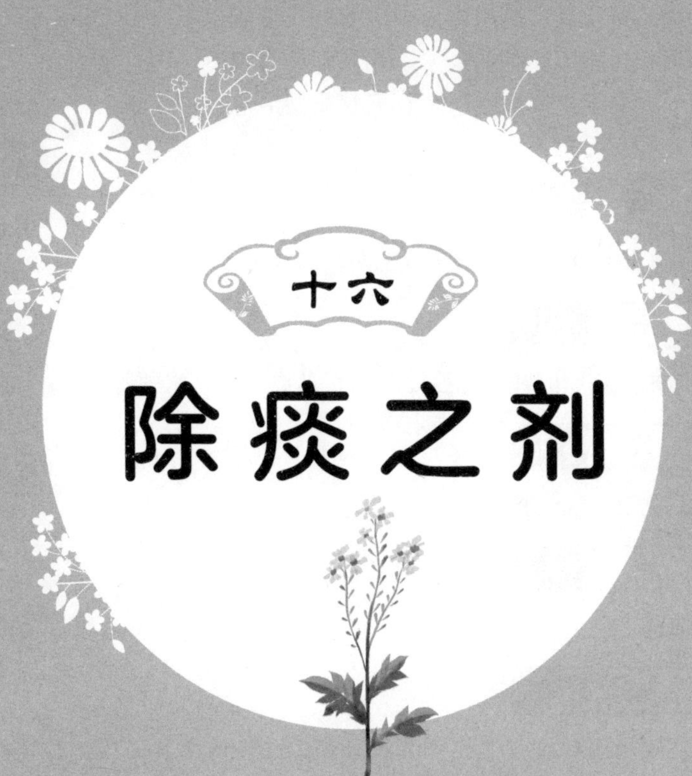

十六 除痰之剂

凡有化痰、涤痰、劫痰等作用，使体内停蓄的痰饮排出，从而消除或减轻因痰所致各种病证的方剂，就叫作除痰之剂。痰在体内，随气升降，无处不到，变生诸病。临床时须抓住痰饮生成的原因，才能从根本上治疗。总的来说，痰虽是发病的因素之一，它本身却又是人体功能失调后的病理产物，所以在使用除痰之剂时，必须探本求源，才能有的放矢，收到较好的疗效。

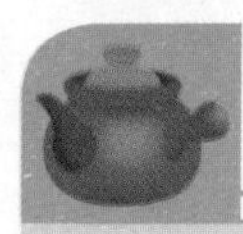

二陈汤

本方出自《太平惠民和剂局方》

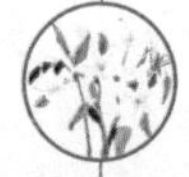
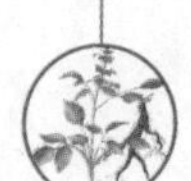
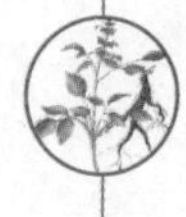
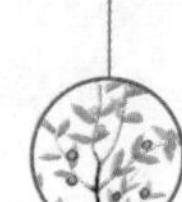
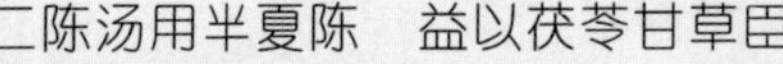

二陈汤用半夏陈　益以茯苓甘草臣
利气调中兼去湿　一切痰饮此为珍
导痰汤内加星枳　顽痰胶固力能驯
若加竹茹与枳实　汤名温胆可宁神
润下丸仅陈皮草　利气祛痰妙绝伦

组　成

半夏、橘红各五两，白茯苓三两，炙甘草一两半。

用　法

研为末，每服四钱，加生姜七片，乌梅一个，水煎服。

功　效

燥湿化痰，理气和中。

主　治

湿痰证。症见咳嗽，恶心呕吐，肢体困倦等。

方　解

半夏能燥湿化痰，橘红能利气降痰，茯苓能渗湿化痰，甘草能补脾和中，生姜和胃，乌梅生津。因此本方治疗咳嗽胀满，呕吐恶心，头眩心悸等痰饮证候，效果较好。

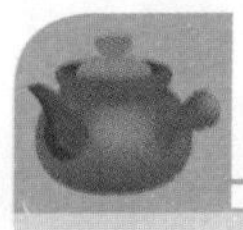

涤痰汤

本方出自《济生方》

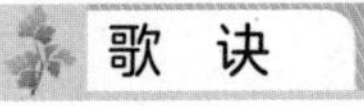

歌　诀

涤痰汤用半夏星　甘草橘红参茯苓
竹茹菖蒲兼枳实　痰迷舌强服之醒

组 成

姜半夏、胆星各二钱半，橘红、枳实、茯苓各二钱，人参、菖蒲各一钱，竹茹七分，甘草五分。

用 法

加生姜、枣，水煎服。

功 效

利气补虚，化痰。

主 治

中风痰迷心窍证。症见舌强不能言语等。

方 解

平素有心脾不足而有痰的人，又被风邪所伤，风痰互结，壅塞经络，于是昏迷舌强不能言语。

橘红、半夏、胆星，利气燥湿而化痰。菖蒲开窍通心。竹茹清化热痰。枳实破痰利膈。人参、茯苓、甘草，补益心脾而泻火。诸药合用，使痰消火降，经络通利，所以服后能够苏醒而言语如常。

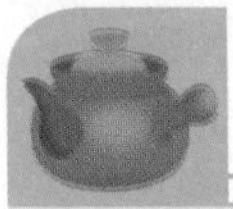

青州白丸子

本方出自《太平惠民和剂局方》

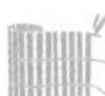

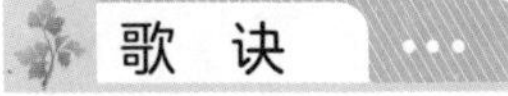

歌 诀

青州白丸星夏并　白附川乌俱用生
晒露糊丸姜薄引　风痰瘫痪小儿惊

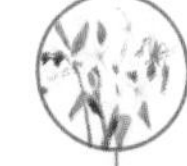

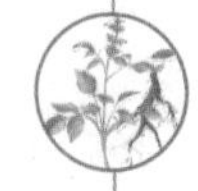

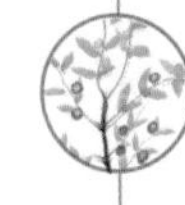

组 成

生天南星三两，生半夏七两，生白附子二两，生川乌半两。

用 法

研成极细粉末，盛入绢袋中，用井水摆出粉。如末尽出，用手搓揉。如有渣滓，再研，再入绢袋中按上法处理，以粉尽出为度。然后放瓷盆中，日晒夜露，

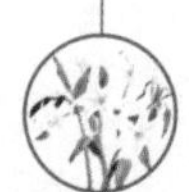
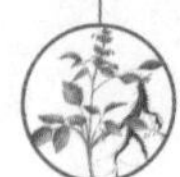
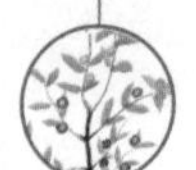

至天明换水搅和再晒，如此处理，春季须五日，夏季须三日，秋季须七日，冬季须十日，用糯米粉煮粥糊，和成丸药，如绿豆大。小儿惊风每服三五丸，薄荷汤送下。大人风痰每服二十丸，生姜汤送下。

白附子

功效

祛风痰，通经络。

主治

风痰壅盛证。症见寒痰上涌，呕吐涎沫，口眼歪斜，手足瘫痪，以及小儿惊风等。

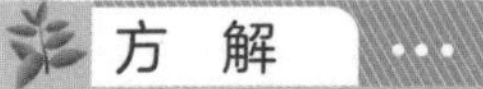

方解

半夏、天南星能燥湿散寒。白附子、川乌能温经逐风。都用生药，取其力猛。因为四药都辛燥有毒，所以用井水浸晒，制其毒性，但是终是辛温有毒之药，必须是属寒性的证候才可服用。

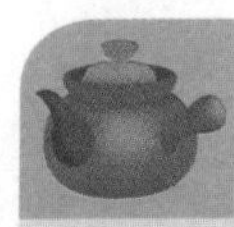

清气化痰丸

本方出自《医方考》

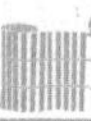

歌诀

清气化痰星夏橘　杏仁枳实瓜蒌实
芩苓姜汁为糊丸　气顺火消痰自失

组成

胆南星、半夏各一两半，陈皮、杏仁、枳实、瓜蒌仁、黄芩、茯苓各一两。

用法

研成细末，用生姜汁和糊做丸，如梧桐子大，每次服二钱，用温开水送下。

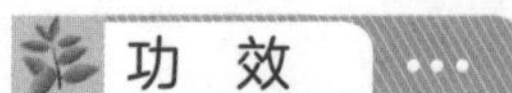

功效

清热化痰，顺气。

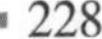

主 治

痰热内结证。症见咳嗽，痰黄稠而黏，小便短赤，睡眠不安等。

方 解

胆南星、半夏燥湿化痰，陈皮顺气化痰，杏仁降气润肺，黄芩、瓜蒌仁清热化痰，枳实破结下气，茯苓渗湿化痰。所以既能化痰清热，又能顺气。气顺以后，火热皆清，也就不再生痰，因此是治热痰的有效方剂。

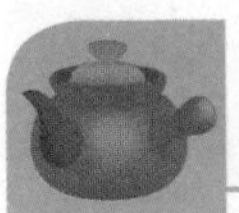

顺气消食化痰丸

本方出自《瑞竹堂经验方》

歌 诀

顺气消食化痰丸　青陈星夏菔苏攒
曲麦山楂葛杏附　蒸饼为糊姜汁抟

组 成

胆星、半夏各一斤，青皮、陈皮、生莱菔子、炒苏子、炒神曲、炒麦芽、炒山楂、葛根、杏仁、制香附各一两。

用 法

研成细末，用姜汁和蒸饼煮糊成丸，如梧桐子大，每服三钱，开水送下。

功 效

消食化痰，通顺气机。

主 治

酒湿生痰证。症见痰多而黏，胸膈胀闷，早晨咳嗽等。

方 解

胆星、半夏燥湿化痰，苏子、莱菔子、杏仁降气，青皮、陈皮、制香附行气，葛根、神曲解酒，山楂、麦芽消食。于是湿去食消，痰除气顺，而各种症状

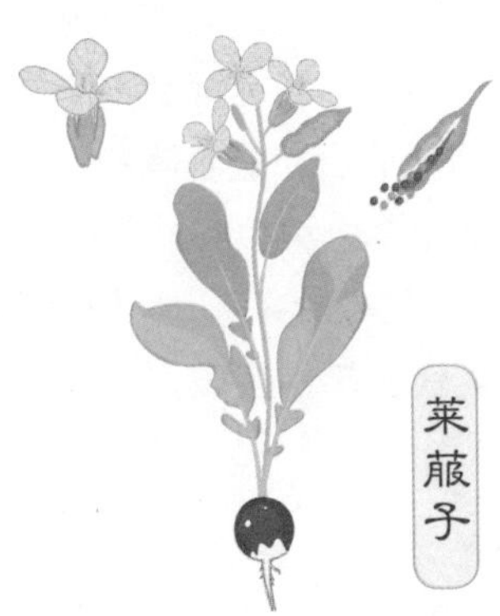

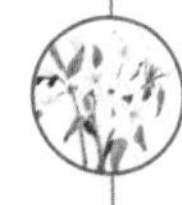
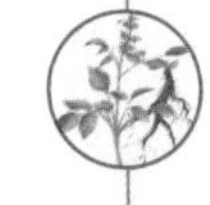
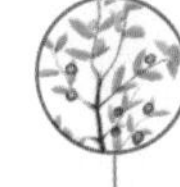

也就自然消失。

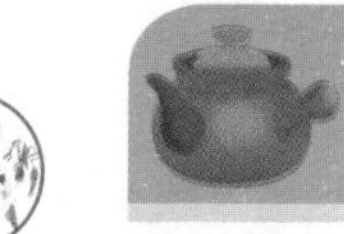

礞石滚痰丸 本方出自《痘疹金镜录》

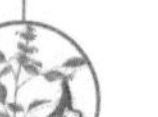

歌诀

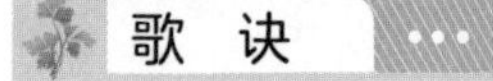

滚痰丸用青礞石　大黄黄芩沉水香
百病多因痰作祟　顽痰怪症力能医

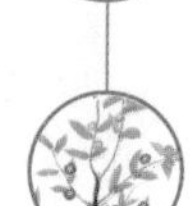

组成

青礞石、焰硝各一两，酒大黄、酒黄芩各八两，沉香半两。

用法

水泛为丸，如梧桐子大。根据病情轻重和病人体质强弱决定服量大小（一般服二三钱），卧睡时用开水送下。

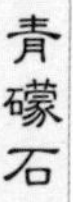

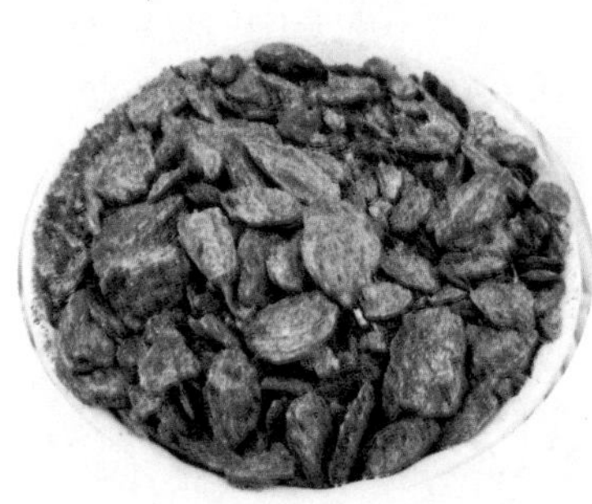

功效

泻火逐痰。

主治

实热老痰证。症见咳喘痰稠，头眩耳鸣，癫痫惊狂等。

方解

顽固性的老痰壅塞不去，往往变生多种疾病，或头眩耳鸣，或嗳气吞酸，或四肢筋骨疼痛酸麻，或癫痫惊狂。这种顽痰非大力攻泻不可，而青礞石、焰硝同煅后，能攻陈积伏匿的老痰。大黄荡除实积，开下行之路，黄芩凉心肺而清上越之火，沉香调达气机，助诸药攻除积痰。因顽痰引起的一些少见的病症，可用本方治疗。本方除痰的力量较快较大，所以叫礞石滚痰丸。如果不是顽固老痰引起的疾病，不宜轻易服用，以免损伤正气。

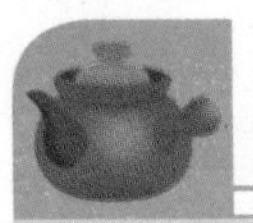

金沸草散

本方出自《类证活人书》

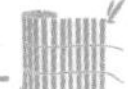

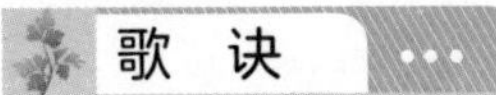

歌诀

金沸草散前胡辛　半夏荆甘赤茯因
煎加姜枣除痰嗽　肺感风寒头目颦
局方不用细辛茯　加入麻黄赤芍均

组成

旋覆花（即金沸草的花）、前胡、细辛各一钱，荆芥一钱半，半夏五分，炙甘草三分，赤茯苓六分。

用法

加生姜五片，大枣一枚，水煎温服。

功效

降气化痰，发散风寒。

主治

中脘停痰证。症见发热，咳嗽痰多，头目昏痛，鼻塞声重等。

方解

荆芥发汗散风寒，细辛温经散寒，旋覆花、前胡、半夏消痰降气，赤茯苓行水，甘草和中。诸药合用，使风寒痰饮俱解，各种症状自然消失。

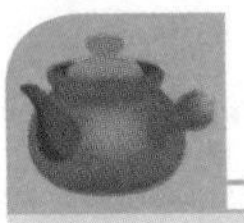

半夏天麻白术汤

本方出自《脾胃论》

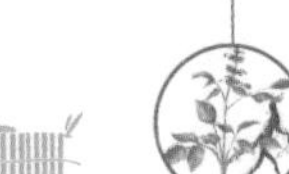

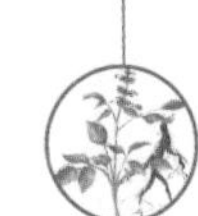

歌诀

半夏天麻白术汤　参芪橘柏及干姜
苓泻麦芽苍术曲　太阴痰厥头痛良

组 成

半夏、麦芽、陈皮各一钱半，白术、炒神曲各一钱，天麻、苍术、人参、黄芪、白茯苓、泽泻各五分，黄柏、干姜各二分。

用 法

研为粗末，每服五钱，水煎去渣温服。

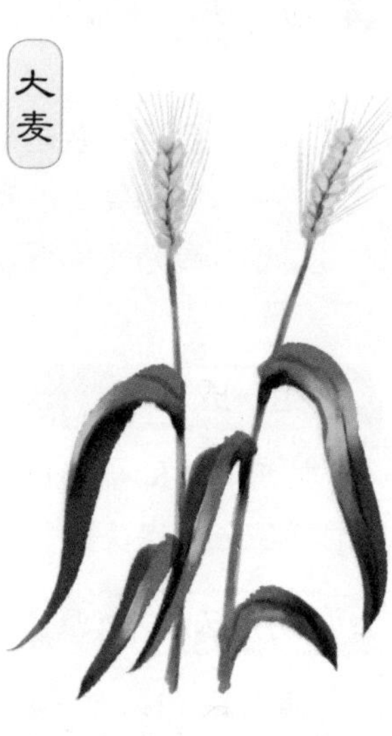
大麦

功 效

化痰息风，健脾祛湿。

主 治

痰厥头痛证。症见眼黑头眩，恶心烦闷，身重如山，四肢厥冷等。

方 解

这是由于足太阴脾经和足阳明胃经素有湿痰，又冒受风寒，湿痰厥逆上冲所致。半夏燥湿化痰而降逆，天麻平息虚风而除眩，黄芪、人参，补益中气而泻火，苍术、白术，燥湿健脾而除痰，白茯苓、泽泻利水通小便而除湿，神曲、麦芽消食助胃，陈皮理气调胃而除痰，干姜辛热以散中焦之寒，黄柏苦寒以泻下焦之火。所以对于太阴痰厥头痛有良好的治疗效果。

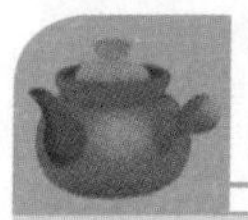

常山饮

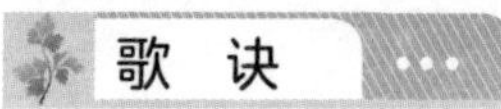

本方出自《太平惠民和剂局方》

歌 诀

常山饮中知贝取　乌梅草果槟榔聚
姜枣酒水煎露之　劫痰截疟功堪诩

组 成

常山二钱，知母、贝母、草果、槟榔各一钱，乌梅二个，生姜三片，大枣一枚。

用 法

用水和酒各半同煎取汁，放外面露一宿，第二天早晨太阳未出时空心温服，药渣用酒浸再煎，在疟疾将要发作前服。

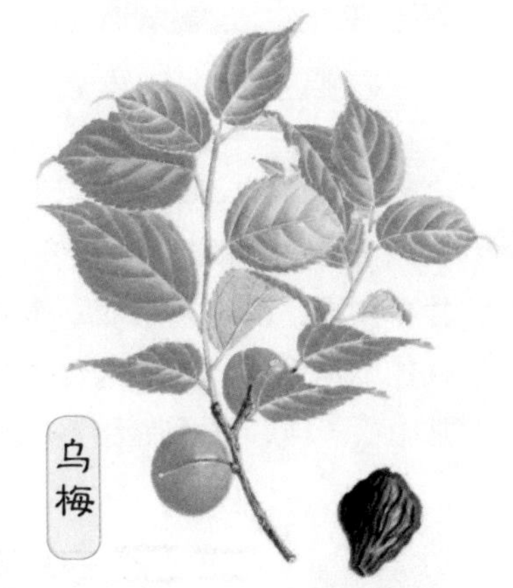
乌梅

功 效

劫除疟痰，截止发作。

主 治

疟疾不止证。症见头痛恶心，口渴舌干等。

方 解

古人有“无痰不成疟”的说法，尤其对于久发不已的疟疾，而体质壮实的，多主张用劫痰的方法治疗，所以本方用常山破除疟痰，槟榔下气破积，消食行痰，知母滋阴清热，草果温脾除寒，贝母助常山、槟榔除痰，乌梅生津清热，姜、枣，调和营卫。本方具有劫除疟痰、截止发作的功用。

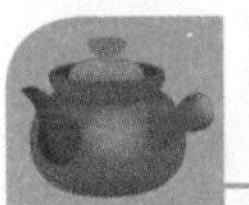

截疟七宝饮

本方出自《易简方》

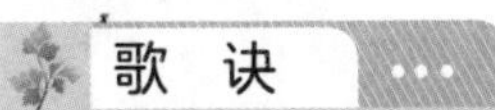

歌 诀

截疟七宝常山果　槟榔朴草青陈伙
水酒合煎露一宵　阳经实疟服之妥

组 成

常山一钱，草果、槟榔、厚朴、炙甘草、青皮、陈皮各五分。

用 法

加水和酒各半煎取药汁，在外露一宿，当发日的早晨空腹服下。

功 效

和解少阳，燥湿祛痰。

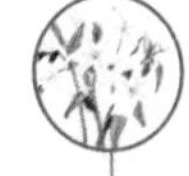
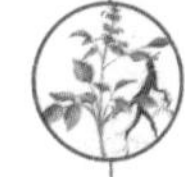
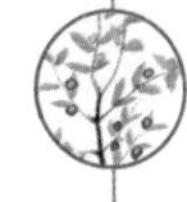

主 治

疟痰证。症见四肢无力，头痛面赤，舌苔白腻等。

方 解

常山、槟榔能破除积痰，草果能温脾化痰，陈皮理气，厚朴除满，青皮疏肝，甘草和胃，配合起来能劫痰截疟。所以，凡是三阳经久不已的实证疟疾，服后就能不再发作。因为这七味药合在一起效果很好，所以称为七宝。但是本方和常山饮一样，只适宜治疗实证，假使久疟不已而属虚性的不可服用。

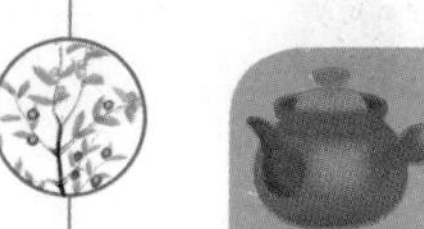
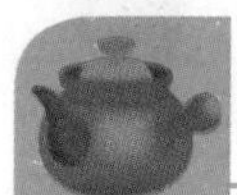

三子养亲汤

本方出自《韩氏医通》

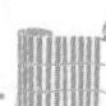

歌 诀

三子养亲痰火方　芥苏莱菔共煎汤
外台别有茯苓饮　参术陈姜枳实尝

组 成

白芥子、紫苏子、莱菔子各一钱。

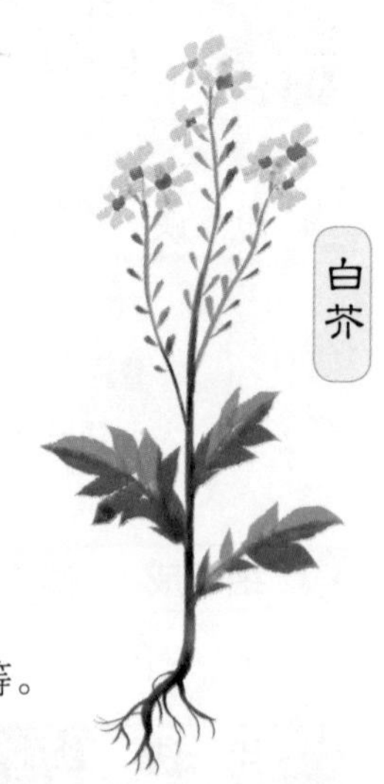

用 法

将三味药捣碎，水煎取汁服用。

功 效

降气消食，温肺化痰。

主 治

老年气实痰盛证。症见咳嗽喘逆，多胸痞，饮食不香等。

方 解

痰多则气滞，气郁则生火，于是痰随气逆而生咳嗽，所以用紫苏子降气行痰，白芥子畅膈除痰，莱菔子消食化痰，使气顺痰消，咳逆自平。

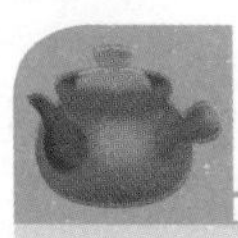

指迷茯苓丸

本方出自《丹溪心法》

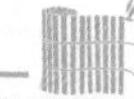

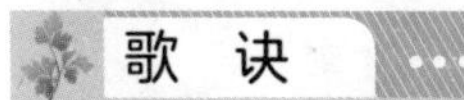

歌诀

指迷茯苓丸最精　风化芒硝枳半并
臂痛难移脾气阻　停痰伏饮有嘉名

组成

风化朴硝半两，枳壳一两，茯苓二两，半夏四两。

用法

共研细末，用姜汁糊丸，如梧桐子大，每服三十丸，姜汤送下。

功效

燥湿行气，软坚化痰，化痰通络。

主治

痰停中脘证。症见两臂酸痛，舌苔白腻等。

方解

脾主四肢，若脾不以运化精微，就会有痰饮停伏中脘，阻滞脾气不能布达四肢，发生疼痛，本方中半夏化痰，茯苓渗湿，枳壳利气，生姜散结，而以风化朴硝攻逐中脘停痰，从大便排出。于是痰去气和，筋脉舒畅，臂痛自除。

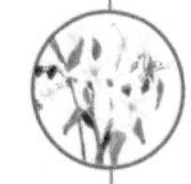

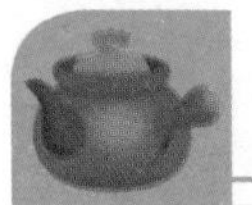

紫金锭

本方出自《片玉心书》

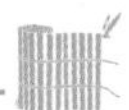

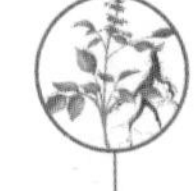

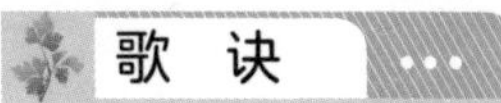

歌诀

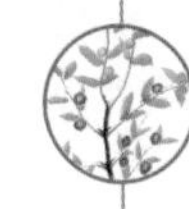

紫金锭用麝朱雄　慈戟千金五倍同
太乙玉枢名又别　祛痰逐秽及惊风

组 成

麝香三钱，朱砂、雄黄、千金子霜各一两，山慈菇、五倍子各三两，红大戟一两半。

用 法

各研细末，用糯米糊制成锭子（每锭重五分，每次一至二锭），研服或磨汁外搽。

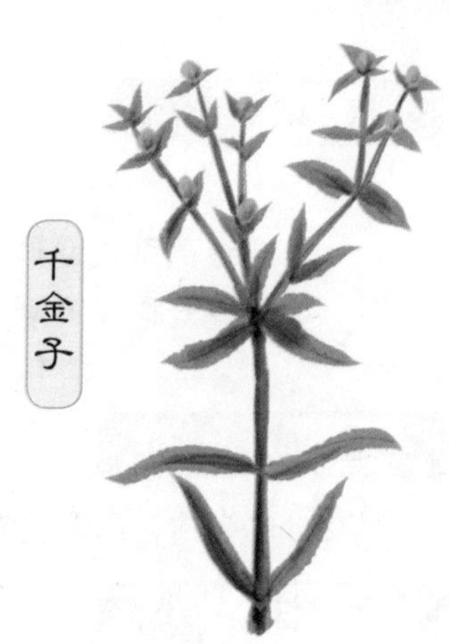

功 效

化痰开窍，消肿止痛，辟瘟解毒。

主 治

瘟疫时邪证。症见呕恶泄泻，喉风赤肿等。

方 解

山慈菇清热散结，千金子行水破血，红大戟攻水行瘀，三物都有毒，但也是开泄的猛药，用治上证，是以毒攻毒之意。再配麝香开闭辟秽，雄黄劫痰解毒，朱砂镇心安神。又恐攻窜太过，所以再用酸敛而能降火化痰的五倍子为佐。因此，本方对于温毒疫气的热病有效，也是临床常用成药。

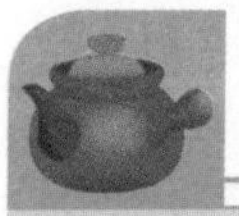

小陷胸汤

本方出自《伤寒论》

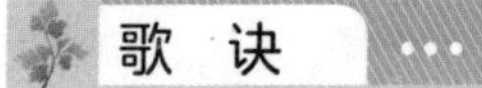

歌 诀

小陷胸汤连夏蒌　宽胸开结涤痰周
邪深大陷胸汤治　甘遂硝黄一泻柔
大陷胸丸加杏葶　项强柔痉病能休

组 成

黄连一两，半夏半升，瓜蒌实一枚。

用 法

水煎，分三次温服。

功 效

清热化痰，宽胸消结。

主 治

痰热交结证。症见舌苔黄腻，咳痰黄稠等。

方 解

黄连泻心下的结热。半夏散因热而结的痰饮。瓜蒌实涤除心下结痰。于是热除痰去，结胸自愈。

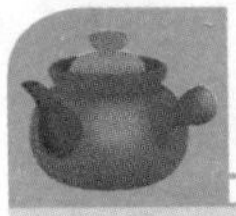

十枣汤

本方出自《伤寒论》

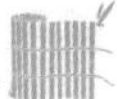

歌 诀

十枣汤中遂戟花　强人伏饮效堪夸
控涎丹用遂戟芥　葶苈大枣亦可嘉

组 成

甘遂、大戟、芫花各等份，大枣十枚。

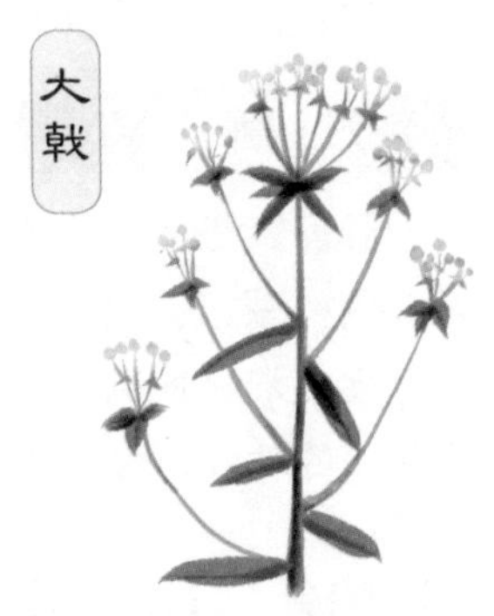

用 法

研末，再用大枣十枚煎汤去枣，调服药末一钱匕。每日一次,五分至一钱,清晨服。若病人体弱,可酌量减少。

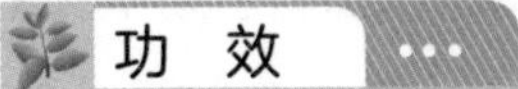

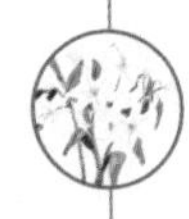

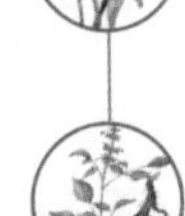

功 效

攻逐水饮。

主 治

悬饮实水证。症见心下痞硬，干呕短气，咳嗽等。

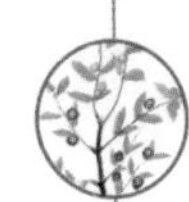

方 解

甘遂、大戟、芫花三药都是攻逐水饮结聚的峻品，而且有毒。所以在用它们攻泻伏饮的同时，更配大枣的甘缓养脾，使邪去而正不伤。本方也可将三药研末，用枣肉为丸，名十枣丸，力量较十枣汤缓和。

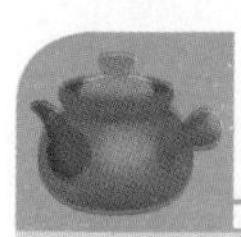

千金苇茎汤

本方出自《备急千金要方》

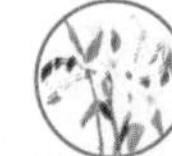

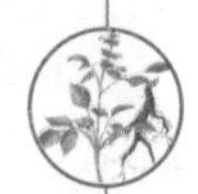

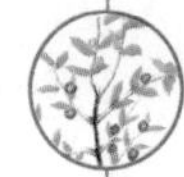

歌诀

千金苇茎生薏仁　瓜瓣桃仁四味邻
吐咳肺痈痰秽浊　凉营清气自生津

组成

苇茎（可芦根代）二升，薏苡仁、瓜瓣（即甜瓜子，可冬瓜子代）各半升，桃仁三十枚。

用法

先用水煮苇茎取汁，再入余药煎，去渣，分二次服。

功效

清肺化痰，逐瘀排脓，清脏腑热。

主治

肺痈证。症见咳嗽，有微热，心烦胸痛等。

方解

肺痈就是肺中生痈，由痰血与风热郁结肺中而成。苇茎入肺清热利水，除烦解渴，薏苡仁清热除湿而补肺，瓜瓣润燥清热，祛肺中痰浊脓血，桃仁润肺肠而逐瘀滞。所以当肺痈已成，脓还未成之时，服本方有清肺凉血、生津润燥而化痰的功效，服后吐出像脓一样的浊痰，而痈证自除。

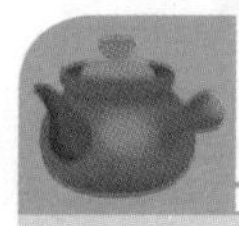

苓桂术甘汤

本方出自《伤寒论》

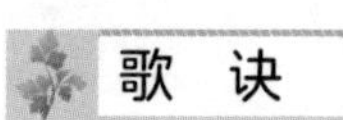

歌诀

苓桂术甘痰饮尝　和之温药四般良
雪羹定痛化痰热　海蜇荸荠共合方

组成

茯苓四两，桂枝三两，白术、炙甘草各二两。

用法

水煎，分三次温服。

功效

温化痰饮，健脾利湿。

主治

痰饮证。症见胸胁支满，短气目眩等。

方解

痰饮是水湿所生，当用温药健脾阳，助气化，使湿除饮去，所以，张仲景说“病痰饮者，当以温药和之”。白术健脾，茯苓渗湿，桂枝温阳，甘草益气，正是用温药和之以祛除痰饮的方剂。

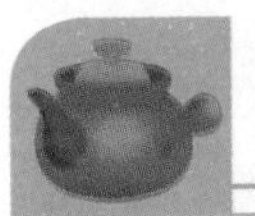

金水六君煎

本方出自《景岳全书》

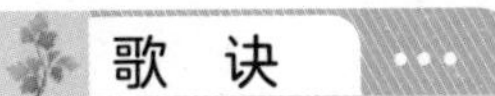

歌诀

金水六君用二陈　再加熟地与归身
别称神术丸苍术　大枣芝麻停饮珍

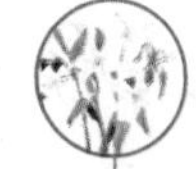

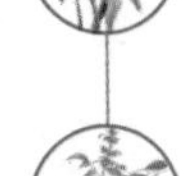

组成

二陈汤（半夏、茯苓各二钱，陈皮一钱半，炙甘草一钱），熟地二至五钱，当归二钱。

用法

共研细末，生姜煎汤送下，每服三钱。

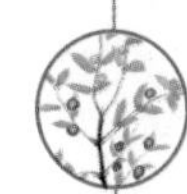

功效

健脾，化痰。

主治

肺肾虚寒，湿痰内盛证。症见咳嗽，呕吐，痰多喘急等。

方解

二陈汤为治痰专药。当归、熟地为补阴专药。真阴在肾，肾主水，主一身津液，故本方能治以上肾虚水泛为痰引起的病。

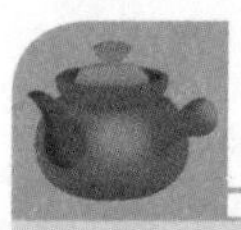

止嗽散

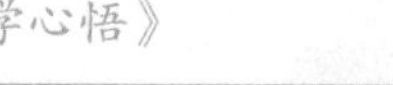

本方出自《医学心悟》

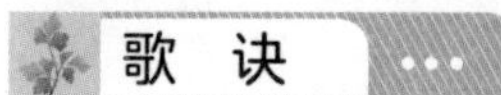

歌诀

止嗽散中用白前　陈皮桔梗草荆添
紫菀百部同蒸用　感冒咳嗽此方先

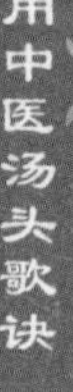

组成

桔梗、荆芥、紫菀、百部、白前各二斤，甘草十二两，陈皮一斤。

用法

共研细末，每服三钱，开水调下，食后或临卧服。初感风寒，生姜汤调下。

功效

止咳化痰，宣肺疏风。

主治

风邪袭肺证。症见外感咳嗽，咯痰不爽等。

方解

外感咳嗽，咯痰不爽，是肺气不宣，所以用辛温芳香的荆芥祛风解表，同苦辛开肺的桔梗祛痰止咳。紫菀苦温下气，止咳化痰，百部甘苦微温，润肺止咳，白前辛苦微温，下气除痰，陈皮苦辛性温，化痰止咳，甘草炙用，性温补气，与桔梗同用可以开上宣肺。诸药互相配合，温润和平，不寒不热，既能宣肺祛痰，又不发散过当，所以是治疗外感咳嗽，咯痰不爽的平剂，对因外感引起的咳嗽，不论新久，都可加减使用。如外感风寒初起，有头痛鼻塞，发热恶寒的，可加防风、苏叶，增强疏散外邪的作用。如暑热伤肺，或兼有里热口渴，心烦尿赤的，可加栀子、黄芩、天花粉以清里热。但阴虚劳嗽的不宜服。

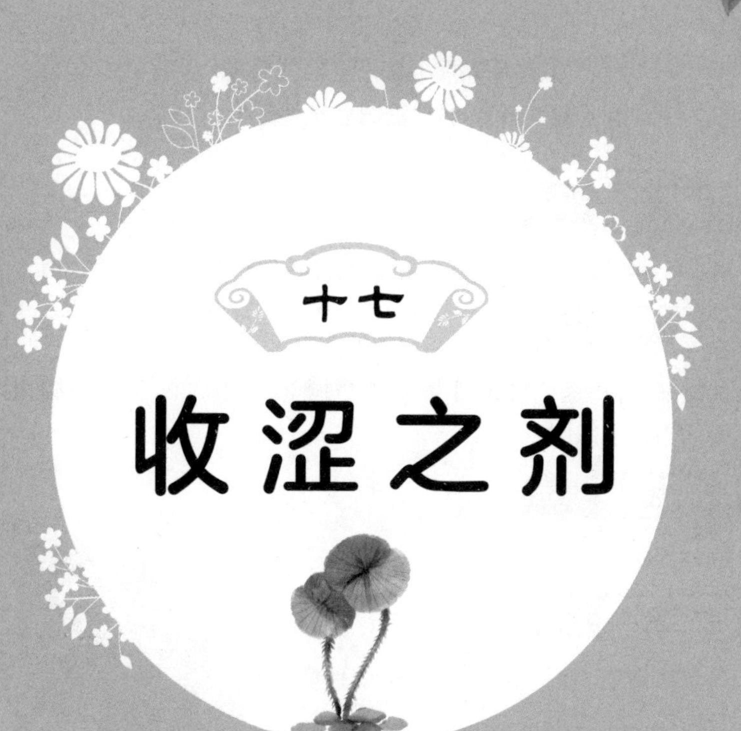

十七 收涩之剂

收就是收敛，涩就是固涩。凡具有收敛或固涩滑脱作用的方剂，就叫作收涩之剂。

一般久病不愈，或治疗过程中攻伐太过，邪外邪已清，但正虚难复。此时往往出现自汗盗汗、肠虚洞泄、精滑不禁、小便频数等症状，这些都急需用收涩之剂治疗。或益气固表以止自汗，或养阴固表以止盗汗，或温中涩肠以止洞泄，或益肾涩精以固下元而止精滑尿频，等等，只要是纯虚无邪，都可随证选用。至于妇人血崩带下等证，也常用收涩之剂，将在经产之剂中介绍。

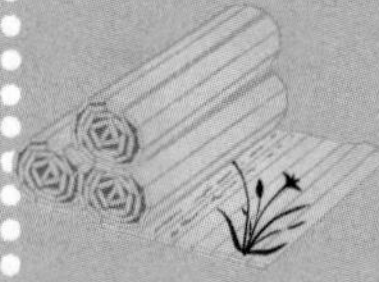

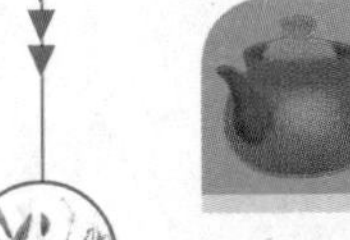

金锁固精丸

本方出自《医方集解》

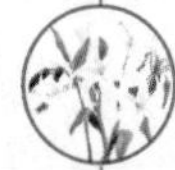

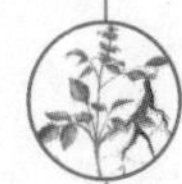

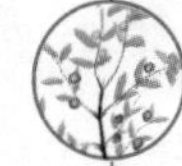

歌诀

金锁固精芡莲须　龙骨蒺藜牡蛎需
莲粉糊丸盐酒下　涩精秘气滑遗无

组成

芡实、莲须、沙苑蒺藜各二两，龙骨、牡蛎各一两。

用法

共研细末，用莲子粉煮糊为丸，如梧桐子大，每次服三钱，空腹用淡盐汤送下；或入莲子肉，水煎服。

功效

固肾涩精。

主治

肾虚遗精证。症见盗汗虚烦，腰痛耳鸣，四肢无力等。

方解

人身的精藏在肾，肾虚就不能摄精，于是精滑不固，因此本方用沙苑蒺藜补肾益精，芡实固肾补脾，牡蛎清虚热而补肾水。再配莲须、龙骨涩精固肾。所以能够秘固肾气，收涩精液，而梦遗滑精自止，故方名金锁固精丸。

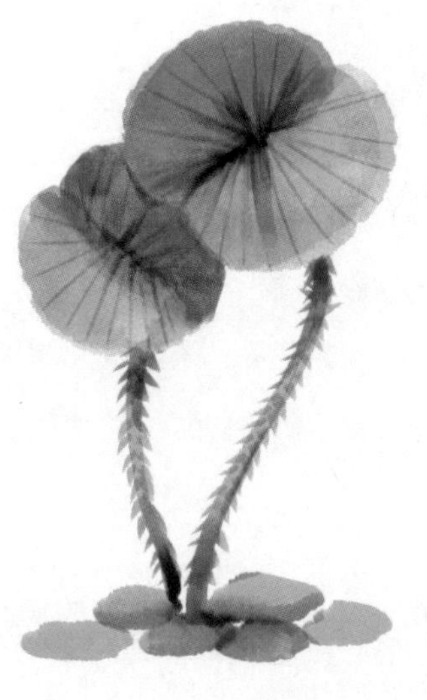

芡

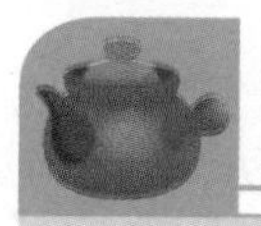

茯菟丹

本方出自《太平惠民和剂局方》

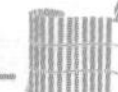

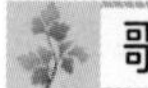

歌诀

茯菟丹疗精滑脱　菟苓五味石莲末
酒煮山药为糊丸　亦治强中及消渴

组成

菟丝子十两，五味子八两，茯苓、石莲肉各三两，山药六两。

用法

先将菟丝子用酒浸，然后用多余的酒把山药煮成糊，和其他的药末做成丸药，每次服三钱，每日二三次，治疗遗精（用盐汤送下）、白浊（用茯苓汤送下）、赤浊（用灯心汤送下）、消渴和阴茎勃起不衰，精自流出的强中病（用米汤下）。

功效

补肾益精。

主治

心肾不足证。症见遗精，小便白浊，梦寐频泄等。

方解

菟丝子补肾益精，五味子涩精生津，石莲肉清心止浊，山药健脾涩精，茯苓淡渗利湿，所以有固肾涩精、渗湿止浊的功能。本方不但能治滑精，也能治强中和消渴。

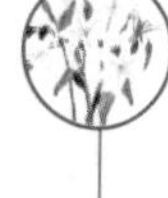

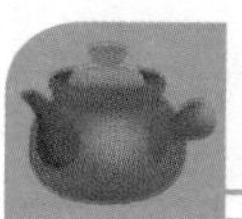

治浊固本丸

本方出自《医学正传》

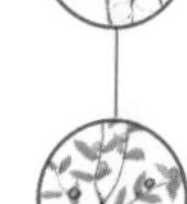

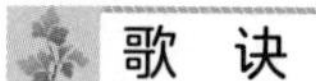

歌诀

治浊固本莲蕊须　砂仁连柏二苓俱
益智半夏同甘草　清热利湿固兼驱

组 成

莲须、黄连、猪苓各二两，砂仁、黄柏、益智仁、半夏、茯苓各一两，炙甘草三两。

用 法

研成细末，用汤浸蒸饼和为丸，如梧桐子大，每次服五七十丸，空腹时温酒送下。

功 效

清热利湿，祛邪。

主 治

胃中湿热，渗入膀胱证。症见小便白浊等。

方 解

小便白浊是湿热和败精下行所致，所以本方用黄连、黄柏的苦寒来清湿热，茯苓、猪苓的淡渗来利湿热，半夏除痰，是正本清源的方法。然而湿热郁滞会伤脾，下行又会伤肾，所以用砂仁、益智仁利气益脾固肾。莲须收涩以止下浊，炙甘草与砂仁、益智仁相合，不仅健脾，还能防止黄连、黄柏的苦寒伤胃。因此，本方既有清热利湿以祛邪的作用，又有健脾温肾以固本的作用，所以叫治浊固本丸。

诃子散

本方出自《兰室秘藏》

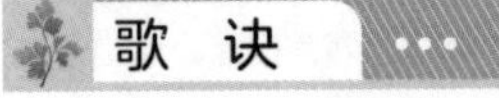

歌 诀

诃子散用治寒泻　炮姜粟壳橘红也
河间木香诃草连　仍用术芍煎汤下
二者药异治略同　亦主脱肛便血者

组 成

煨诃子七分，炮姜六分，罂粟壳、橘红各五分。

用 法

水煎服。

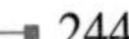

功效

涩肠止泻。

主治

虚寒泄泻证。症见鸣腹痛，米谷不化，大便脓血等。

方解

泄泻不止、脱肛不收是气虚不能收摄的原因，所以用诃子酸涩止泻收脱，罂粟壳固肾气而涩肠。再配炮姜温中散寒而补脾阳，橘红升阳调气。于是使泻止而脱肛也收。假如湿热下痢，纯是脓血的证候，切不可误服。

诃子

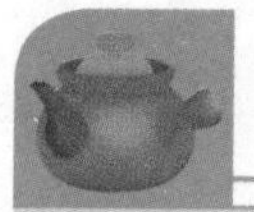

桑螵蛸散

本方出自《本草衍义》

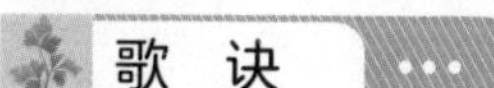

歌诀

桑螵蛸散治便数　参苓龙骨同龟壳
菖蒲远志及当归　补肾宁心健忘觉

组成

桑螵蛸、人参、茯神、龙骨、龟甲、菖蒲、远志、当归各一两。

用法

研为细末，临卧时用人参汤送下二钱。或水煎服。

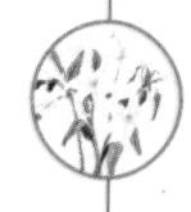

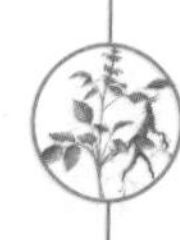

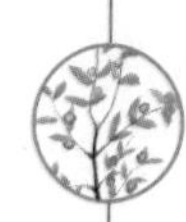

功效

补肾止遗，固精止遗。

主治

肾虚遗尿证。症见小便频数，心神恍惚等。

方解

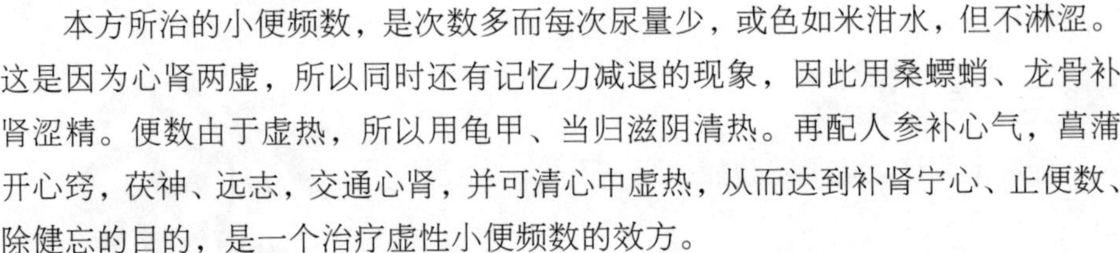

本方所治的小便频数，是次数多而每次尿量少，或色如米泔水，但不淋涩。这是因为心肾两虚，所以同时还有记忆力减退的现象，因此用桑螵蛸、龙骨补肾涩精。便数由于虚热，所以用龟甲、当归滋阴清热。再配人参补心气，菖蒲开心窍，茯神、远志，交通心肾，并可清心中虚热，从而达到补肾宁心、止便数、除健忘的目的，是一个治疗虚性小便频数的效方。

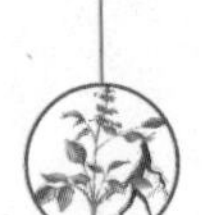

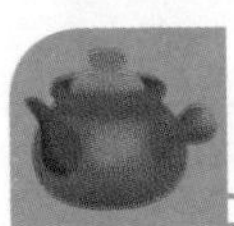

真人养脏汤

本方出自《太平惠民和剂局方》

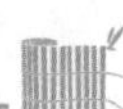

歌诀

真人养脏诃粟壳　肉蔻当归桂木香
术芍参甘为涩剂　脱肛久痢早煎尝

组成

诃子一两二钱，罂粟壳三两六钱，肉豆蔻五钱，木香一两四钱，肉桂、炙甘草各八钱，当归、白术、人参各六钱，白芍一两六钱。

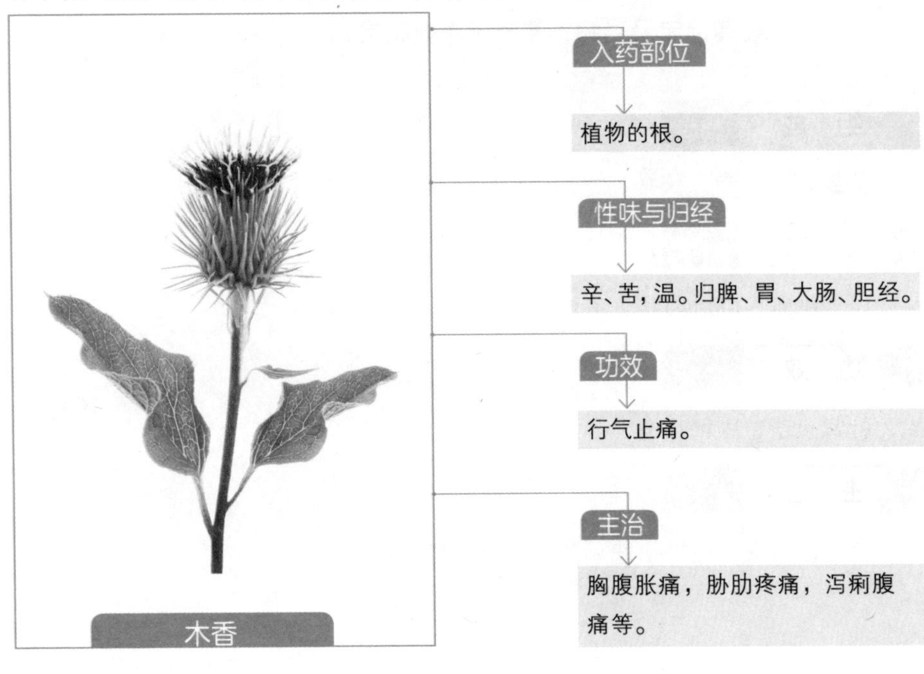

用　法

共研粗末，每次二钱，水煎服。

功　效

涩肠止泻，温中暖脾。

主　治

久泻久痢证。症见脱肛坠下，脾胃虚弱，不思饮食等。

方　解

诃子、罂粟壳涩肠止脱，肉桂、肉豆蔻温中祛寒，木香调气，当归、白芍和血，人参、白术、炙甘草健脾补气，合成为调补气血、温中祛寒的收涩之剂。凡脱肛、久痢确是虚寒性的，应及早煎尝。

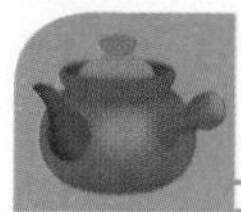

当归六黄汤

本方出自《兰室秘藏》

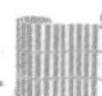

歌　诀

当归六黄治汗出　芪柏芩连生熟地
泻火固表复滋阴　加麻黄根功更异
或云此药太苦寒　胃弱气虚在所忌

组　成

当归、生地、熟地、黄柏、黄芩、黄连各等份，黄芪加倍。

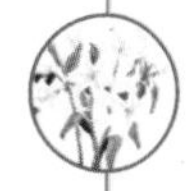

用　法

共研粗末，每次用五钱，水煎温服。小儿减半服之。

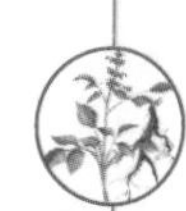

功　效

滋阴泻火，固表止汗。

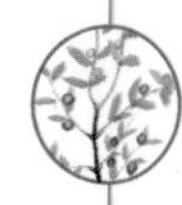

主　治

阴虚火旺证。症见自汗盗汗，小便黄赤等。

方解

当归、生地、熟地滋阴养血，黄柏、黄芩、黄连清热泻火，黄芪益气固表，所以能止血中有热、表气不固的自汗、盗汗。假使加入止汗的麻黄根，引诸药走肌表而固腠理，功效更好。但是本方气味苦寒的药居多数，如果病人胃弱气虚应该慎用，以免苦寒重伤胃气。

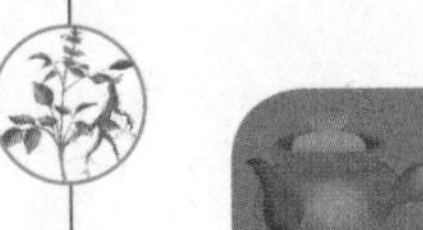

柏子仁丸 本方出自《普济本事方》

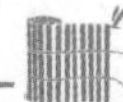

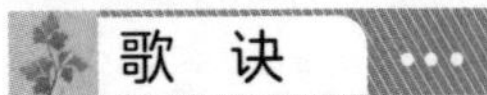

歌诀

柏子仁丸人参术　麦麸牡蛎麻黄根
再加半夏五味子　阴虚盗汗枣丸吞

组成

柏子仁二两，人参、白术、牡蛎、麻黄根、半夏、五味子各一两，麦麸五钱。

用法

共研细末，用枣肉捣和为丸，如梧桐子大，每次空腹用米汤送下五十丸，一日服二三次。

功效

清热收敛，养心安神。

主治

血虚火旺证。症见盗汗等。

方解

阴虚有热则盗汗，而汗为心液，所以盗汗又造成心血虚，因此首先用柏子仁养心清热以安神。再加牡蛎、麦麸的咸寒以清热收敛，五味子酸敛心气，半夏和胃燥湿，共作止盗汗之用。更用人参、白术补气，与麻黄根相合，走肌表而固卫气，于是盗汗自止。用枣肉做丸，是取其补养脾胃的功用。

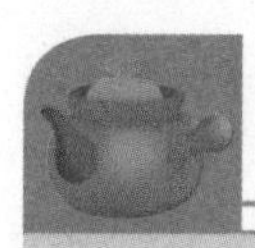

牡蛎散 本方出自《太平惠民和剂局方》

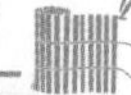

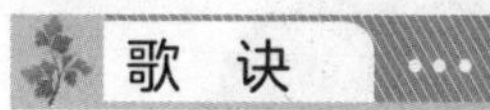

歌诀

阳虚自汗牡蛎散　黄芪浮麦麻黄根
扑法芎藁牡蛎粉　或将龙骨牡蛎扪

组成

牡蛎、黄芪、麻黄根各一两。

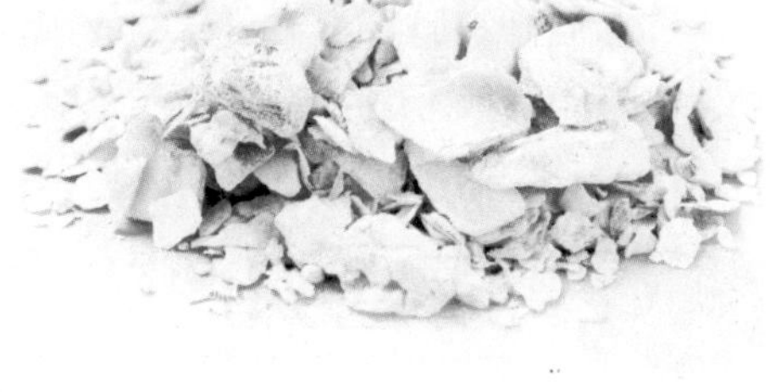

牡蛎

用法

加小麦一百粒，水煎，分二次服

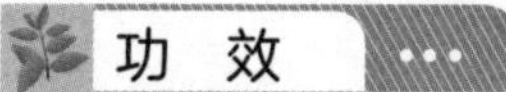

功效

固表收敛。

主治

体虚多汗证。症见久而不止，短气烦倦等。

方解

牡蛎、小麦咸寒，能清热除烦而止汗，黄芪、麻黄根甘温，能益气走肌表而固卫。所以有止自汗的功用。

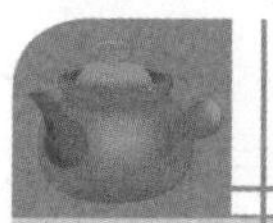

桃花汤 本方出自《伤寒论》

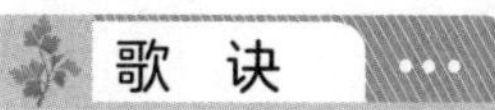

歌诀

桃花汤用石脂宜　粳米干姜共用之
为涩虚寒少阴利　热邪滞下切难施

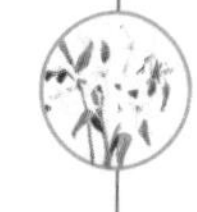

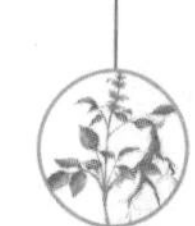

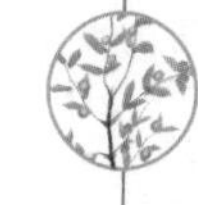

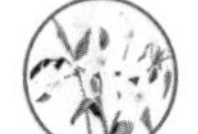
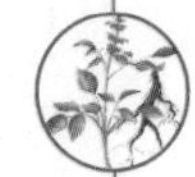
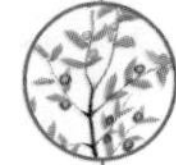

组　成

赤石脂、粳米各一斤，干姜一两。

用　法

用水煮米令熟，去渣，温服，加入赤石脂末三四分，日三服。

赤石脂

功　效

温中固肠。

主　治

虚寒久痢证。症见下利有脓血，血色暗而不鲜，小便不利等。

方　解

赤石脂固涩肠胃，干姜温中散寒，粳米养胃和中，合成为温中涩肠剂，对虚寒性下利有效。虚甚者还可酌加人参。若是热痢初起，切莫误用。

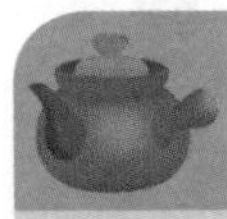

威喜丸　本方出自《圣济总录》

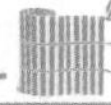

歌　诀

威喜丸治血海寒　梦遗带浊服之安
茯苓煮晒和黄蜡　每日空心嚼一丸

组　成

白茯苓（去黑皮，锉作大块，与猪苓一分放于瓷器内，同煮二三十沸，取茯苓再锉细，猪苓不用）、黄蜡各四两。

用　法

将白茯苓晒干研末，然后将黄蜡溶化，和茯苓末为丸，如弹子大，每服一丸（二钱），空腹时细嚼，待满口生津，徐徐咽下，服至小便清利为止。

功　效

补脾肾，涩精气。

主治

阳虚带浊证。症见精气不固，小便常有余沥等。

方解

茯苓能补脾宁心，行水渗湿，得猪苓相配，导湿浊下行的力量更强。而黄蜡收涩补髓，使精不下流。一行一收，清浊自分。然而本方治标有余，治本不足，必须在症状消除后，继续用温补剂填虚益损，进行根本治疗，才能免除复发。

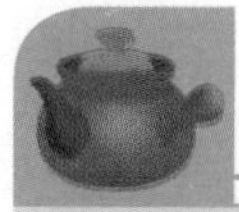

济生乌梅丸

本方出自《济生方》

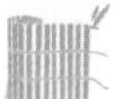

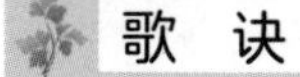

歌诀

济生乌梅与僵蚕　共末为丸好醋参
便血淋漓颇难治　醋吞惟有此方堪

组成

乌梅肉一两半，僵蚕一两。

用法

共研细末，用好醋糊丸，如梧桐子大，每服四五十丸，空腹时用醋汤送下。

功效

消风散结。

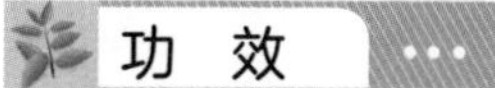

主治

肠风便血证。症见便血不止等。

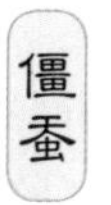

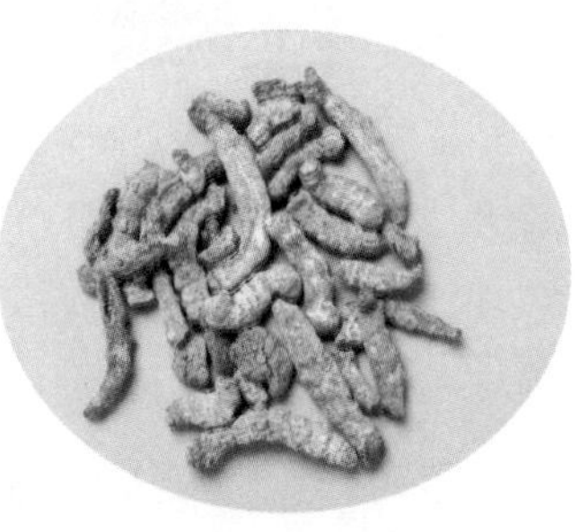

方解

乌梅味酸，敛肺涩肠，入肝止血。僵蚕消风散结。醋既助乌梅涩肠止血，又能散瘀。所以本方对于便血淋漓不止者，能涩肠止血，又无留瘀之弊。

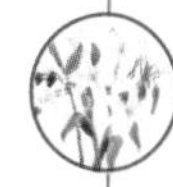

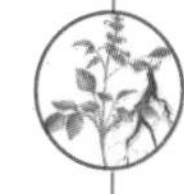

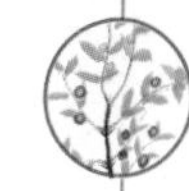

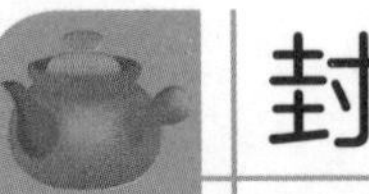
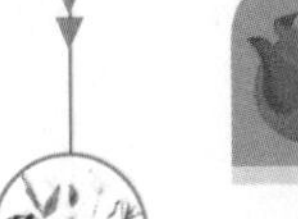

封髓丹

本方出自《奇效良方》

歌诀

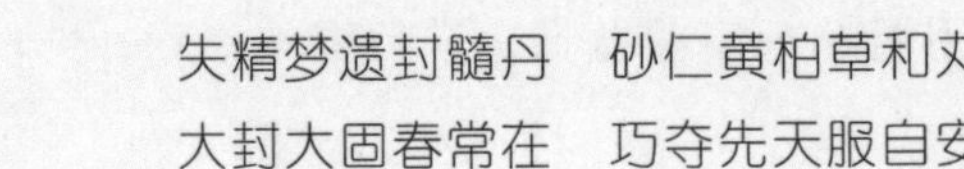

失精梦遗封髓丹　砂仁黄柏草和丸
大封大固春常在　巧夺先天服自安

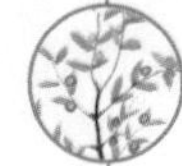

组成

砂仁一两，黄柏三两，炙甘草七钱。

用法

共研细末，蜜和做丸，如梧桐子大，每服三钱，空腹时淡盐汤送下。

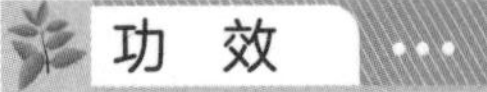

功效

清泻肾火，收涩补髓。

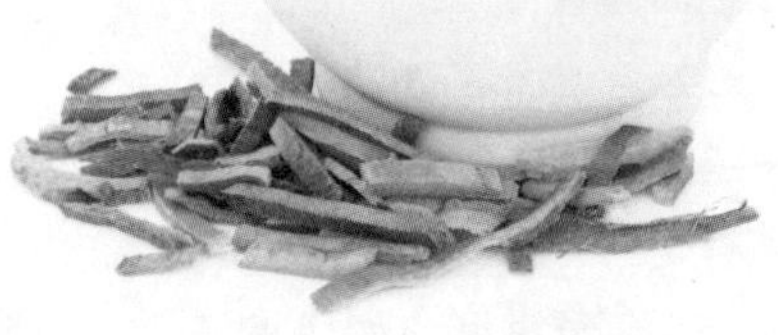

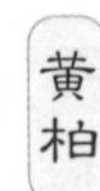

黄柏

主治

相火妄动证。症见梦遗失精等。

方解

黄柏能坚肾清，砂仁能温健脾运，引五脏六腑之精归藏于肾。而甘草既可益脾气，又能调和黄柏、砂仁的一寒一温，使水火既济，相火不再妄动，自然神气安静，夜眠酣畅，而梦遗失精自止。于是肾足而能摄精，所以名为封髓丹。

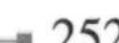

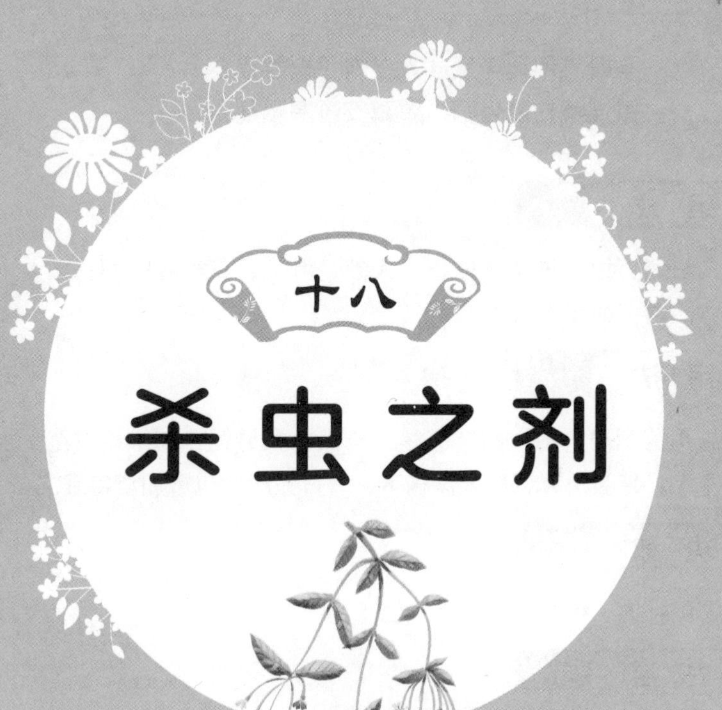

十八 杀虫之剂

凡能杀灭和驱除体内寄生虫的方剂，就叫作杀虫之剂。

寄生虫病患者常见到面色萎黄，或生干癣样的白斑，下唇内侧有红白疹点，心嘈腹痛，呕吐清水，神疲食减，大便失调，甚则嗜食异物，这都是杀虫之剂的治疗对象。由于虫有多少，病有急缓，人有强弱，所以选方时也须分轻重缓急，必要时还须配合补益之剂，避免单纯攻伐，正气更虚。若虫病而兼寒挟热的，又当和祛寒剂、泻火剂合并治疗。

杀虫药每含轻重不等的毒性，若体内无虫，切勿乱用。虫去之后，也要适当调补脾胃，防止虫的再生。

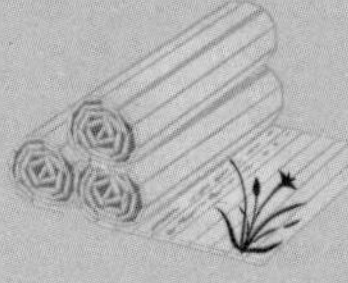

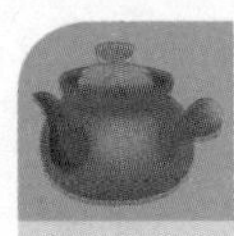

乌梅丸 本方出自《伤寒论》

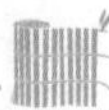

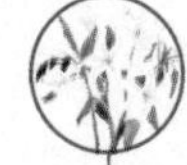

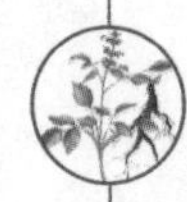

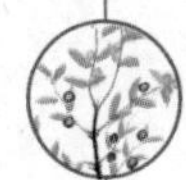

歌诀

乌梅丸用细辛桂　人参附子椒姜继
黄连黄柏及当归　温藏安蛔寒厥剂

组成

乌梅三百枚，细辛、桂枝、人参、附子、黄柏各六两，干姜十两，蜀椒、当归各四两，黄连十六两。

用法

先用苦酒浸乌梅一宿，去核，蒸熟，和另九味药末捣成泥，加蜜为丸，如梧桐子大，每服十丸，用米汤送下，一日三次，也可加至每服二十丸。

功效

温脏补虚，缓肝调中，清上温下。

主治

脏寒蛔厥及久痢证。症见心烦呕吐，手足厥冷，腹痛等。

方解

蛔厥是因为病人素有蛔虫，又感寒凉，蛔动不安，食入即呕，腹痛而烦，甚则四肢厥冷。因为虫得酸则伏，所以用乌梅配蜀椒杀虫，虫得苦则安，所以用黄连、黄柏。附子、干姜、细辛、桂枝，温中散寒。人参补脾，当归补肝，合成一个温中祛寒，杀虫平厥的方剂，治蛔厥有良好的效果。乌梅有酸涩的作用，黄连、黄柏有坚肠止泻的作用，余药也能温中补虚，所以能治久痢不止，寒热夹杂的证候，对于小儿因为蛔虫而致的虫痢，更为合适。

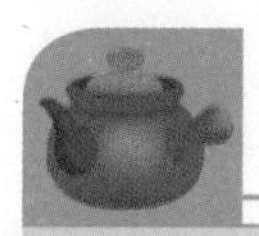

化虫丸

本方出自《医方集解》

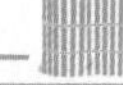

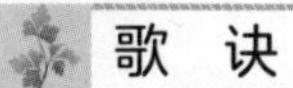

歌诀

化虫鹤虱及使君　槟榔芜荑苦楝群
白矾胡粉糊丸服　肠胃诸虫永绝氛

组成

鹤虱、槟榔、苦楝根皮、胡粉（即铅粉）各一两，使君子、芜荑各五钱，白矾二钱半。

用法

共研细末，用酒煮面糊做丸。根据病人年龄大小，酌量服用，若一岁小儿，只可五分。

功效

可驱杀肠中诸虫。

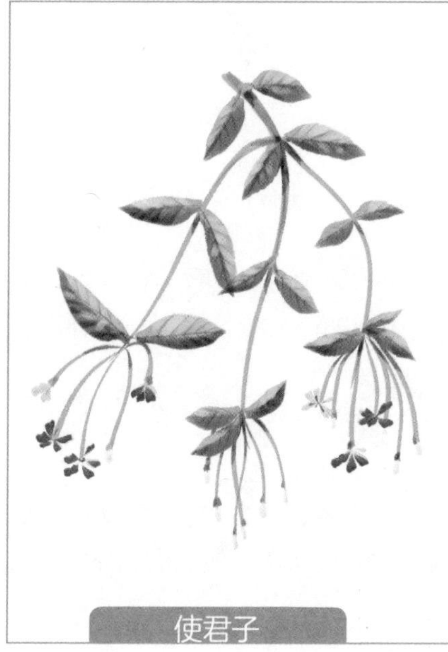

使君子

入药部位

植物的成熟果实。

性味与归经

味甘，性温。归脾、胃经。

功效

杀虫消积。

主治

蛔虫病，蛲虫病，虫积腹痛，小儿疳积。

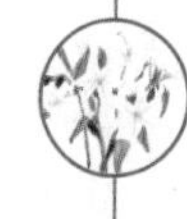

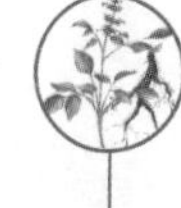

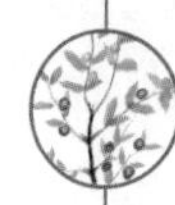

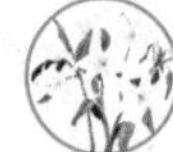
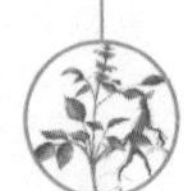
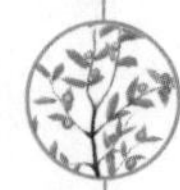

主 治

肠胃中各种寄生虫病证。症见腹痛，呕吐清水，吐蛔等。

方 解

方中药物都有杀虫的作用，合在一起为丸，效力更强。而槟榔、使君子还能通大便，使虫由大便排出，所以对肠胃寄生虫最为合适。然而苦楝根皮和胡粉皆有毒，所以服量不宜过大，小儿尤其注意。

集效丸

本方出自《三因极一病证方论》

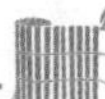

歌 诀

集效姜附与槟黄　芜荑诃鹤木香当
食前乌梅汤送下　虫啮攻痛一扫光

组 成

大黄（锉炒）一两半，干姜（炒）、附子（炮去皮脐）、槟榔、芜荑（炒研）、诃子（煨去核）、鹤虱（炒）、木香各七钱半。

用 法

研细末，蜜和做丸，食前乌梅汤送下。妇人醋汤下。

功 效

杀虫，温中。

主 治

虫啮腹痛证。症见作止有时，或岗起往来等。

方 解

虫喜温恶酸而畏苦，所以用干姜、附子之温以安虫，诃子、乌梅之酸以伏虫，槟榔、芜荑、鹤虱之苦以杀虫。配以木香调气，大黄泻下，使虫有去路。所以本方杀虫的力量较强，宜于虫积而挟寒的证候。

十九 痈疡之剂

痈疡是痈疽脓疡的总称，属外科范围，所以痈疡之剂就是治疗外科疾患的方剂。

外科疾患同样用八纲辨证来指导治疗，一般根据来势急暴，有红肿焮痛的属阳，概称为痈。若来势缓慢，漫肿色白，坚硬不痛的属阴，概称为疽。阳证初起宜用清凉消散之法，若见表证寒热，当先解表；若见里实便秘，当兼通便；若脓已成，当用溃坚透脓。阴证初起宜用温散之法，若体虚者，当适当配以补益之品。溃破之后，脓汁清稀，不易敛口的，更非大剂补益气血不可。至于毒势太盛，在消散败毒的同时，必须护心，以防毒气内攻。

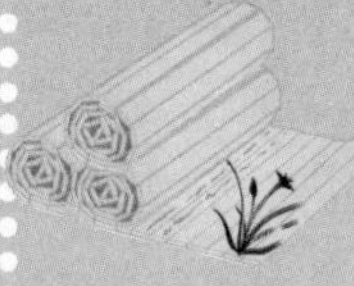

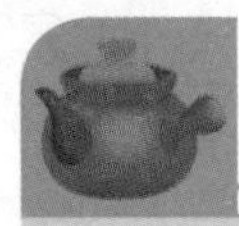

真人活命饮

本方出自《校注妇人大全良方》

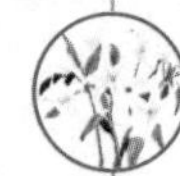

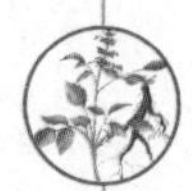

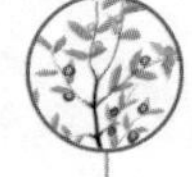

歌诀

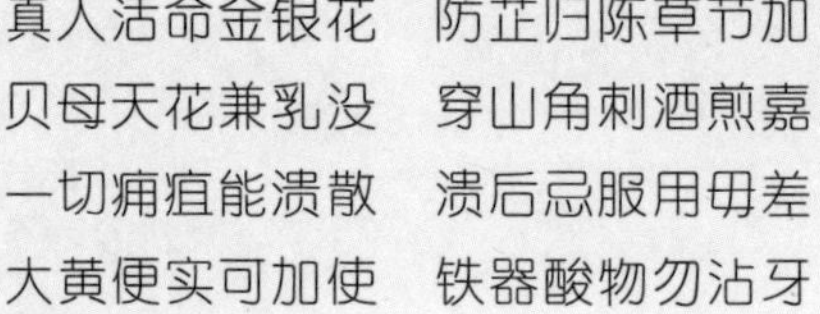

真人活命金银花　防芷归陈草节加
贝母天花兼乳没　穿山角刺酒煎嘉
一切痈疽能溃散　溃后忌服用毋差
大黄便实可加使　铁器酸物勿沾牙

组成

金银花、陈皮各三钱，防风、白芷、归尾、甘草节、贝母、天花粉、乳香、没药、穿山甲、皂角刺各一钱。

用法

用酒煎服。本方煎煮时不可用铁器，也不可接触酸味的物品，因酸性收敛，影响消散的作用。更不可服食酸物，使疮不易消散。至于煮药用酒多少，可根据病人的酒量为准，发微微有醉意为合适。酒量小的可酌和水煎，若大便燥结的，可加大黄煎服。

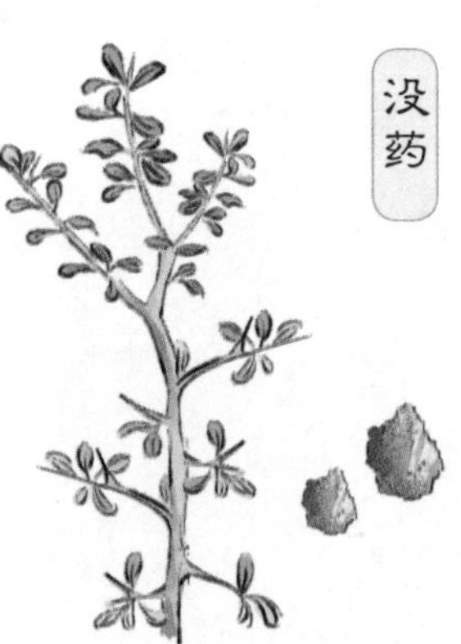

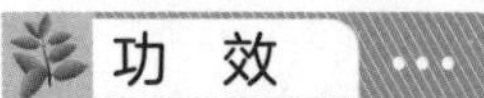

功效

清热解毒，活血化瘀。

主治

痈疽初起证。症见身体发热或发寒，红肿疼痛，苔薄白腻、发黄等。

方解

痈疽属阳性，必须消肿败毒。本方中，金银花清热解毒，防风、白芷，散风消肿，归尾活血，陈皮行气，贝母利痰散结，天花粉清痰降火，甘草节化毒和中，乳香调气托毒外透，没药消肿散瘀定痛。再加入穿山甲、皂角刺，贯穿经络，溃痈破坚，又能引药到病处。更用酒性走散，通行周身，使药力迅速发挥。所以一切痈疽未溃以前，服用本方可以消散。但已经溃破，切不可误用，以免伤正气。

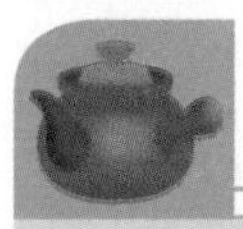

金银花酒

本方出自《外科精义》

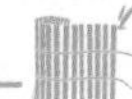

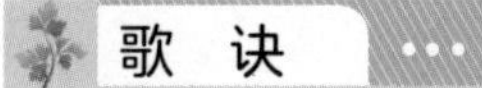

歌诀

金银花酒加甘草　奇疡恶毒皆能保
护膜须用蜡矾丸　二方均是疡科宝

组成

金银花五两（干者亦可，但不及鲜者力速），甘草一两。

用法

水二碗，煎至一碗，加酒一碗，略煎，分三次服，一日一夜服尽。病重者一日服二剂，服至大小便通利为药力已到。疮上再用生金银花捣烂，酒调敷于四周。

功效

消肿散瘀，清热解毒，止痛。

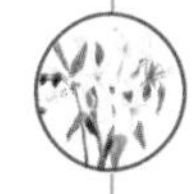

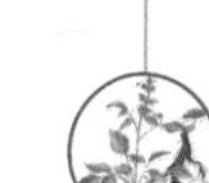

金银花

主治

痈疽恶疮证。症见不问发在何处，发及肺痈肠痈等。

方解

金银花气味甘寒，甘能养血补虚，寒能清热解毒，为痈疮圣药。甘草能解毒扶胃，借酒性走散。所以在痈疽初起时服用，有消肿散瘀、败毒止痛的功效。

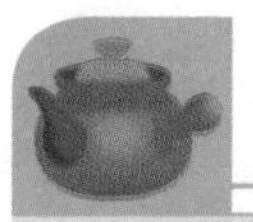

托里十补散

本方出自《太平惠民和剂局方》

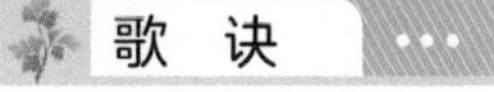

歌诀

托里十补参芪芎　归桂白芷及防风
甘桔厚朴酒调服　痈疡脉弱赖之充

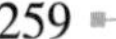

组　成

人参、黄芪、当归各二钱，川芎、肉桂、白芷、防风、甘草、桔梗、厚朴各一钱。

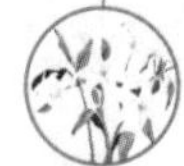

用　法

研成细末，每服二钱，加至六钱，热酒调服。

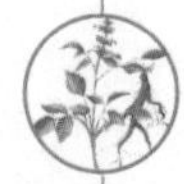

功　效

益气补血，温通消散。

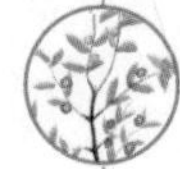

主　治

痈疡初起证。症见脉弱无力，形体羸瘦，毒重痛甚等。

方　解

人参、黄芪补气，当归、川芎和血，白芷、甘草解毒，肉桂温通血脉，防风解散风邪，桔梗排脓，厚朴散满，合成一个补里散表的方剂。一方面消散，一方面内托，所以形瘦脉弱而有痈疡的人，服本方最宜。

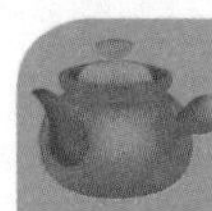

托里温中汤

本方出自《卫生宝鉴》

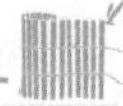

歌　诀

托里温中姜附羌　茴木丁沉共四香
陈皮益智兼甘草　寒疡内陷呕泻良

组　成

干姜（炮）、羌活各三钱，附子（炮）四钱，木香一钱半，茴香、丁香、沉香、陈皮、益智仁、甘草（炙）各一钱。

用　法

加生姜五片，水煎温服。

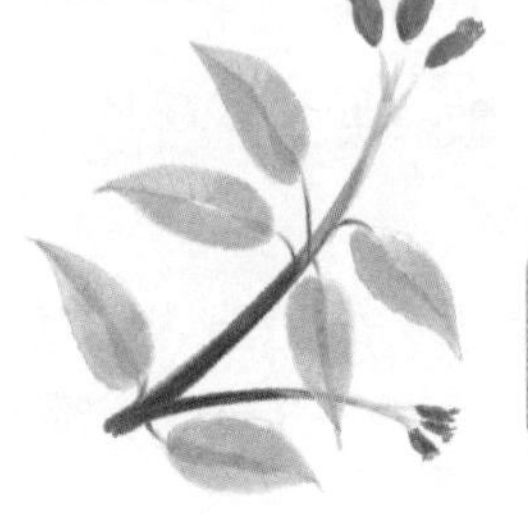

功　效

温中祛寒，止呕泻，使疮毒外透而消散。

主 治

寒性疮疡，疮毒内陷证。症见脓汁清稀，心下痞满，肠鸣腹痛，大便溏泄，食则呕逆，气短呃逆，时发昏愦等。

方 解

疮毒内陷，而见一派虚寒证象，所以用附子、干姜以温中助阳，祛寒托毒，羌活透利关节，炙甘草温补脾胃。胃寒则为呕逆不能食，所以用丁香、沉香、益智仁温胃散寒以平呕逆。疮毒内攻，聚为痞满，所以用木香、陈皮、茴香散痞消满以解疮毒。因此，本方既能使疮毒外透，又可以温中祛寒而止呕泻，是治疗寒性疮疡内陷而呕吐泻利等症的有效方剂。

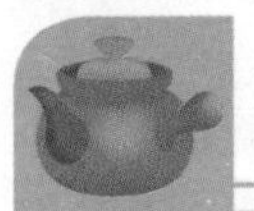

托里定痛汤

本方出自《疡医大全》

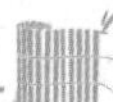

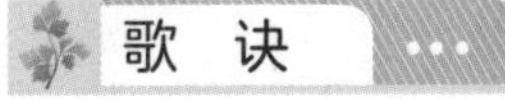

歌 诀

托里定痛四物兼　乳香没药桂心添
再加蜜炒罂粟壳　溃疡虚痛去如拈

组 成

熟地、当归、白芍、川芎、乳香、没药、肉桂各一钱，罂粟壳二钱。

用 法

清水煎服。

功 效

消肿止痛，活血，调经止痛，润燥滑肠。

主 治

痈疽溃后血虚疼痛。

方 解

四物（熟地、当归、白芍、川芎）补血调血，托里充肌，乳香、没药，透毒消肿而止痛，罂粟壳能收敛止痛，佐以肉桂温通血脉。因此，本方对于痈疽

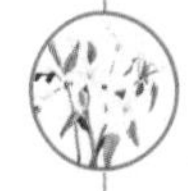

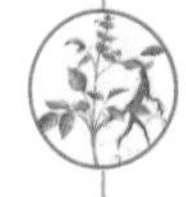

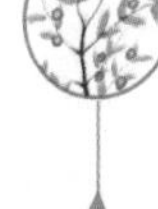

溃后不敛，血虚疼痛的证候，有很快就能内托止痛，促进愈合的功效。

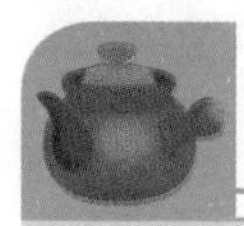

散肿溃坚汤

本方出自《兰室秘藏》

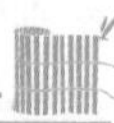

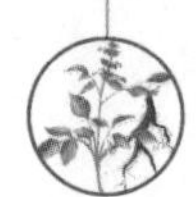

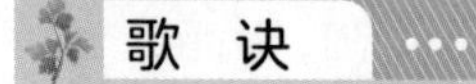

歌诀

散肿溃坚知柏连　花粉黄芩龙胆宣
升柴翘葛兼甘桔　归芍棱莪昆布全

组成

黄芩八钱，知母、黄柏、天花粉、龙胆草、桔梗、昆布各五钱，黄连一钱，柴胡四钱，升麻、连翘、甘草(炙)、三棱、莪术各三钱，葛根、当归尾、芍药各二钱。

用法

共研粗末，每服六七钱，先用水浸半日后煎，热服。

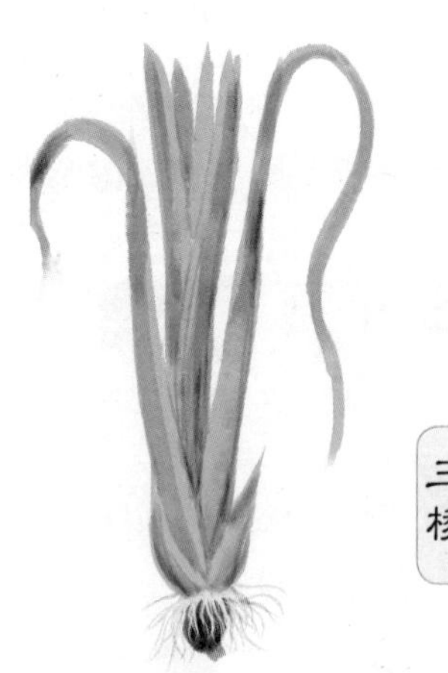

三棱

功效

泻火散结，活血软坚。

主治

瘰疬，马刀证。症见瘰疬坚而不溃，结硬如石，或在肩上，或于胁下等。

方解

瘰疬生在颈项两侧，小者为瘰，大者为疬，连贯如串者为瘰疬。开长如蛤蜊，色赤而坚，痛如火烙者为马刀，总因肝胆三焦相火与痰湿风热结聚而成。黄芩、黄连、黄柏、龙胆草、知母等是苦寒之品，能泻肝胆三焦相火。柴胡、连翘清热散结，升麻、葛根，解毒升阳。天花粉、桔梗，化痰排脓，归尾、芍药，活血，三棱、莪术，行气破血，甘草则化毒和中，昆布则化痰软坚，桔梗能载药上行，柴胡可以引药入肝胆之经络，本方所以能散肿消坚。

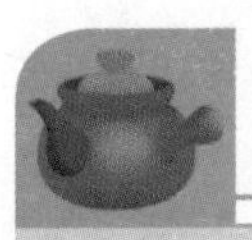

醒消丸

本方出自《外科全生集》

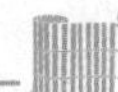

歌诀

醒消乳没麝雄黄　专为大痈红肿尝
每服三钱陈酒化　醉眠取汗是良方

组成

乳香、没药各一两，麝香一钱半，雄黄五钱。

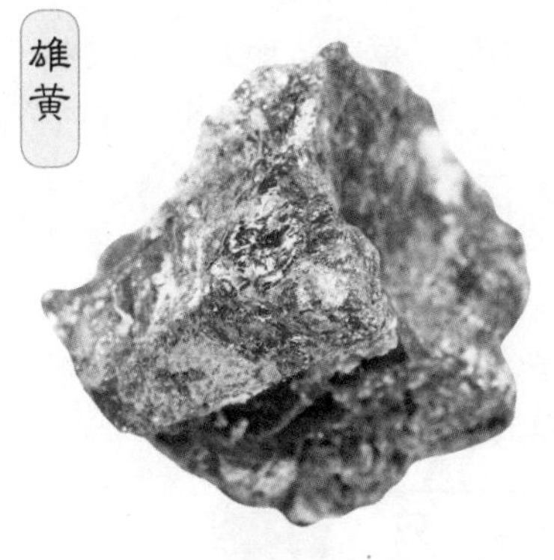
雄黄

用法

各研细末和匀，捣和为丸，如莱菔子大，晒干，不可用火烘。每服三钱，热陈酒送下，以微醉为止，睡卧取汗，酒醒痈消。孕妇忌服。

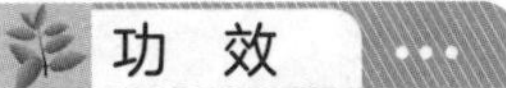

功效

解毒消痈，活血消肿。

主治

阳性痈肿，红肿焮痛证。症见坚硬且疼痛无比，但痈疽未成脓等。

方解

乳香、没药活血行气，消瘀散肿而止痛，雄黄解毒祛瘀，麝香解毒通络，更借酒性走散，所以能消一切阳痈，但须在痈肿初起，脓尚未成时服用，若脓已成则无效。

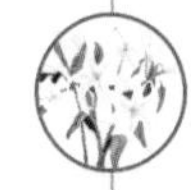
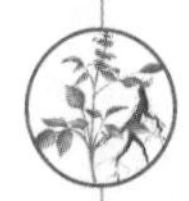
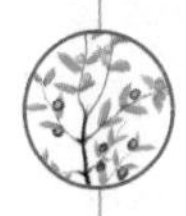
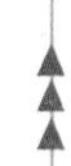

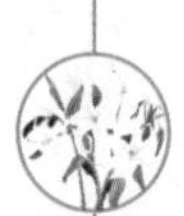
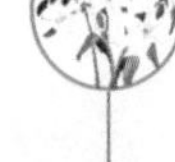
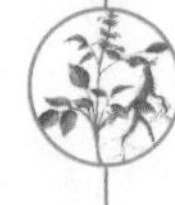

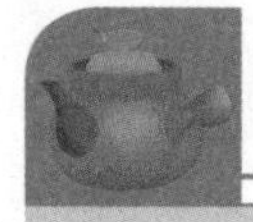

小金丹

本方出自《外科全生集》

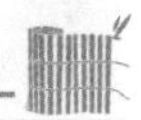

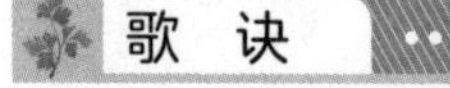

歌诀

小金专主治阴疽　鳖麝乌龙灵乳储
墨炭胶香归没药　阴疮流注乳癌除

组成

木鳖、草乌、地龙、五灵脂、白胶香各一两五钱，乳香、没药、归身各七钱五分，麝香三钱，墨炭一钱二分。

用法

各研细末，用糯米粉打糊，和药末捣匀为丸，如芡实大，每服一丸，陈酒送下，覆盖取汗。孕妇忌服。

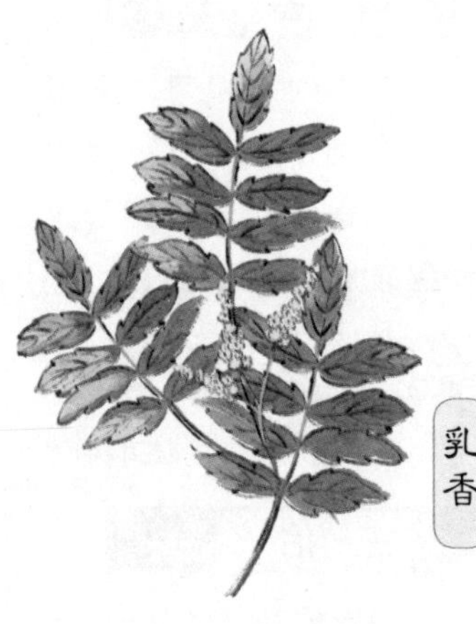
乳香

功效

化痰祛湿，辛温通络，散结活血。

主治

贴骨疽等属于阴性的疽证。症见流注，痰核，瘰疬，乳癌等。

方解

木鳖甘温，能消结肿，疗瘰疬、乳癌。草乌辛热，能搜风祛湿，攻痰止痛，白胶香、乳香、没药、归身、五灵脂行气活血，散结消肿，地龙、麝香祛毒消肿而通经络，墨炭能祛瘀解毒，所以，能治一切阴疽，借酒性走散，效果甚好。若是阳证痈疽，本方不宜。

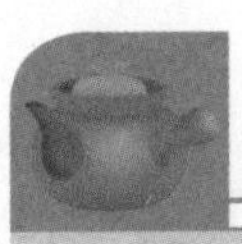

梅花点舌丹

本方出自《外科全生集》

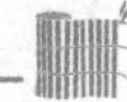

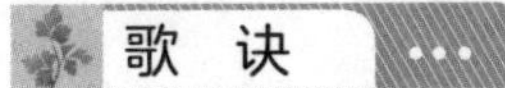

歌诀

梅花点舌用三香　冰片硼珠朱二黄
没药熊葶蟾血竭　一丸酒化此方良

组成

乳香、沉香、没药、冰片、硼砂、雄黄、熊胆、葶苈子、血竭各一钱，麝香、朱砂、牛黄、蟾酥各二钱，珍珠三钱。

用法

各研细末，用人乳化开蟾酥，与各药和匀捣烂为丸，如绿豆大，金箔为衣，每服一丸，入葱白打碎，陈酒送下，睡卧盖暖取汗，避风寒。孕妇忌服，阴疽及阴虚火旺的口咽牙舌诸证，均不宜服。

功效

泻火解毒，化痰活血，止痛消肿，镇静安神。

主治

疔疮，发背，一切无名热毒初起和小儿急惊风证。症见实火牙痛，喉痛，乳蛾，口舌诸疮等。

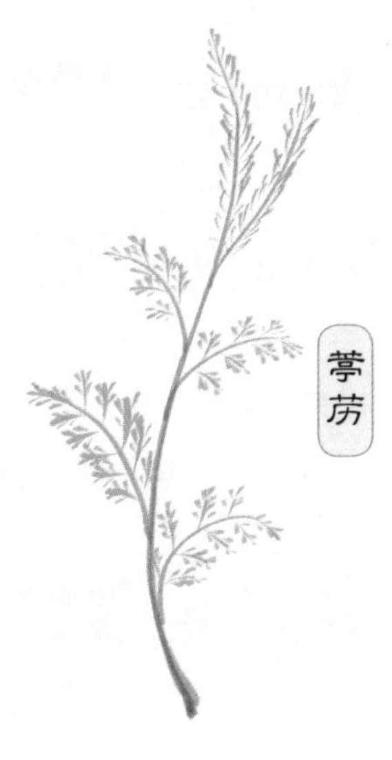

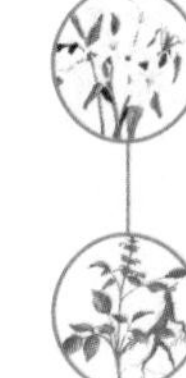

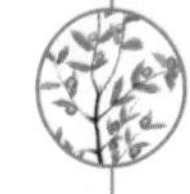

方解

方中君药为蟾酥，可解疔疮之毒，臣药为乳香、没药、血竭止痛，行瘀活血，冰片、朱砂、雄黄消肿，清热解毒，硼砂可散瘀，麝香、珍珠止痛消肿。佐药为沉香，可行气止痛，葶苈子可利水泻热，牛黄、熊胆，清心肝烦热。

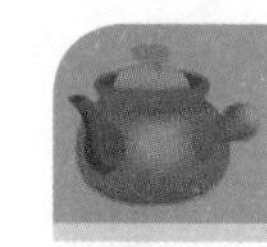

保安万灵丹

本方出自《外科正宗》

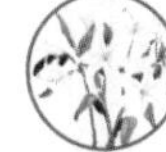

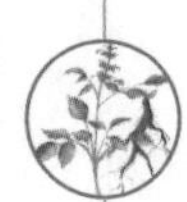

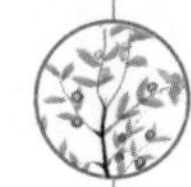

歌诀

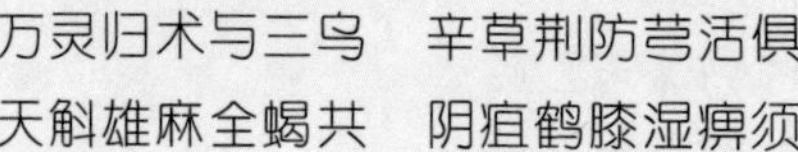

万灵归术与三乌　辛草荆防芎活俱
天斛雄麻全蝎共　阴疽鹤膝湿痹须

组成

苍术八两，当归、生首乌、川乌、草乌、细辛、甘草、荆芥、防风、川芎、羌活、天麻、石斛、麻黄、全蝎各一两，雄黄六两。

用法

共研细末，蜜和做丸，弹子大，用朱砂六钱为衣。服量根据年龄和症势缓急而定，一般每服一丸。用热酒化服，服后须避风，忌食冷物，如有恶寒发热，头痛身疼，用葱白煎汤送下。阴疽未成脓者可消，已成脓者，服后可托毒溃脓。但本方药性峻烈，老弱虚人，以及素有痰火的人忌服。孕妇及妇人月经期也忌服，以免引起流产和血出不止。

功效

活血通络，解毒消痈，祛风止痛。

主治

阴疽，疔毒，湿痰流注，鹤膝风，风寒湿痹，以及破伤风等证。症见皮肤有紫斑，口眼歪斜，半身不遂，舌苔薄且白等。

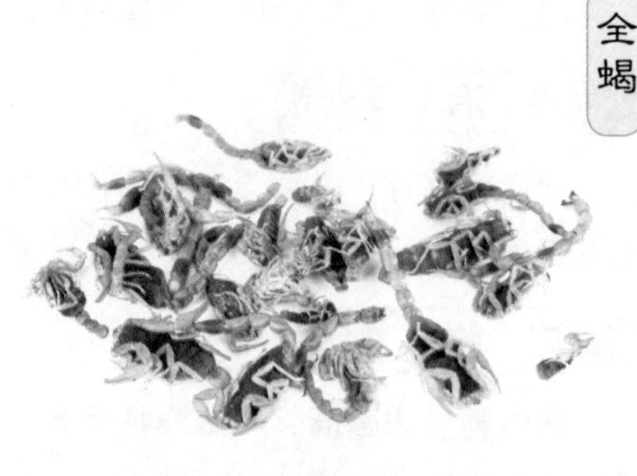
全蝎

方解

方中苍术、全蝎、雄黄为君药，可息风止痉，通经络。防风、荆芥、天麻为臣药，可止痛润燥。生首乌、当归、川芎、石斛为佐药，可活血消肿，解毒散瘀。甘草为佐使，可补脾益气，清热解毒。细辛、羌活、川乌、草乌、麻黄五药合用可发挥祛风湿、通关窍的功效。

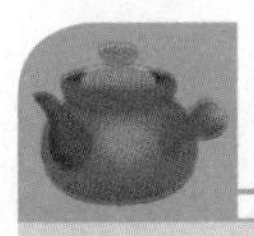

蟾酥丸

本方出自《外科正宗》

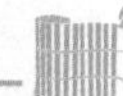

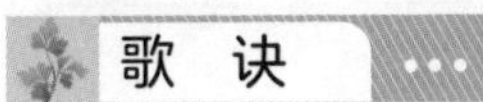

歌诀

蟾酥丸用麝蜗牛　乳没朱雄轻粉俦
铜绿二矾寒水石　疔疮发背乳痈瘳

组成

蟾酥（酒化）、雄黄各二钱，麝香、乳香、没药、铜绿、枯矾、胆矾、寒水石（煅）各一钱，蜗牛二十一个，朱砂三钱，轻粉五分。

用法

各研细末，先将蜗牛捣烂，与蟾酥和研稠黏，然后加入余药，捣和做丸，如绿豆大，每服五丸，用葱白五寸捣烂，将丸药放入葱泥中，用热酒一茶盅送下，盖被取汗。也可外敷。

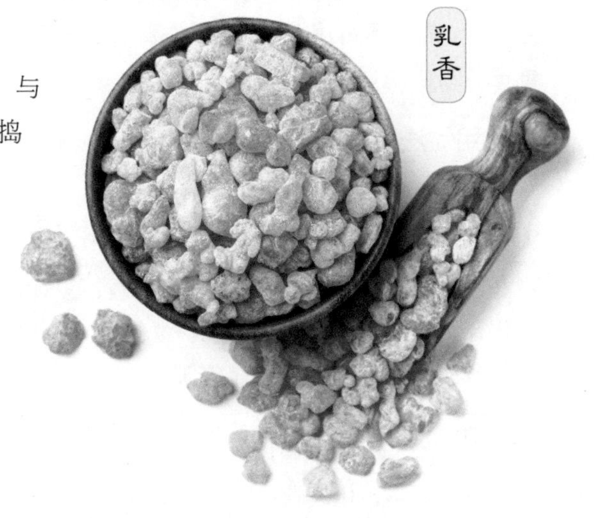

功效

解毒消毒，止痛消肿。

主治

痈疽和一切恶疮。症见浑身麻木且无痛感，有时昏厥或呕吐等。

方解

蟾酥内服能治疗疔毒发背，外用则止痛去腐肉。蜗牛内服清热解毒，外用则消疮肿。铜绿祛风痰而治恶疮，枯矾、胆矾、雄黄祛痰解毒，朱砂甘寒，善清解热毒，乳香、没药行气活血，消肿止痛，轻粉劫痰而通经络，麝香解毒而通经络。寒水石清热凉血，兼解诸石之毒。

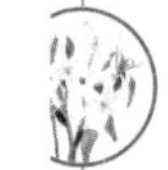

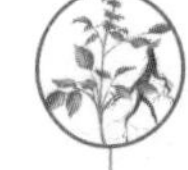

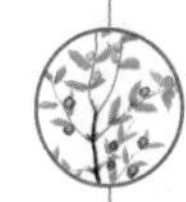

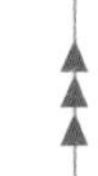

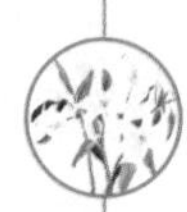
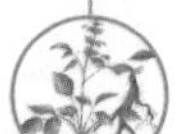
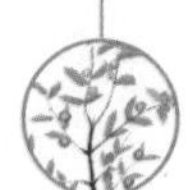

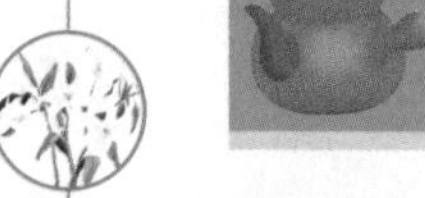

一粒珠

本方出自《绛囊撮要》

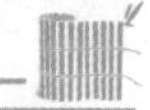

歌诀

一粒珠中犀甲冰　珍珠雄麝合之能
阴疽发背无名毒　酒化一丸力自胜

组成

全穿山甲(一足用好醋制，一足用松萝茶制，一足用麻油制，一足用苏合油制，俱连一边身子，如鳞甲有不全处，须再取一具。视取原缺处者补全，同炙淡黄色为度。焦黑不可用)一具，犀牛黄、珍珠三钱，朱砂(水飞)、麝香、梅花冰片、雄黄各四钱。

用法

上为极细末，加入蟾酥一钱二分，人乳化，饭锅上蒸，再量入苏合油，打和为丸，每丸干重三分。服时用人乳化开，真陈酒煮，冲服一丸；量佳，不妨多饮；盖暖患处，重症倍服。

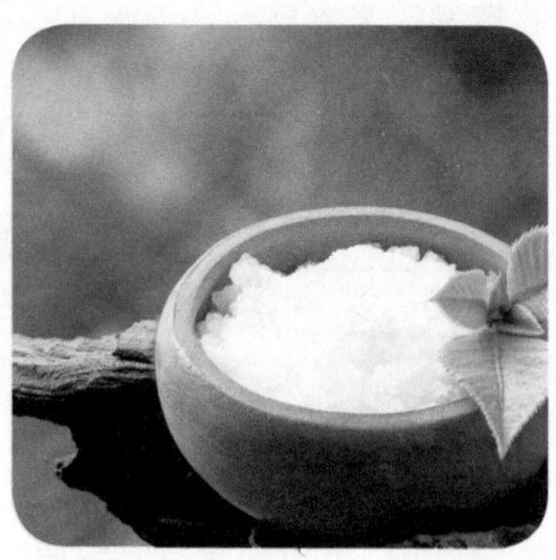
梅花冰片

功效

清热解毒，化痰通络，补虚润燥，消肿。

主治

无名肿毒，痈疽发背，小儿急惊等证。症见红肿疼痛等。

方解

方中所制穿山甲能活血通经，通络搜风，消肿排脓。犀牛黄即牛黄，能清热化痰解毒，息风镇惊。麝香善活血通经，消肿止痛，朱砂可以清解热毒，镇惊安神，梅花冰片既有清热消肿止痛之功，又能防腐生肌，雄黄可解疮毒，燥湿祛痰，珍珠甘寒清解，能清火镇心，安神定惊，蟾酥辛散温通，香开辟秽，可解毒消肿，局麻止痛。

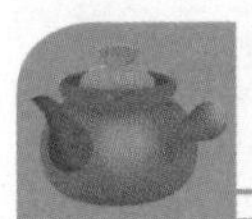

六神丸 本方出自《雷允上诵芬堂方》

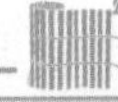

歌诀

六神丸治烂喉痧　每服十丸效可夸
珠粉腰黄冰片麝　牛黄还与蟾酥加

组成

珍珠粉、犀牛黄、麝香各一钱五分，腰黄、冰片、蟾酥各一钱。

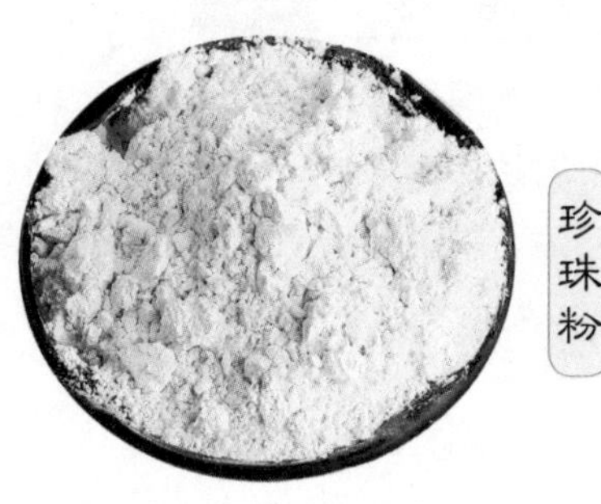

珍珠粉

用法

各研细末，用好酒化蟾酥，与药末调匀为丸，如芥子大，百草霜为衣，每服十粒，日二次，温开水送下。若是重症，可每日服三次，疗效更好。

功效

清热解毒，消炎止痛。

主治

烂喉痧，乳蛾肿痛，疔毒，痈疖及一切无名肿毒证。症见口舌腐烂，烂喉丹痧，咽喉疼痛，乳蛾喉痹，水浆不下，舌尖发红等。

方解

珍珠粉、犀牛黄清心解毒而化热痰，腰黄是雄黄的上品，能祛痰解毒，冰片、麝香，解毒通窍，蟾酥解毒止痛，百草霜也是解毒治咽喉疮肿的药品，所以本方对于瘟毒而致的烂喉痧、乳蛾、疔毒、痈疖等都有很好的疗效。

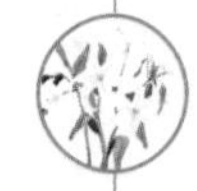

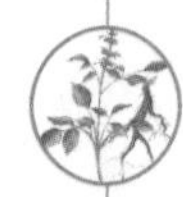

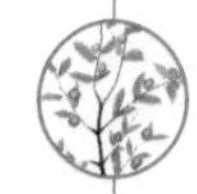

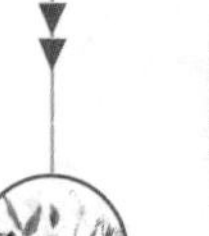

阳和汤

本方出自《外科全生集》

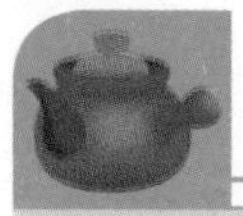

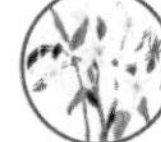

歌诀

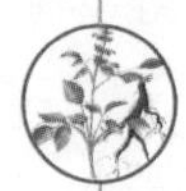

阳和汤法解寒凝　外症虚寒色属阴
熟地鹿胶姜炭桂　麻黄白芥草相承

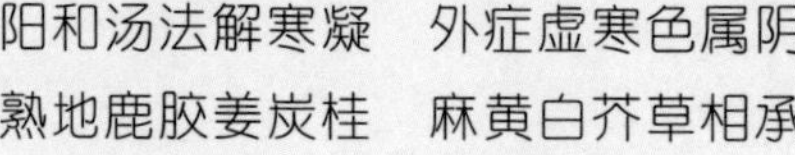

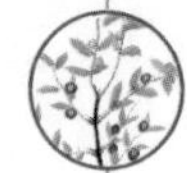

组成

熟地一两，鹿角胶三钱，白芥子二钱，肉桂、生甘草各一钱，炮姜炭、麻黄各五分。

用法

水煎服。如流注（包括淋巴结结核）、贴骨疽、鹤膝风、脱疽（包括血栓闭塞性脉管炎）等，只要具有阴寒症状的，都可服用。若疽已溃破，或有阴虚内热，以及局部有红肿热痛的，都不适用。

功效

温阳补血，散寒通滞。

主治

阴疽，色白或青暗，不肿或浸肿，酸痛或不痛等证。症见舌苔白，口不渴，脉沉细或细迟等。

方解

本方特点是在重用熟地、鹿角胶滋阴补阳的基础上，配肉桂温阳散寒而通血脉。甘草补气解毒而和诸药，白芥子祛皮里膜外之痰，炮姜炭温阳活血，麻黄宣畅阳气，共同成为温阳补阴、散寒通经的方剂，对虚寒性的阴疽有较好疗效。

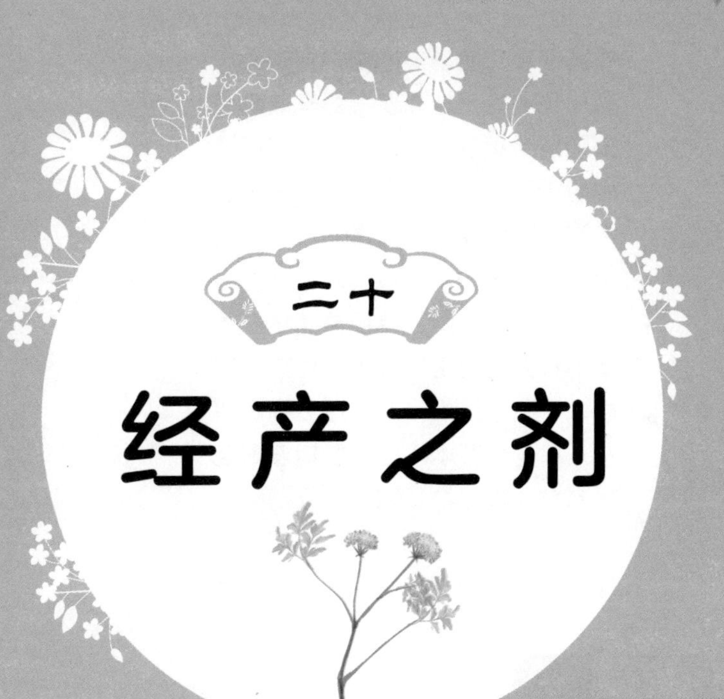

二十 经产之剂

经产之剂就是治疗妇女特有的经、带、胎、产等疾病的方剂。

经即月经，是一般妇女在十四岁至四十九岁这一年龄期间的正常生理现象。治疗原则除分清寒热虚实外，还必须分清发病次序的先后。

带即带下。治疗时因于热的当清，因于寒的当温，属虚的当补摄，属实的当通利，虚实夹杂的当补摄与通利并行，虚证经补摄不效的当加入升提和固涩的方法。

胎即怀胎，虽是生理的正常变化，但也要注意引起病变。治疗虽以祛病为目的，但又须以护胎为原则。

产即因生产而引起的疾病，或预防难产等。产前一般以安胎和救治难产为主，产后则应注意产妇气血耗损、百脉空虚的情况。

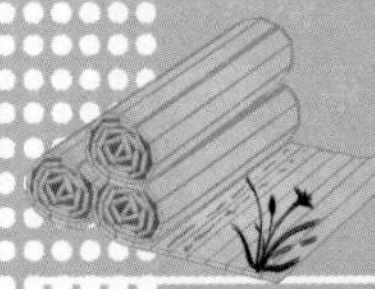

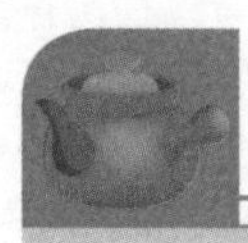

妊娠六合汤

本方出自《医垒元戎》

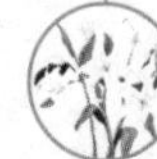

歌诀

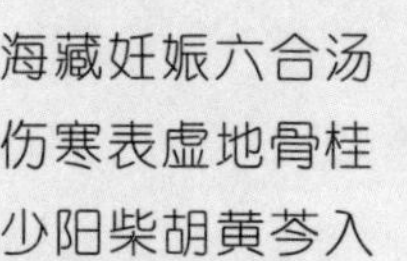

海藏妊娠六合汤　四物为君妙义长
伤寒表虚地骨桂　表实细辛兼麻黄
少阳柴胡黄芩入　阳明石膏知母藏
小便不利加苓泻　不眠黄芩栀子良
风湿防风与苍术　温毒发斑升翘长
胎动血漏名胶艾　虚痞朴实颇相当
脉沉寒厥亦桂附　便秘蓄血桃仁黄
安胎养血先为主　余因各症细参详
后人法此治经水　过多过少别温凉
温六合汤加芩术　色黑后期连附商
热六合汤栀连益　寒六合汤加附姜
气六合汤加陈朴　风六合汤加艽羌
此皆经产通用剂　说与时师好审量

组成

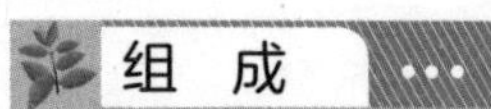

熟地、白芍、当归、川芎各一两。

表虚六合汤加桂枝、地骨皮各七钱。

表实六合汤加麻黄、细辛各半两。

柴胡六合汤加柴胡、黄芩各七钱。

石膏六合汤加石膏、知母各半两。

茯苓六合汤加茯苓、泽泻各半两。

栀子六合汤加栀子、黄芩各半两。

风湿六合汤加防风、制苍术各七钱。

升麻六合汤加升麻、连翘各半两。

胶艾六合汤加阿胶、艾叶各半两。

朴实六合汤加厚朴、炒枳实各半两。

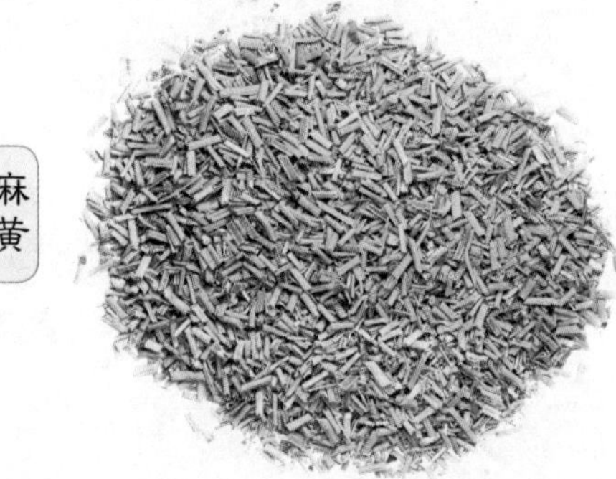

麻黄

附子六合汤加炮附子、肉桂各半两。

大黄六合汤加大黄半两，桃仁十个。

用法

水煎服。

功效

除寒热，止自汗，发汗解表，生津止渴，利水通小便，清三焦热，散风燥湿，清瘟解毒，养血止血，安胎，消痞散满，散寒回阳，泻结破瘀，除下焦蓄血。

主治

妊娠病所导致的伤寒证。症见胸胁满痛，头痛身热，失眠，腹中胀满，口渴，有汗，小便不利等。

方解

妇人患伤寒病，原和男子的治法一样，只是在妊娠期中的伤寒，须以养血安胎为主，因此以四物汤为君，再根据不同证候加药来治疗。

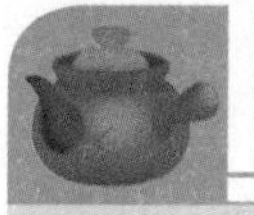

胶艾汤

本方出自《金匮要略》

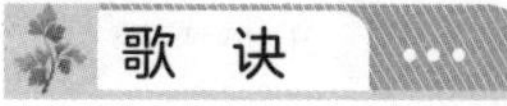

歌诀

胶艾汤中四物先　阿胶艾叶甘草全

妇人良方单胶艾　胎动血漏腹痛全

胶艾四物加香附　方名妇宝调经专

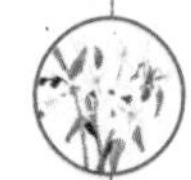

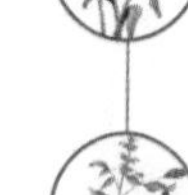

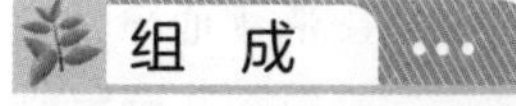

组成

川芎、阿胶、甘草各二两，当归、艾叶各三两，芍药、熟地各四两。

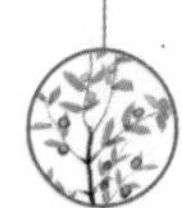

用法

用水和酒同煎，分三次温服。

功 效

补血止血，调经安胎。

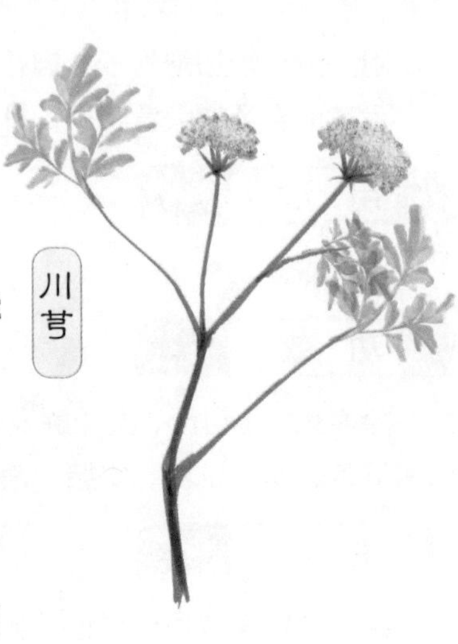

主 治

妇人怀孕而月经又见，由阳气不足，不能统摄血脉所致证。症见妇人怀孕而腹痛漏血，胎动不安，以及半产后出血不止等。

方 解

四物（川芎、当归、芍药、热地）养血，阿胶益阴，艾叶补阳，甘草和胃，还有酒能引药入血脉，所以有止血养胎的功用。

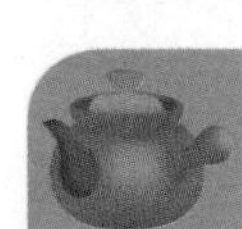

当归散 本方出自《金匮要略》

歌 诀

当归散益妇人妊　术芍芎归及子芩
安胎养血宜常服　产后胎前功效深

组 成

当归、芍药、川芎、黄芩各一斤，白术半斤。

用 法

研成细末，每次用酒调服方寸匙（三四分），一日服二次。

功 效

清热祛湿，养血安胎。

主 治

妇人妊娠之血少有热证。症见胎动不安，小产次数较多等。

方 解

若妇人怀孕，血少有热，胎动不安，以及曾经数次半产的，常服本方可以养血安胎，使临盆易产。因为当归、芍药、川芎都是养血和血的药品，有安养胎元的作用。然而胃热则血妄行，所以又用黄芩清胃热，白术健脾益气而祛湿。脾胃健就能运化饮食的精华来养胎，因此本方又有养血清热、祛湿安胎的功效。

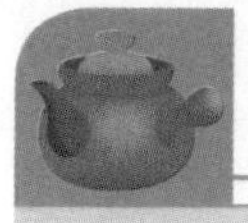

黑神散

本方出自《太平惠民和剂局方》

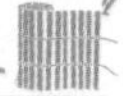

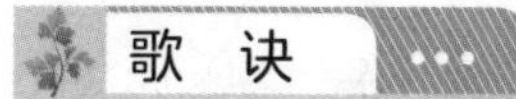

歌 诀

黑神散中熟地黄　归芍甘草桂炮姜
蒲黄黑豆童便酒　消瘀下胎痛逆忘

组 成

熟地、归尾、赤芍、炙甘草、肉桂、炮干姜、蒲黄各四两，黑豆半升。

用 法

研为细末，每次服二钱，温酒调下。原方用酒和童子小便各半盏同煎后调服。

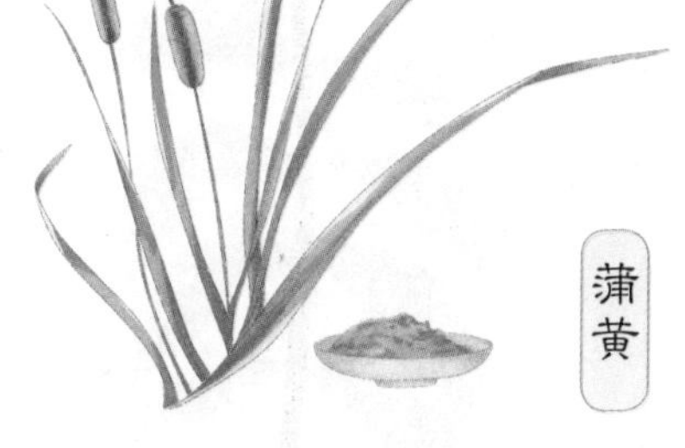

功 效

消瘀行血，活血，下胎。

主 治

瘀血阻滞胞宫证。症见恶露不尽，攻冲心胸痞满，或脐腹坚胀撮痛，以及胞衣不下，胎死腹中，产后瘀血等。

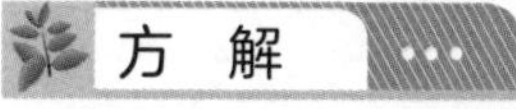

方 解

熟地、归尾、芍药养血和血，蒲黄、黑豆祛瘀行血，肉桂、炮干姜温通血脉，甘草甘缓益气。童便散瘀而引血下行，酒能引药入血分而通经络。所以有消瘀行血和下胎的功用，使瘀血上冲的撮痛平定。

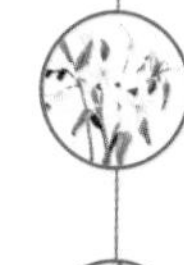

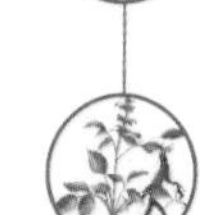

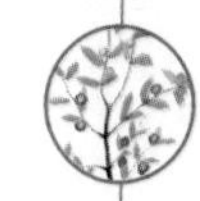

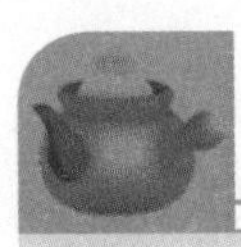

清魂散

本方出自《济生方》

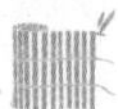

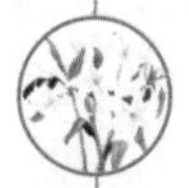

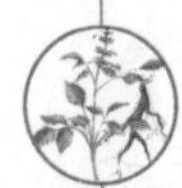

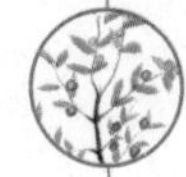

歌诀

清魂散用泽兰叶　人参甘草川芎协
荆芥理血兼祛风　产中昏晕神魂帖

组成

泽兰叶、人参各一两，炙甘草八钱（一方无甘草），川芎二两，荆芥四两。

用法

共研细末，用温酒调服。在服药的同时，可用醋喷在炭火上，取烟熏鼻，效果更好。

功效

益气血，散外邪，散风调血。

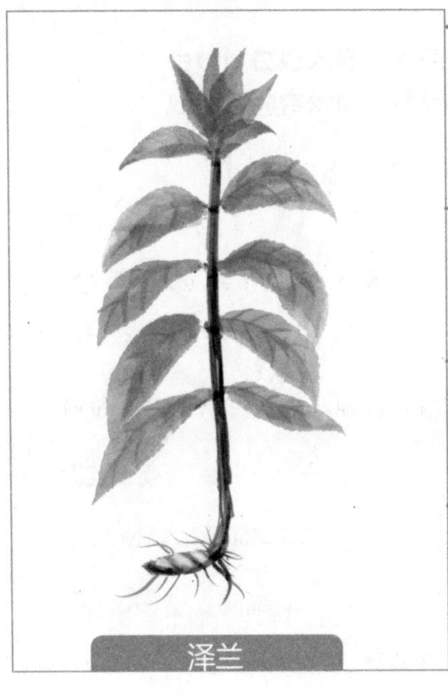

入药部位

植物的地上部分。

性味与归经

苦、辛，微温。归肝、脾经。

功效

活血祛瘀，利水消肿。

主治

症瘕结块，疮疡肿痛，经闭痛经，产后瘀滞腹痛，小便不利等。

主 治

产后恶露已尽，感冒风寒，气血虚弱证。症见忽然昏厥，不知人事等。

方 解

人参、甘草，补气。川芎、泽兰养血，荆芥疏散风邪。气血受益，外邪解散，自然昏晕得苏，神志清醒。

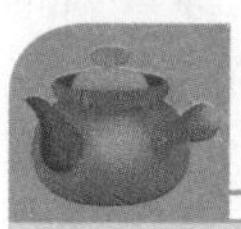

羚羊角散

本方出自《普济本事方》

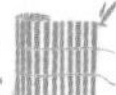

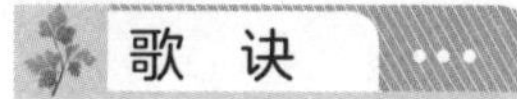

歌 诀

羚羊角散杏薏仁　防独芎归又茯神
酸枣木香和甘草　子痫风中可回春

组 成

羚羊角一钱，杏仁、薏苡仁、防风、独活、川芎、当归、茯神、炒酸枣仁各五分，木香、甘草各二分半。

用 法

加生姜五片同煎温服。

功 效

活血安胎，平肝息风。

主 治

妊娠中风证。症见口噤搐搦，角弓反张，筋脉挛急，痰涎不利，不省人事的子痫等。

方 解

羚羊角平肝息风以镇痉，防风、独活散风邪，川芎、当归养血和血，茯神、酸枣仁宁心安神，杏仁、木香理脾肺之气，薏苡仁、甘草调脾胃而舒筋挛。所以服后能够风平痉止。

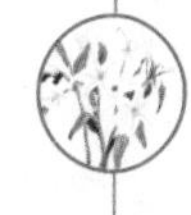

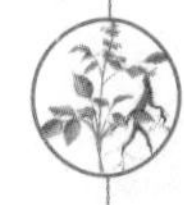

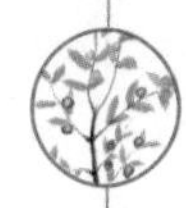

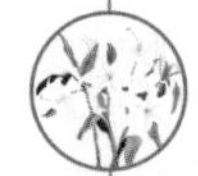

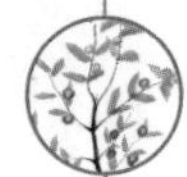

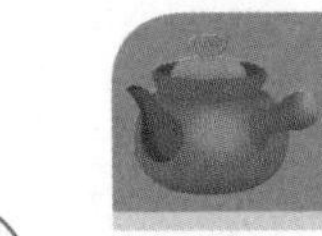

当归生姜羊肉汤

本方出自《金匮要略》

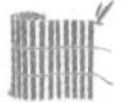

歌诀

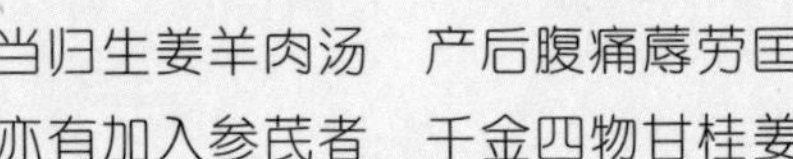

当归生姜羊肉汤　产后腹痛蓐劳匡
亦有加入参芪者　千金四物甘桂姜

组成

当归三两，生姜五两，羊肉一斤。

用法

用水煎温服。

功效

温中补虚，祛寒止痛。

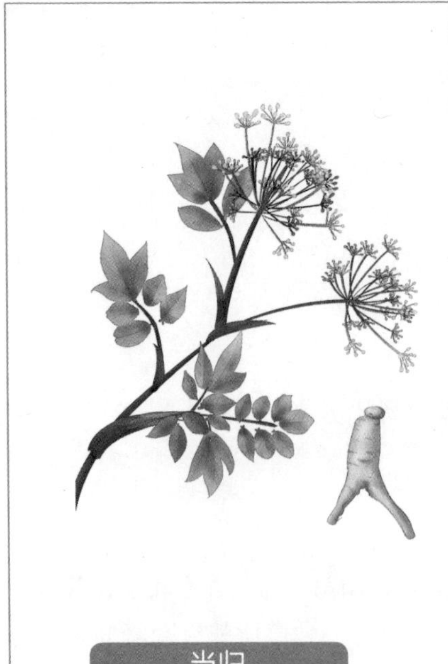

当归

入药部位

植物的根。

性味与归经

甘、辛，温。归肝、心、脾经。

功效

补血调经，活血止痛。

主治

月经不调，痛经，经闭，崩漏，血虚体弱，跌打损伤瘀痛，痈肿血滞疼痛等。

主 治

妇人产后血虚有寒，以及产后气血皆虚，肢体疼痛的蓐劳证。症见腹中疼痛，发热自汗等。

方 解

当归养血调营。生姜温里散寒。羊肉辛热，大补气血。所以本方能补血虚而除寒痛，并治产后蓐劳。

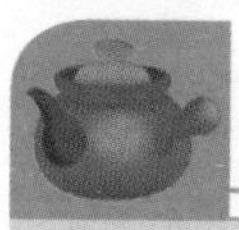

达生散

本方出自《丹溪心法》

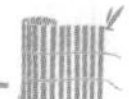

歌 诀

达生紫苏大腹皮　参术甘陈归芍随
再加葱叶黄杨脑　孕妇临盆先服之
若将川芎易白术　紫苏饮子子悬宜

组 成

紫苏、人参、白术、陈皮、当归、芍药各一钱，大腹皮三钱，炙甘草二钱。

用 法

加青葱叶五茎、黄杨脑子（即黄杨树枝的梢子）七个同煎服。

功 效

补气养血，顺气安胎，预防难产。

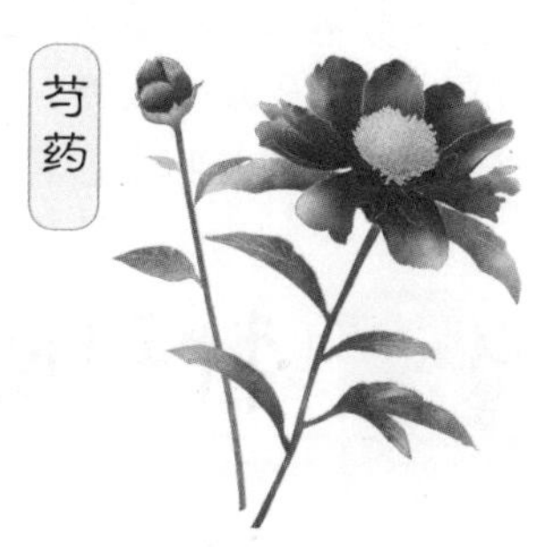

主 治

气血虚弱证。症见胎气不调等。

方 解

妇人怀孕八九月，服本方后可使生产顺利，所以叫达生散。

生产不顺，大多由于气血虚弱，荣卫滞涩，而本方中，人参、白术、甘草补气，当归、芍药养血，紫苏、大腹皮、陈皮、葱叶疏利壅滞，黄杨木能顺产，临产前服用本方有顺产的功效。

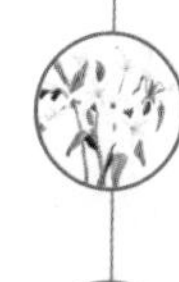

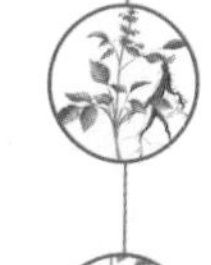

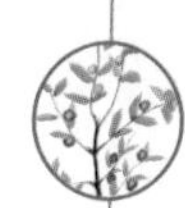

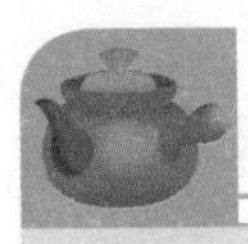

参术饮

本方出自《丹溪心法》

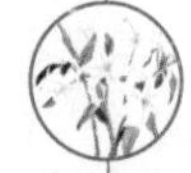

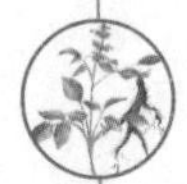

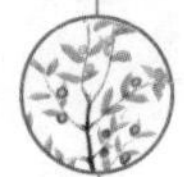

歌诀

妊娠转胞参术饮　芎芍当归熟地黄
炙草陈皮兼半夏　气升胎举自如常

组成

人参、白术、川芎、白芍、当归、熟地黄、甘草、陈皮、半夏。（原书未著分量，可遵医嘱服用）

用法

加生姜同煎温服。

功效

补益气血，调养荣卫，化痰理气，清升浊降。

主治

孕妇气血虚弱，痰饮壅滞，以致胎位压迫胞室（即膀胱）证。症见小便频数，或闭不通，脐下急痛等。

方解

实际上就是八珍汤（包含川芎、白芍、当归、熟地黄、人参、白术、茯苓、甘草八味药）减去茯苓，使补益气血而不引气下行。再加陈皮、半夏消痰化饮。于是气得升降，胎位正常，胞室不受压迫，小便自然如常。

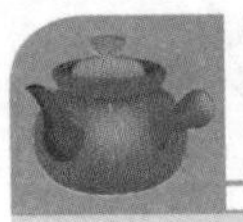

牡丹皮散

本方出自《妇人大全良方》

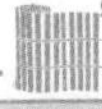

歌诀

牡丹皮散延胡索　归尾桂心赤芍药
牛膝棱莪酒水煎　气行瘀散血瘕削

组 成

牡丹皮、延胡索、当归尾、桂心各一两，赤芍、牛膝、莪术各二两，三棱一两半。

用 法

研成粗末，每次三钱，用水酒各半煎服。

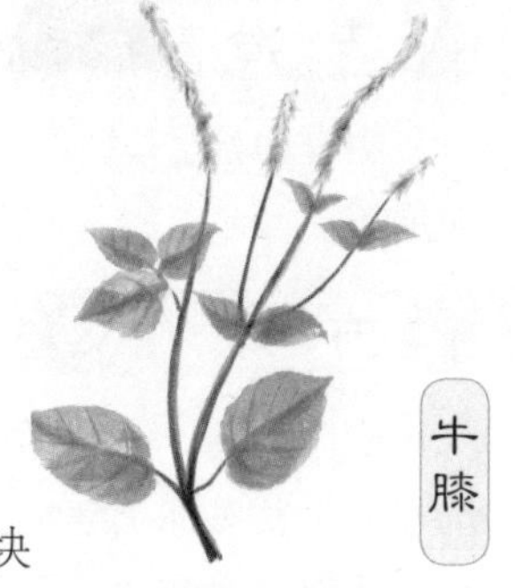

牛膝

功 效

化瘀行滞，止痛。

主 治

血瘕证。症见心腹间隐隐作痛，疼痛时有硬块，硬块时常移动而不固定等。

方 解

血瘕是瘀血凝聚而成，在心腹间攻冲走注作痛，痛时出现硬块，移动而不固定。因此用丹皮、赤芍、牛膝、桂心以行瘀结的血，三棱、莪术、归尾、延胡索以行血中滞气。又借酒来引药入血分，并通经脉，使气血周流，经脉通畅，瘀血化解，血瘕自然也就消失了。

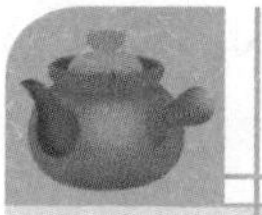

固经丸

本方出自《妇人大全良方》

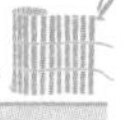

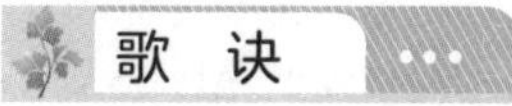

歌 诀

固经丸用龟甲君　黄柏樗皮香附群
黄芩芍药酒丸服　漏下崩中色黑殷

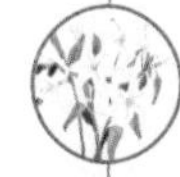

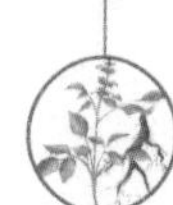

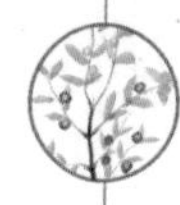

组 成

龟甲、黄芩、白芍各一两，椿根皮七钱，黄柏三钱，香附二钱半。

用 法

研成细末，用酒糊为丸，如梧桐子大，每次服五十丸，酒下或水煎服。

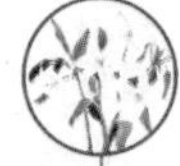

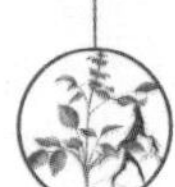

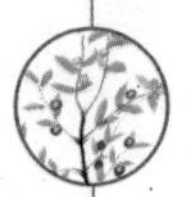

功 效

滋阴清热，止血固经。

主 治

阴虚内热，月经不调证。症见月经过多不止，血色紫黑，或夹血块，月经漏下、血崩等。

方 解

阴虚内热，月经不调是因为血虚有热而致妄行，所以首先用龟甲滋阴清热，为君药。黄芩清上焦之火，黄柏清下焦之火，白芍敛阴益营，椿根皮清热收敛止血。香附调气和血。于是阴血受到滋益，虚热平静，血不妄行，月经自然正常。

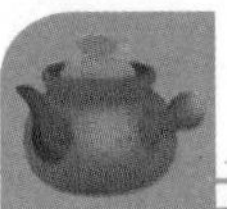

柏子仁丸

本方出自《妇人大全良方》

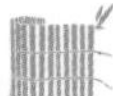

歌 诀

柏子仁丸熟地黄　牛膝续断泽兰芳
卷柏加之通血脉　经枯血少肾肝匡

组 成

柏子仁、牛膝、卷柏各五钱，泽兰、续断各二两，熟地黄三两。

用 法

共研细末，用白蜜和匀做成丸药，如梧桐子大，每次服三十丸，空心时米汤送下。

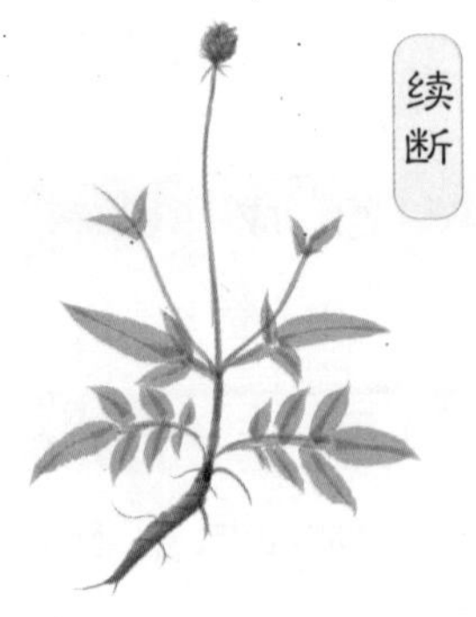

续断

功 效

养心安神，补血通经，和胃固卫。

主 治

月经停闭证。症见血液枯少，形体羸瘦等。

方解

心藏神而生血，血少当补心，所以用柏子仁养心安神，配熟地黄、牛膝、续断补益肝肾，充盈血海，再加卷柏、泽兰活血通经。因此，对由血液枯少所致的月经停闭及形体羸瘦，神气衰疲的证候，有补血通经的功用。

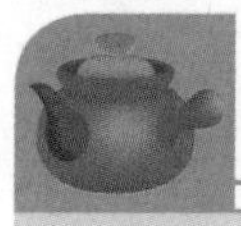

交加散

本方出自《妇人大全良方》

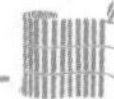

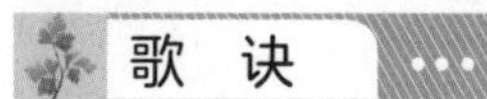

歌诀

交加散用姜地捣　二汁交拌各自炒
姜不辛散地不寒　产后伏热此为宝

组成

生姜十二两，生地黄一升。

用法

各捣取汁，再将生姜汁拌生地黄渣，生地黄汁拌生姜渣，焙干研末，每服三钱，温酒调下。

功效

滋阴清热，调和气血，温中祛寒。

主治

气血不和证。症见腹痛结瘕，产后血虚，伏热不解等。

方解

生地黄清热凉血，并能滋阴，生姜温散祛寒，二药互相拌制，生地黄就能滋阴清热而不寒，生姜也就能温中祛寒而不辛散。于是气血调和，腹痛止而结瘕消。尤其对产后血虚，伏热不解，本方尤为适宜。

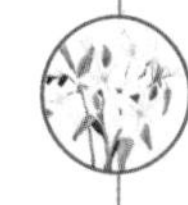

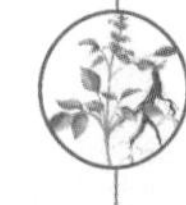

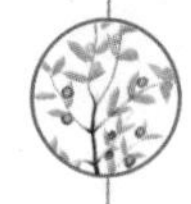

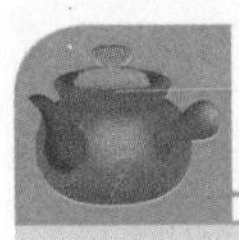

天仙藤散

本方出自《妇人大全良方》

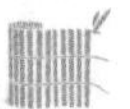

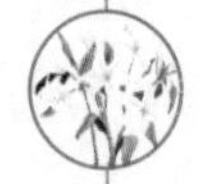

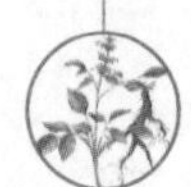

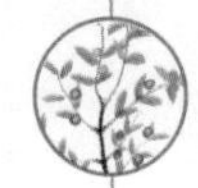

歌诀

天仙藤散治子气　香附陈甘乌药继
再入木瓜苏叶姜　足浮喘闷此方贵

组成

天仙藤（微炒）、香附子（炒）、陈皮、甘草、乌药各等份。

用法

等份为末，每服三钱，加木瓜三片、紫苏三叶、生姜三片煎服。

功效

行气活血，通络止痛。

主治

子气证。症见妇人妊娠足肿，喘闷妨食，甚则脚趾出黄水等。

方解

子气，即妊娠期脚趾先肿，逐渐向上至腿膝，喘闷不安，甚至脚趾出黄水，是冲任二经有风气，水道不利所致，切不可误用逐水剂治疗。天仙藤疏气活血，能除血中风气，香附子、陈皮、乌药调畅郁气，气畅则水道自利，甘草和中益气，紫苏、生姜疏表散风，木瓜除湿利筋骨，所以能治疗子气。

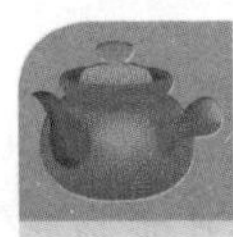

白术散

本方出自《全生指迷方》

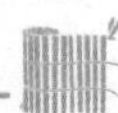

歌诀

白术散中用四皮　姜陈苓腹五般奇
妊娠水肿肢浮胀　子肿病名此可医

组 成

白术一钱，生姜皮、陈皮、茯苓皮、大腹皮各五分。

用 法

研细末，用米汤送下。

功 效

健脾化湿，行气利水。

主 治

子肿证。症见妇人妊娠后期面目及四肢浮肿等。

方 解

子肿是由脾虚不能制水，水湿泛滥所致，子气仅见足肿，这是二病的区别。本方即五皮饮（见利湿之剂）去桑白皮，加白术而成。生姜皮、陈皮使水从毛窍而出，大腹皮、茯苓皮使水从小便而出。再加白术健脾以制水，使水湿不再泛滥。因此，本方是标本兼顾的好方法。本方不用桑白皮泻肺行水，而用白术健脾制水，充分体现了治疗孕妇必须照顾胎元的原则。

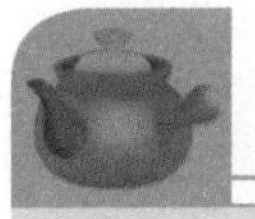

竹叶汤

本方出自《证治准绳》

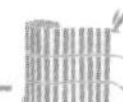

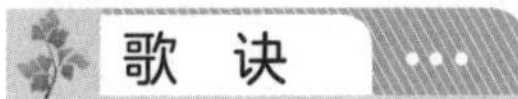

歌 诀

竹叶汤能治子烦　人参芩麦茯苓存
有痰竹沥宜加入　胆怯闷烦自断根

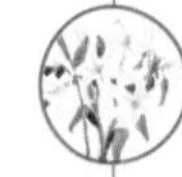

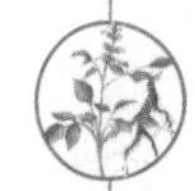

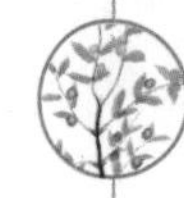

组 成

人参五分，麦冬一钱半，茯苓、黄芩各一钱，淡竹叶十片。

用 法

水煎服。若挟痰，可加竹沥少许。

功效

清心除烦，泻火安胎。

主治

子烦证。症见妇人妊娠期间心惊胆怯，终日烦闷等。

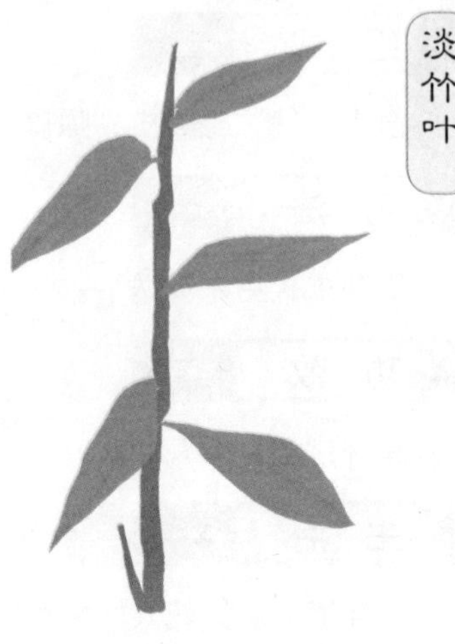

方解

子烦一般见于受胎四五个月的时期，是心胆火旺所致竹叶清心除烦。黄芩泻火安胎，茯苓宁心，麦冬凉肺，人参大补元气。若挟痰，就会见到呕吐涎沫的症状，可加竹沥少许以化痰清热。但也有因为停痰积饮，阻滞胸膈而致烦躁者，本方就不相宜，可用二陈汤或温胆汤治疗。

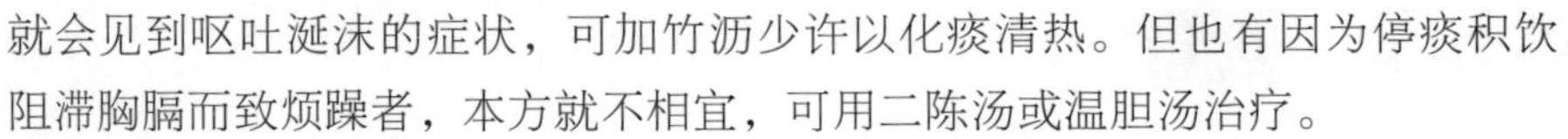

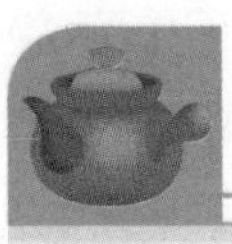

紫菀汤

本方出自《妇人大全良方》

歌诀

紫菀汤方治子嗽　天冬甘桔杏桑会
更加蜂蜜竹茹煎　孕妇咳逆此为最

组成

紫菀、天冬各一钱，桔梗五分，甘草（炙）、杏仁、桑白皮各三分，淡竹茹二分。

用法

加蜂蜜煎服。

功效

清火润肺，止咳。

主治

子嗽证。症见津血不足，咳嗽等。

方 解

子嗽就是妊娠咳嗽，原因很多，本方所治是因孕妇原来津血不足，怀孕后胎元又需津血滋养，更感不足，于是肺乏濡润，又兼郁火上炎而成的咳嗽，当以清火润肺为治。天冬、竹茹、白蜜清肺润燥，桑白皮润肺，桔梗疏肺，杏仁降气，紫菀下气止嗽，甘草润肺止咳，调和诸药。诸药合用，自然肺中清宁而咳嗽消除。

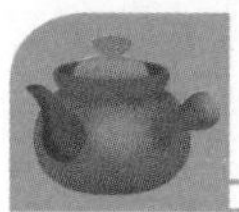

失笑散

本方出自《太平惠民和剂局方》

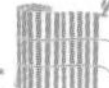

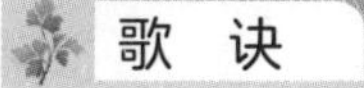

歌 诀

失笑蒲黄及五灵　晕平痛止积无停
山楂二两便糖入　独圣功同更守经

组 成

蒲黄、五灵脂各等份。

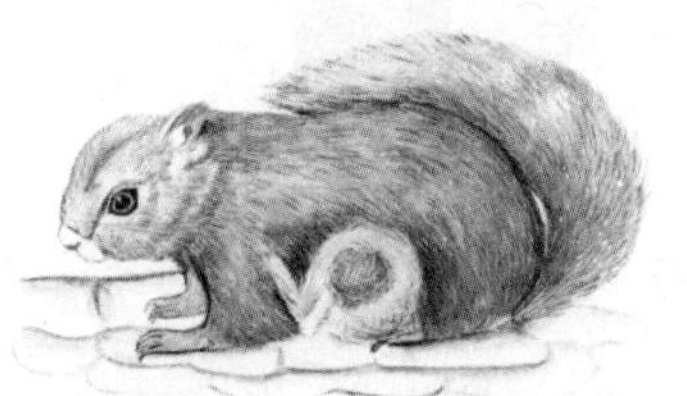

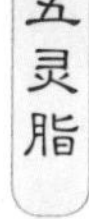

用 法

研末，每服二钱，醋煎服。

功 效

活血祛瘀，散结止痛。

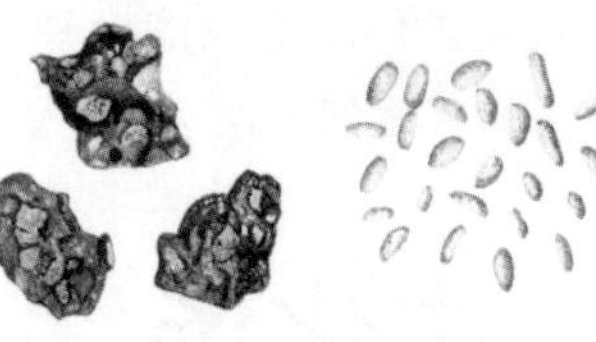

主 治

瘀血停阻证。症见产后恶露不行，心腹胀闷作痛，月经不调，产后血晕等。

方 解

蒲黄能破血行血，五灵脂能散血通闭，二者都入足厥阴肝经，所以能祛除瘀血而止胀痛，并治产后血晕。

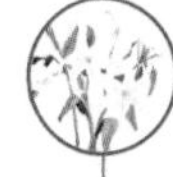

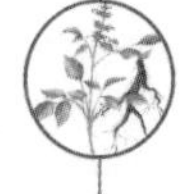

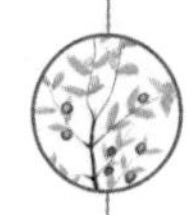

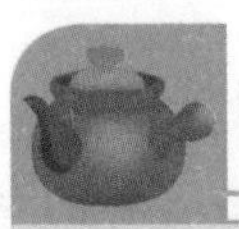

如圣散

本方出自《证治准绳》

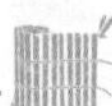

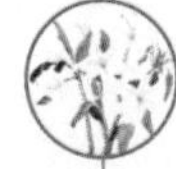

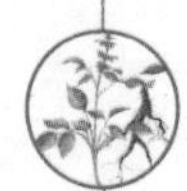

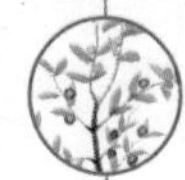

歌诀

如圣乌梅棕炭姜　三般皆煅漏崩良
升阳举经姜栀芍　加入补中益气尝

组成

乌梅、棕榈各一两，干姜一两半。

用法

皆煅成炭，研末，每服二钱，乌梅汤送下。

功效

敛血，止血。

主治

妇人崩漏不止证。症见血色淡而无血块，崩漏不止等。

方解

棕榈味涩能止血，乌梅味酸能收敛，干姜性温能守中，而血见黑则止，所以都煅成炭用。但本方只能崩漏时急救用，以后还当辨清造成崩漏的原因，辨证施治才是最妥善的治法。

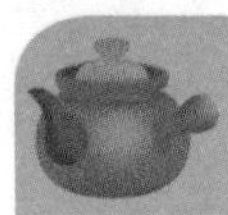

生化汤

本方出自《傅青主女科》

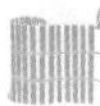

歌诀

生化汤宜产后尝　归芎桃草炮姜良
倘因乳少猪蹄用　通草同煎亦妙方

组 成

当归八钱，川芎三钱，桃仁十四枚，炙甘草、炮干姜各五分。

用 法

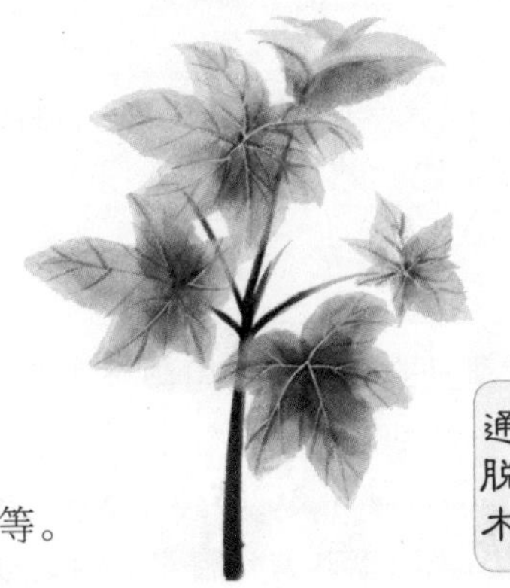

黄酒和童便各半煎服。

功 效

活血化瘀，温经止痛。

主 治

产后血虚受寒证。症见恶露不行，血块腹痛等。

方 解

当归、川芎行血和血，桃仁破结祛瘀，炮干姜、甘草温化和中。因此本方是一个通滞和营、补血消瘀的方剂，不同于失笑散的一味破瘀。尤其是方中重用当归，养血的意义非常明显，用时须注意各药分量的配合。

附 方

猪蹄汤治产后乳少。用猪蹄一只，通草五两同煮，去通草吃猪蹄和汤。因为猪蹄能通乳脉，通草能通乳窍，所以能下乳汁。但也有素体气血不足的产妇，又当用补益剂如当归补血汤加葱白通乳。

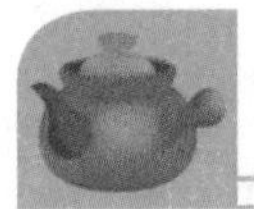

保产无忧方

本方出自《傅青主女科》

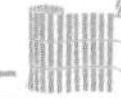

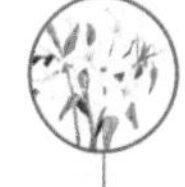

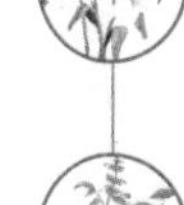

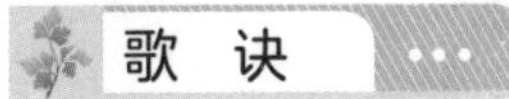

歌 诀

保产无忧芎芍归　荆羌芪朴菟丝依
枳甘贝母姜蕲艾　功效称奇莫浪讥

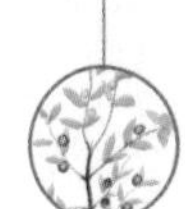

组 成

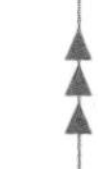

川芎、当归各一钱半，白芍一钱二分，荆芥穗、炙黄芪各八分，羌活、甘

草各五分，菟丝子一钱四分，川贝一钱，厚朴、艾叶各七分，枳壳六分，生姜三片。

用法

水煎服。

功效

理气安胎，益气养血。

主治

胎动不安，势欲小产，气血不和证。症见胎位不正，腰酸腹痛等。

方解

方中有和血的川芎、当归、白芍，理气的厚朴、枳壳，补气的黄芪、甘草，补肾安胎的菟丝子，泻肝经气血的荆芥、羌活，还有寒润的川贝，温中的生姜，暖宫的艾叶。看似杂乱，但在实际应用时，安胎催生的功效却很好，切不可随便轻视它。

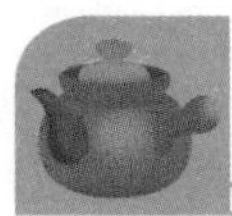

泰山磐石饮 本方出自《景岳全书》

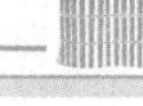

歌诀

泰山磐石八珍全　去茯加芪芩断联
再益砂仁及糯米　妇人胎动可安痊

组成

人参、黄芪、当归、川续断、黄芩各一钱，川芎、芍药、熟地各八分，白术二钱，炙甘草、砂仁各五分，糯米一撮。

用法

水煎服（如有热者倍黄芩，减砂仁。胃弱者加砂仁，减黄芩）。若于怀孕后每隔三五日服一剂，服至四五个月后，能预防流产。

功 效

益气健脾，补血滋阴。

主 治

妇人气血两虚证。症见或肥而不实，或瘦而血热，或肝脾素亏，倦怠少食，屡有流产等。

方 解

凡妇人怀孕至二三个月习惯流产的，都是因为平素体弱，气血两虚，血分有热。

八珍汤（包含川芎、芍药、熟地、当归、人参、白术、茯苓、炙甘草八味药）双补气血，减去茯苓的淡渗，加入黄芪补气，气足则胎元得固。黄芩清热凉血，与白术相合，是安胎圣药。续断补肝肾而暖宫，砂仁调气，使补而不壅，糯米补脾。因此能使胎如泰山磐石一样安固。

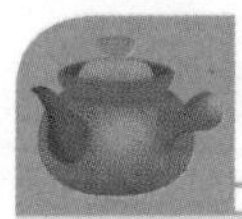

抵当丸 本方出自《伤寒论》

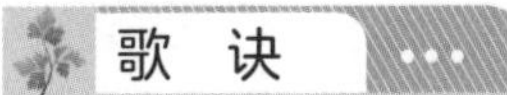

歌 诀

抵当丸用桃仁黄　水蛭虻虫共合方
蓄血胞宫少腹痛　破坚非此莫相当

组 成

桃仁二十五个，大黄三两，水蛭二十枚，虻虫二十个。

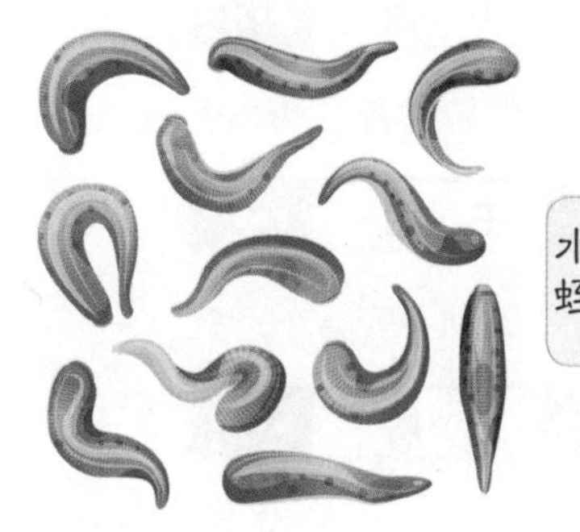

水蛭

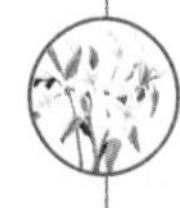

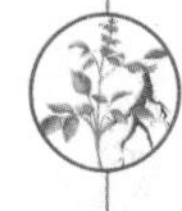

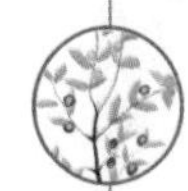

用 法

共为细末，杵，分为四丸，每服一丸，水煎服。蓄血不下，再服一丸，以下为度。

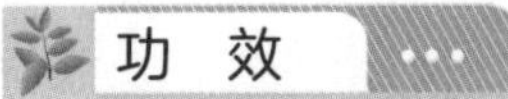

功 效

攻逐瘀血。

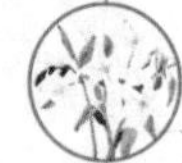

主治

下焦蓄血证。症见少腹满痛，而小便自利，身黄如疸，精神发狂等。

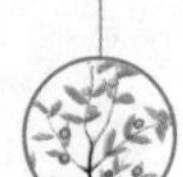

方解

下焦胞宫有蓄血，所以少腹满痛，因非气分有热，故小便自利，蓄血停滞，故令身黄发狂。

大黄清热，桃仁活血。但因蓄血停积坚硬，非用嗜血之动物不能药病相当，故加虻虫走阳络，水蛭通阴络，攻下蓄血。

安胎饮子

本方出自《古方选注》

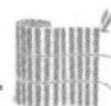

歌诀

安胎饮子建莲先　青苎还同糯米煎
神造汤中须蟹爪　阿胶生草保安全

组成

莲子肉、青苎麻根（包）、糯米各三钱。

用法

清水煎，每早连汤喝一次。

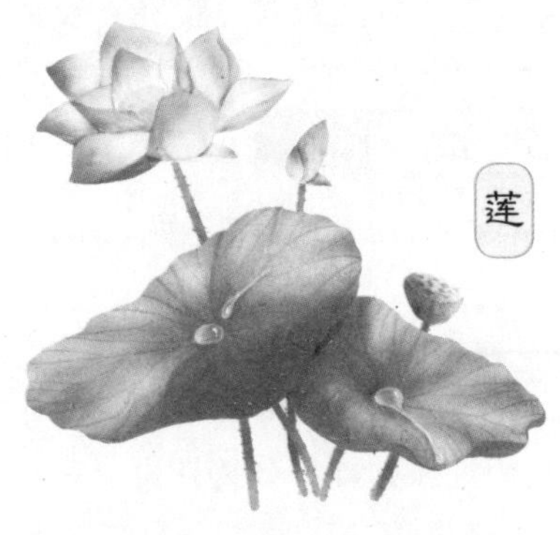

功效

健脾益肾，清热安胎。

主治

胎动不安，小产证。

方解

莲子肉清君相之火而固涩，苎麻根清瘀热而通子户，糯米补脾，使火清胎固。

附　方

神造汤用蟹爪一升，生甘草二尺，阿胶三两，水煎顿服，能下死胎。因蟹爪专能破胞堕胎，除宿血，所以有效。同时配以甘草安中，阿胶滑利而补血，使胎去而气血不伤。

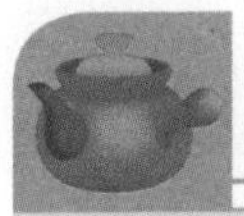

固冲汤

本方出自《医学衷中参西录》

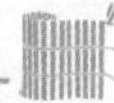

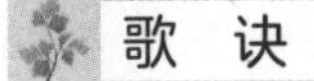

歌　诀

固冲汤中芪术龙　牡蛎海蛸五倍同
茜草山萸棕炭芍　益气止血治血崩

组　成

白术一两，生黄芪六钱，煅龙骨、煅牡蛎、萸肉各八钱，生杭芍、海螵蛸各四钱，茜草三钱，棕榈炭二钱，五倍子末五分。

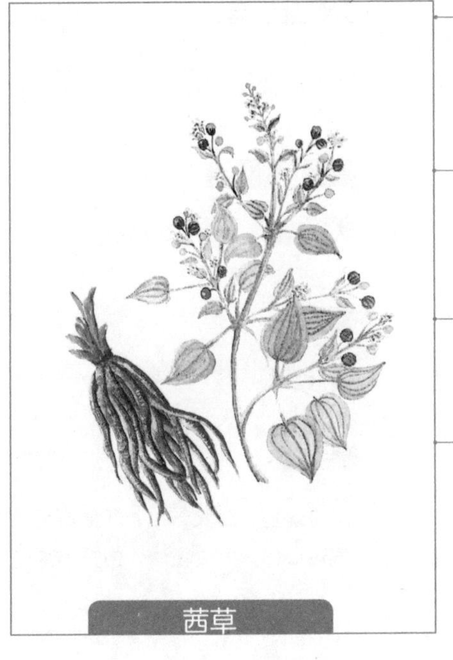

茜草

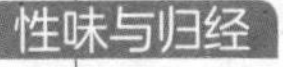

入药部位

植物的根及根茎。

性味与归经

苦，寒。归肝经。

功效

凉血止血，行血祛瘀。

主治

各种出血症，妇女经闭，月经不调，产后恶露不下，跌打损伤，关节疼痛，痈疽初起等。

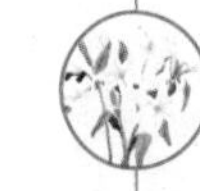

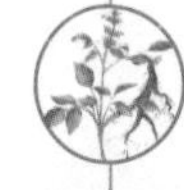

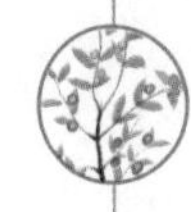

用法

水煎服。

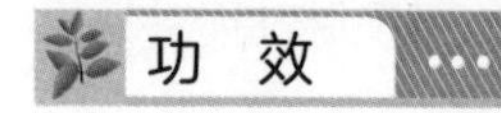

功效

益气健脾，固冲摄血。

主治

妇女突然下血不止，血流如泉涌，脉微弱的血崩证。症见心悸气短，月经过多，舌色淡等。

方解

气为血之帅，气行则血行，血脱气也脱，所以在大量出血时，需要大量补气药，益气固脱。本方根据这个道理，重用黄芪、白术，益气健脾以止血，同时配萸肉补益肝肾，敛气涩精，龙骨、牡蛎、海螵蛸、棕榈炭、五倍子，收涩止血，生杭芍敛阴补血。止血防瘀，所以又用一味茜草凉血行血，同大量补气收涩药配伍，使止血而不留瘀。如果出血过多，并见肢冷汗出，脉微欲绝，除加大黄芪用量外，还需加党参一两（或人参三五钱），制附子三钱，益气回阳。冲脉又名血海，血崩则血海空虚，所以本方叫固冲汤。

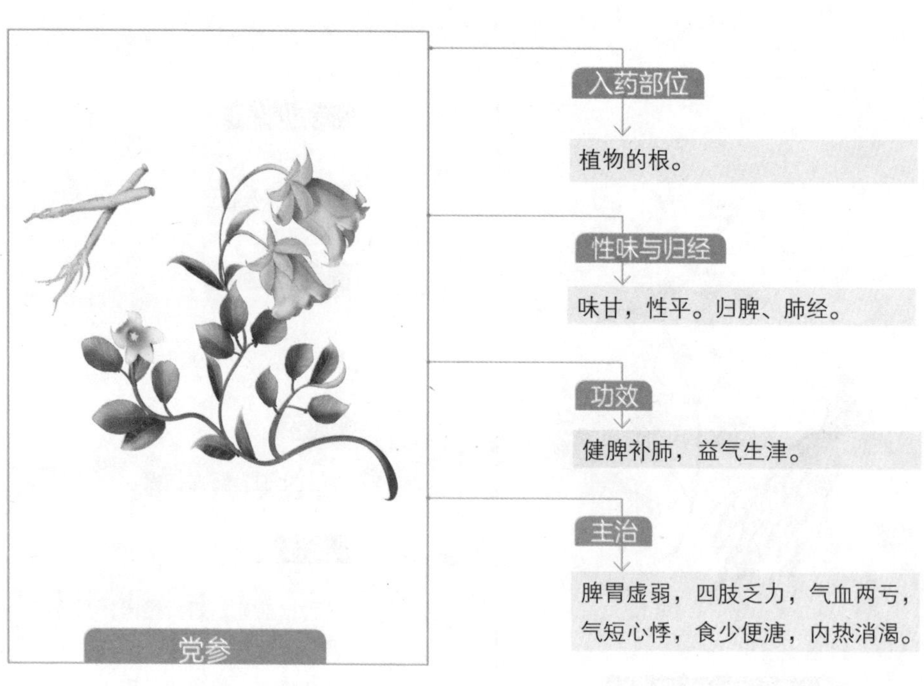

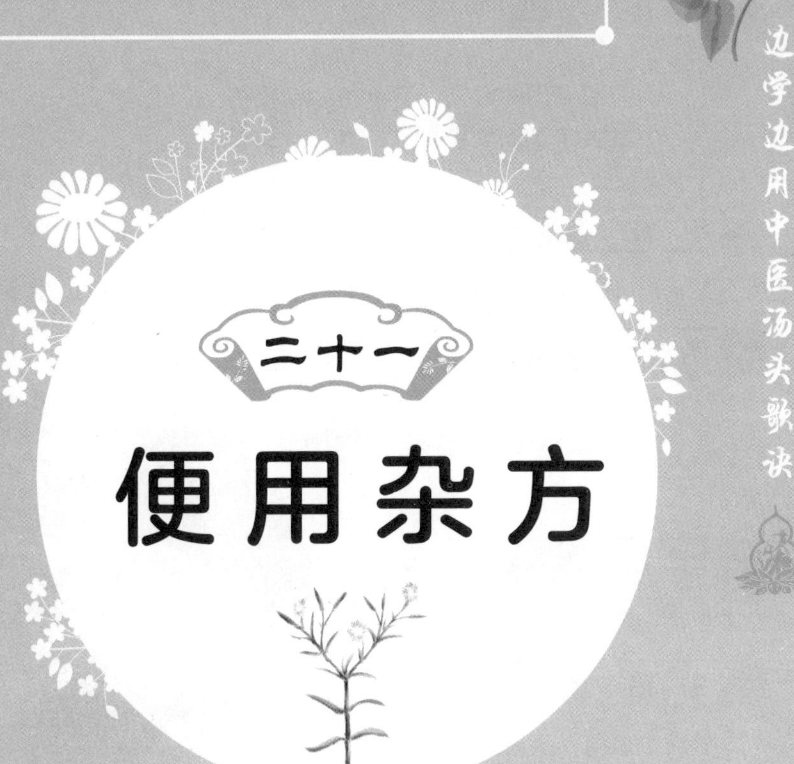

二十一 便用杂方

便用杂方指的是取材方便，便于使用，可防治日常杂病的方剂。多来源于民间或临床经验丰富的医生，具有简单、方便、廉价等特点。

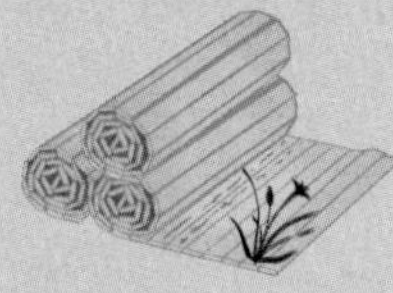

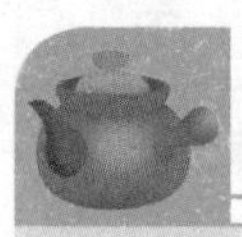

望梅丸

本方出自《医方集解》

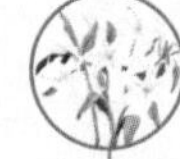

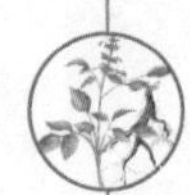

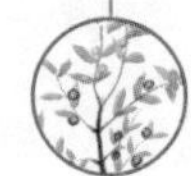

歌诀

望梅丸用盐梅肉　苏叶薄荷与柿霜
茶末麦冬糖共捣　旅行赍服胜琼浆

组成

盐制梅肉四两，紫苏叶五钱，薄荷叶、柿饼霜、细茶叶、麦冬各一两。

用法

研极细末，用白霜糖四两，共捣做丸如芡实大，每用一丸，含口中。

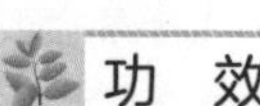

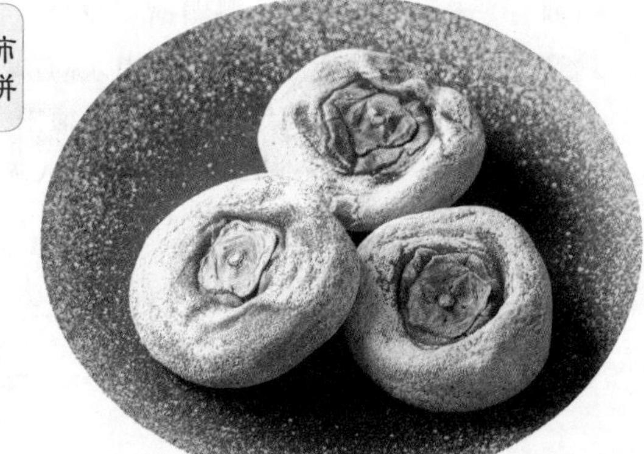

柿饼

功效

生津止渴，提神醒脑。

主治

旅途中口渴。症见旅途劳累口渴，烦躁低糜等。

方解

盐梅即白梅，善生津止渴，故重用为君药。麦冬善滋阴润，柿饼霜可以清心肺之热，生津润燥。二药相合，既养明润燥，又清热止渴，为臣药，若加人参，补气生津，功效更好。茶叶清热消食，除烦渴，薄荷清凉疏散，紫苏叶理气调中，促进津液输布。三药相合，清利头目与咽喉，生津止渴，为佐药。白霜糖补气生津，止渴润燥。全方配伍，酸甘而凉，津液得生，故善治旅途劳累之津伤口渴。

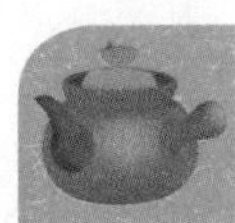

骨灰固齿散

本方出自《汤头歌诀》

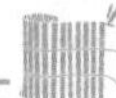

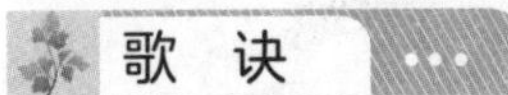

歌 诀

骨灰固齿猪羊骨　腊月腌成煅碾之
骨能补骨咸补肾　坚牙健啖老尤奇

组 成

猪骨（火煅）或羊骨适量。

用 法

经火煅后碾成极细末，每晨用牙刷蘸药末擦牙，不可间断。

功 效

坚固牙齿，洁亮牙齿。

主 治

牙齿松动证。症见年老脱齿或外伤牙齿松动等。

方 解

猪骨涩平，外用解毒敛疮，羊骨甘温滋补，补肾强筋骨，两药单用或合用烧灰，再配他药研粉擦牙，既可清洁牙齿表面，又能缓解牙龈肿痛，强骨固齿。注意：本方只能外用，不能内服。

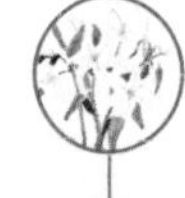

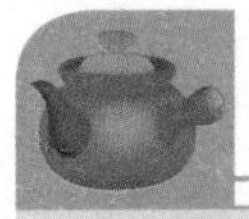

软脚散

本方出自《集验良方拔萃》

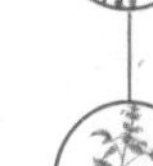

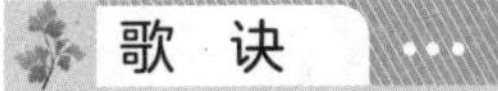

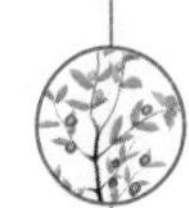

歌 诀

软脚散中芎芷防　细辛四味碾如霜
轻撒鞋中行远道　足无箴疱汗皆香

组 成

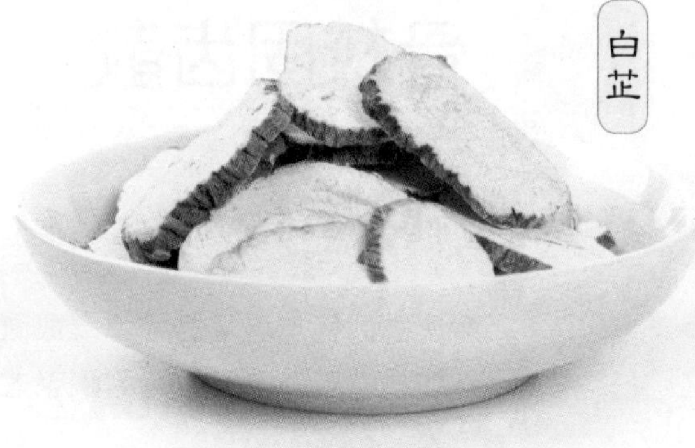

川芎、细辛各二钱半，白芷、防风各五钱。

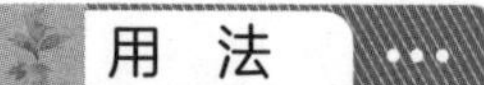

用 法

研成极细粉末，凡行走长途，可撒少许于鞋袜内。

功 效

活血舒筋，除臭止痛。

主 治

远行足底生疱。症见脚部疲劳，肿痛脚臭等。

方 解

川芎有行气活血、散风止痛的功效，细辛、白芷、防风，散风燥湿，通窍止痛。全方配伍，辛香燥散，可以活血舒筋，止痛除臭。又因为其具有滑润的作用，撒此粉在鞋袜中，可减少摩擦，对于因为走路过多造成的足底生疱、脚臭等有很好的疗效。注意：因为细辛有小毒，故软脚散只可外用，不宜内服。

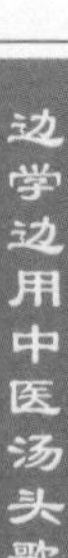

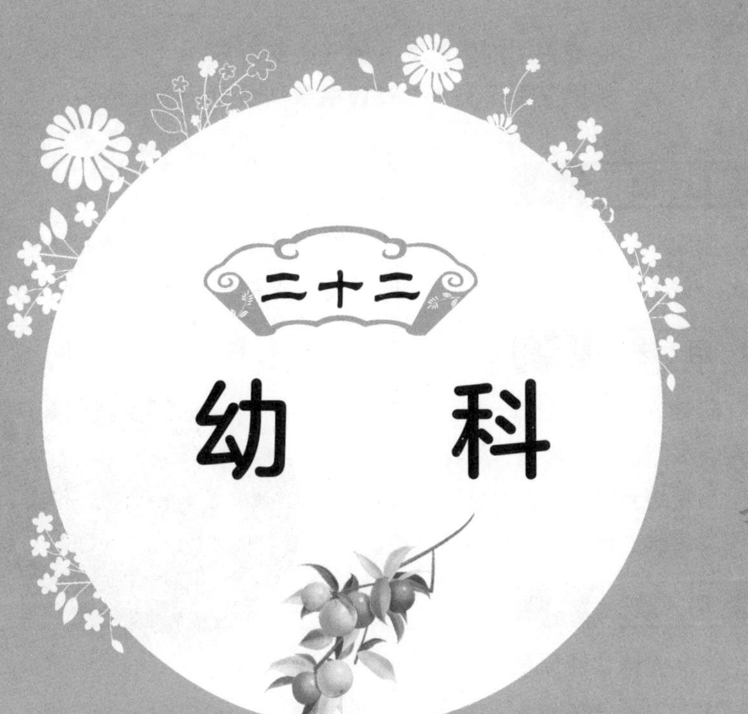

二十二 幼科

幼科用方指的是儿科用方，即治疗儿童疾病的方剂。儿童身体功能发育尚不成熟，疾病注注多热，常央积、夹惊、夹痰，具有来势凶猛、变化快的特点，要细心观察、诊断，多加询问，精准选方，才能准确、全面。

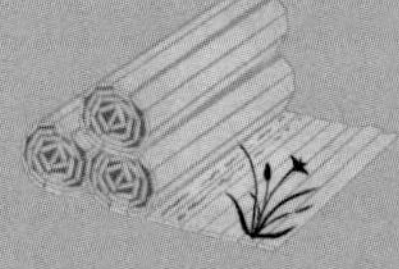

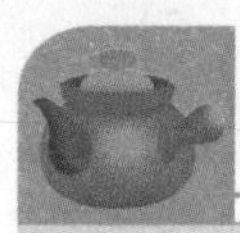

回春丹

本方出自《验方》

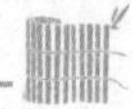

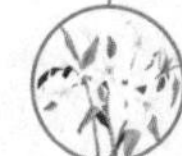

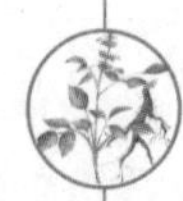

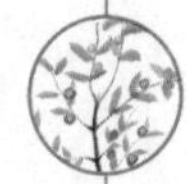

歌诀

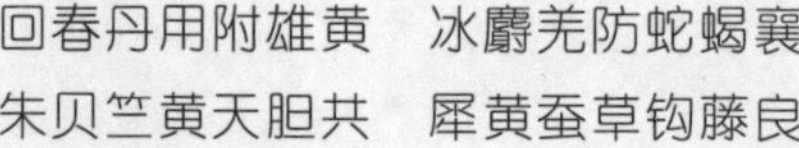

回春丹用附雄黄　冰麝羌防蛇蝎襄
朱贝竺黄天胆共　犀黄蚕草钩藤良

组成

白附子、雄黄、羌活、防风、全蝎、朱砂、天麻、僵蚕各三钱，冰片、麝香各一钱五分，蛇含石八钱，川贝、天竺黄各一两，胆星二两，犀牛黄一钱。

用法

研细末，再用甘草一两，钩藤二两，水煎，和蜜为丸，如花椒大，晒干后用蜡封固。一二岁每服三粒，三四岁每服三粒，十余岁每服五粒。

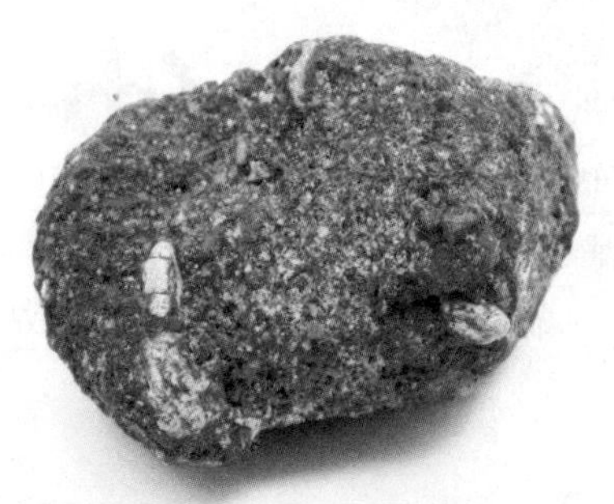

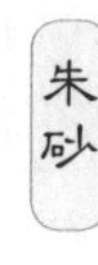

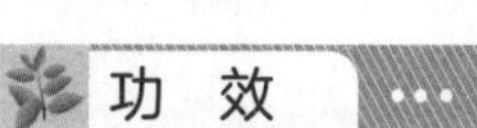

功效

清热安神，镇惊息风。

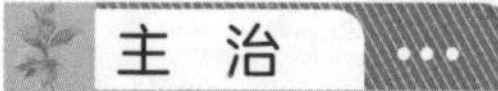

主治

风痰壅盛证。症见小儿急慢惊风，邪热抽搐，斑疹烦躁，五痫痰厥等。

方解

白附子、胆星清热化痰，祛风止痉，犀牛黄善开窍豁痰，清热解毒，息风定惊，三种药共为君药。天麻、全蝎、僵蚕、钩藤，息风止痉，平抑肝阳，化痰散结，川贝、天竺黄、雄黄，清热化痰，清心定惊，以上几味药同为臣药。朱砂、蛇含石，安神定惊，清热解毒，冰片、麝香，开窍醒神，清热止痛，羌活、防风，散风止痉，以上几种俱为佐药。甘草炼蜜调和诸药能健脾和中，为使药。注意：方中都是清风化痰、镇惊息风、清热安神、开窍醒脑之品配合而成，服量虽小，药力颇猛，如非重证急病，还当少服。

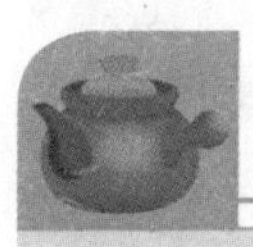

抱龙丸

本方出自《卫生宝鉴》

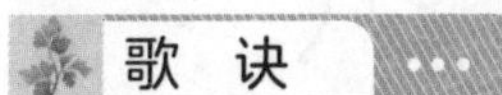

歌诀

抱龙星麝竺雄黄　加入辰砂痰热尝
琥珀抱龙星草枳　苓杯参竺箔朱香
牛黄抱龙星辰蝎　苓竺腰黄珀麝僵
明眼三方凭选择　急惊风发保平康

组成

胆南星四两，麝香一钱，天竺黄一两，雄黄、辰砂各五钱。

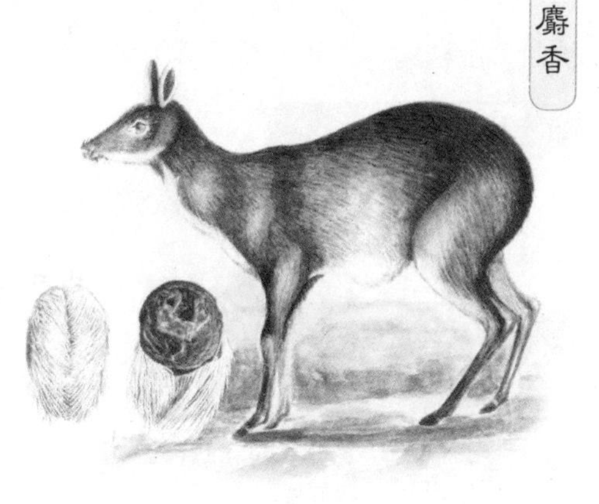

用法

研细末，煮甘草膏和丸，如皂角子大，朱砂为衣，每服一丸，薄荷汤送下。

功效

疏热化痰，安神镇心。

主治

急惊风。症见高热抽搐，动肝扰心等。

方解

胆南星清热化痰，息风定惊，故为君药。天竺黄清热化痰，麝香开窍醒神，活血消肿，辰砂镇心安神，清热解毒，雄黄祛痰平喘，四种药合在一起使用，可辅助君药，故而共为臣药。薄荷疏散肝经风热，清利头目，为佐药。甘草清热解毒，调和诸药，故为使药。全方配伍，共奏清热化痰、镇惊安神之功。注意：本方药力较猛，如果不是重证急证最好不用。又因为内含雄黄、辰砂，因此不宜大量或长久服用。

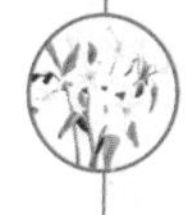

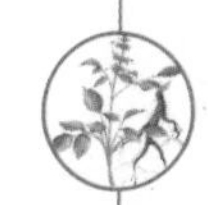

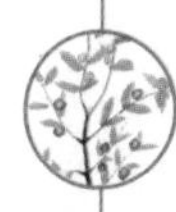

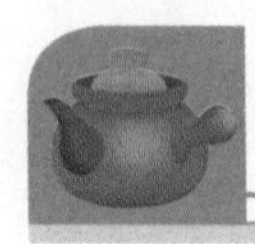

肥儿丸 本方出自《医宗金鉴》

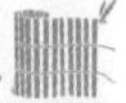

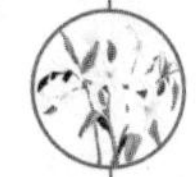

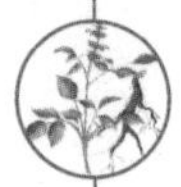

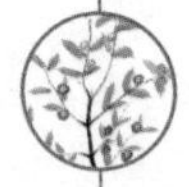

歌诀

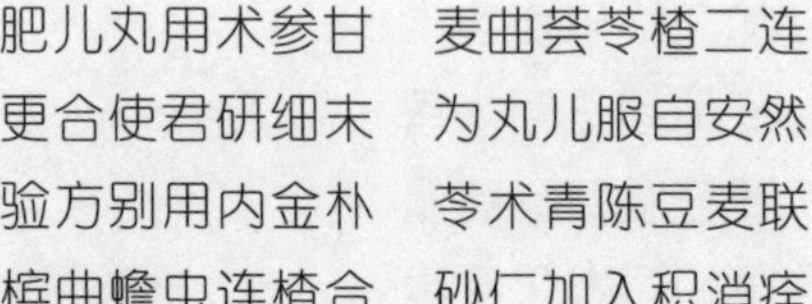

肥儿丸用术参甘　麦曲荟苓楂二连
更合使君研细末　为丸儿服自安然
验方别用内金朴　苓术青陈豆麦联
槟曲蟾虫连楂合　砂仁加入积消痊

组成

人参、芦荟各二钱五分，白术、胡黄连各五钱，黄连二钱，茯苓三钱，麦芽、神曲、山楂肉各三钱五分，炙甘草一钱五分，使君子肉四钱。

用法

研细末，黄米糊为丸，如黍米大，每服二三十丸（现改炼蜜为丸，每丸重一钱，每服一二丸），米汤送下。

功效

杀虫消积。

主治

脾疳证。症见面黄肌瘦，身热神疲，腹部膨大，大便不实，乳食不贪，腹中时痛等。

方解

本方有补脾的人参、白术、甘草、茯苓，杀虫的芦荟、使君子肉，消积的山楂肉、麦芽、神曲，清热下蛔的黄连，清热除湿消疳的胡黄连，所以能治脾疳。但本方消积重于补虚，作为治病则可，善后还当用补益脾胃的方剂。

附方

验方肥儿丸用鸡内金、厚朴、茯苓各四两，炒白术六两，青皮、陈皮各二两，炒扁豆、炒麦冬、炒山楂各八两，槟榔一两五钱，干蟾十一只，六神曲十二两，五谷虫、胡黄连、砂仁各三两，共研细末，蜜和做丸，每丸重三钱，每服一丸，米汤送下。也治脾疳。但本方杀虫消积的力量比前方更强，因此在临证时，小儿体虚者用第一方，体实者用第二方。

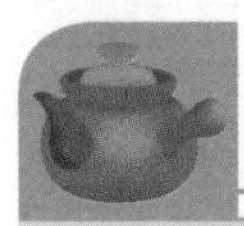

八珍糕 本方出自《北京市中药成方选集》

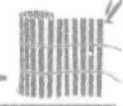

歌诀

八珍糕与小儿宜　参术苓陈豆薏依
怀药芡莲糯粳米　健脾益胃又何疑

组成

党参三两，白术二两，茯苓、扁豆、薏苡仁、怀山药、芡实、莲子肉各六两，陈皮一两五钱，糯米、粳米各五升。

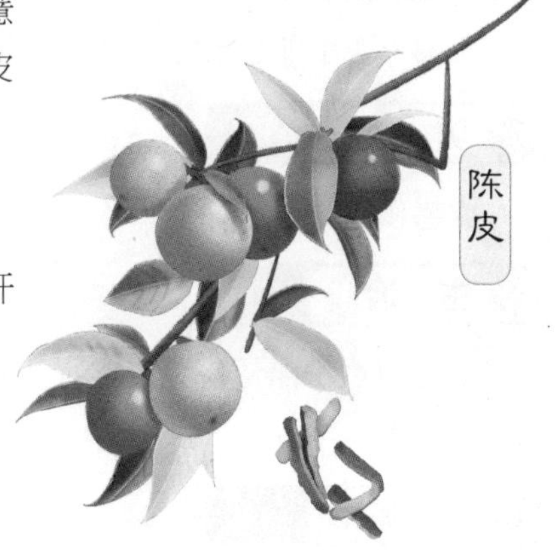

用法

研细粉，加白糖十两，蒸制成糕，用开水冲调，或当茶点吃。

功效

补虚健脾。

主治

小儿脾胃虚弱证。症见消化不良，形瘦色黄，腹膨便溏等。

方解

本方以四君子汤为基础，减去甘草是因为“中满（腹膨）者忌甘”，所以同时还加陈皮调气。而扁豆、薏苡仁、怀山药、芡实、莲子肉、糯米、粳米等都是健脾强胃之品。脾胃强健，消化自然正常，饮食也就能起到补充营养作用，于是小儿的健康得到恢复。本方的另一优点是加白糖制成糕，药物变为食品，易于服用。

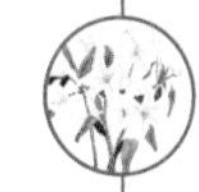
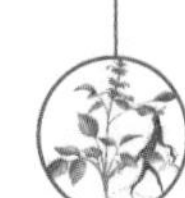
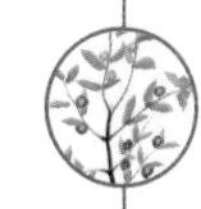

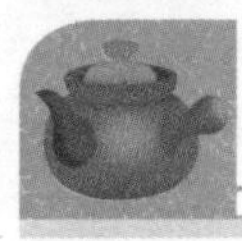

保赤丹

本方出自《古今医方集成》

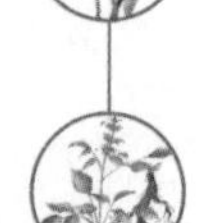

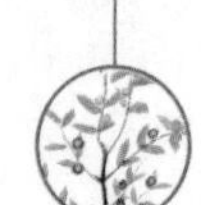

歌诀

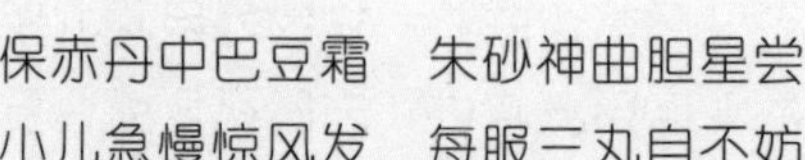

保赤丹中巴豆霜　朱砂神曲胆星尝
小儿急慢惊风发　每服三丸自不妨

组成

巴豆霜三钱，朱砂、胆星各一两，神曲一两五钱。

用法

研细末，用神曲糊丸，如绿豆大，朱砂为衣，每服二三粒，开水调化送下。

功效

清热化痰。

主治

小儿内热积滞，痰涎壅盛证。症见小儿急慢惊风，内热积滞，腹胀痰厥，大便秘结等。

方解

巴豆霜是下痰攻积的峻药。胆星能化积痰，神曲消积食，朱砂镇心安神，所以对小儿急慢惊风、疳积、痰厥，以及腹痛食减，大便臭酸，或寒热下痢等证，都能治疗，尤其对急惊、痰厥，甚有捷效。方中巴豆有毒，压制成霜时，去油越净越好。